颈肩腰腿痛治疗学

主编　邵华磊　张佩琛

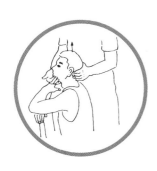 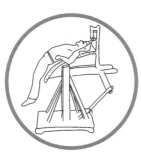 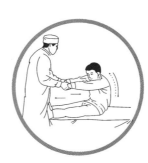 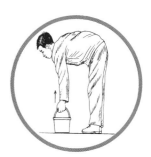

郑州大学出版社

图书在版编目（CIP）数据

颈肩腰腿痛治疗学 / 邵华磊，张佩琛主编. -- 郑州：郑州大学出版社，2024.3
ISBN 978-7-5773-0253-9

Ⅰ. ①颈… Ⅱ. ①邵…②张… Ⅲ. ①颈肩痛 - 治疗②腰腿痛 - 治疗
Ⅳ. ①R681.505

中国国家版本馆 CIP 数据核字（2024）第 063994 号

颈肩腰腿痛治疗学

JING-JIAN-YAO-TUI TONG ZHILIAOXUE

策划编辑	李龙传		封面设计	苏永生
责任编辑	吕笑娟		版式设计	苏永生
责任校对	张 楠　胡文斌		责任监制	李瑞卿

出版发行	郑州大学出版社		地　址	郑州市大学路40号（450052）
出 版 人	孙保营		网　址	http://www.zzup.cn
经　销	全国新华书店		发行电话	0371-66966070
印　刷	河南龙华印务有限公司			
开　本	850 mm×1 168 mm　1 / 16			
印　张	15.25		字　数	443 千字
版　次	2024 年 3 月第 1 版		印　次	2024 年 3 月第 1 次印刷

书　号	ISBN 978-7-5773-0253-9		定　价	49.00 元

作者名单

主　编　邵华磊(郑州市颈肩腰腿痛医院)

　　　　张佩琛(郑州澍青医学高等专科学校)

副主编　范高洁(郑州澍青医学高等专科学校)

　　　　司佳弘(郑州澍青医学高等专科学校)

　　　　邵东浩(郑州市颈肩腰腿痛医院)

　　　　王　静(郑州市颈肩腰腿痛医院)

编　委　(以姓氏笔画为序)

　　　　丁原宏(郑州市颈肩腰腿痛医院)

　　　　王　酩(郑州澍青医学高等专科学校)

　　　　王学志(郑州市颈肩腰腿痛医院)

　　　　孙超龙(郑州澍青医学高等专科学校)

　　　　杨道森(郑州市颈肩腰腿痛医院)

　　　　崔改琴(郑州市颈肩腰腿痛医院)

　　　　谢　瑾(郑州澍青医学高等专科学校)

　　　　楚德升(郑州市颈肩腰腿痛医院)

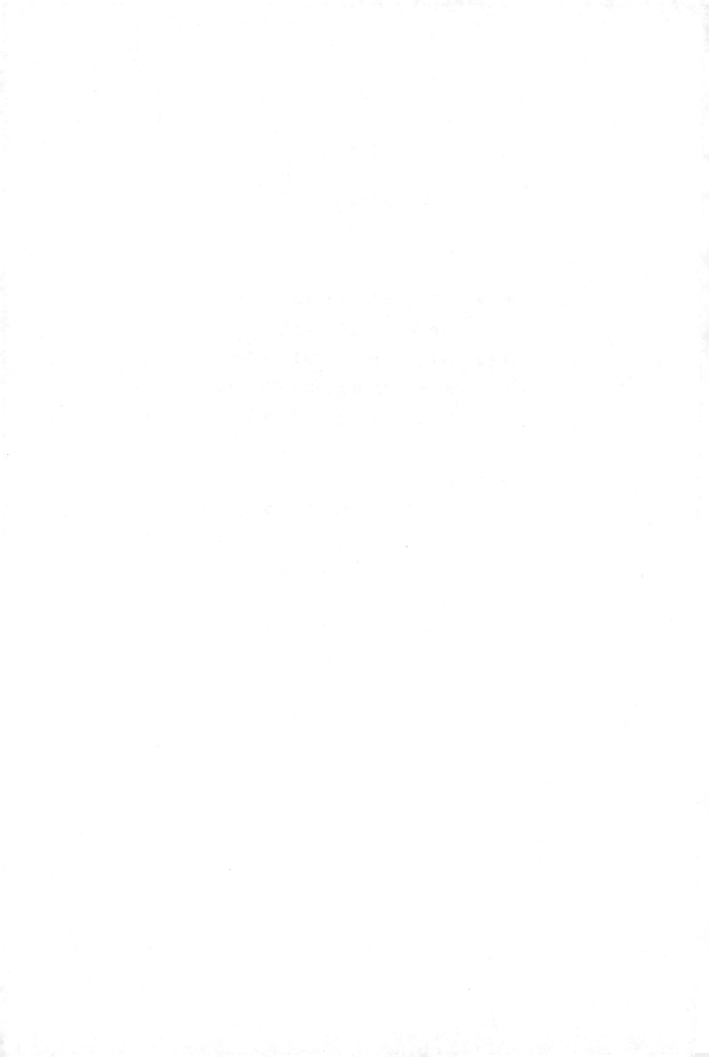

前　言

党的二十大报告中提出："推进健康中国建设""促进中医药传承创新发展"。随着社会经济的日趋发展，人们的社会压力不断增加，以及不良的生活习惯，使颈肩腰腿痛成为多发病、常见病。对颈肩腰腿痛的诊断与治疗已经迫在眉睫。邵福元主任医师以扎实的现代医学理论知识为基础，同时研究了大量的传统医学古典著作，勤求古训、博采众长，在继承中医传统推拿手法的基础上，历经多年临床实践，创立了"邵氏诊断法"和"邵氏无痛疗法"。邵华磊主任医师，是"邵氏无痛疗法"的第一代继承人，从小随父学医，打下了坚实的基础。她广泛学习中外医学史上的经典著作，认真地比较、分析、吸收每一观点的精髓，结合临床实践经验，继承和发展，使"邵氏诊断法"和"邵氏无痛疗法"不断完善和提高。

为了助推河南省高职高专医学院校实训实践课程建设和教材建设，培养中医学专业、针灸推拿专业学生的实践操作能力和临床诊疗能力，构建理论教学与实训教学有机结合的整体化实训实践技能教学体系，我们组织编写了本教材。本教材主要分为两个部分：邵氏无痛疗法的学术思想理论基础和临床常见疼痛病的治疗，其中临床常见疼痛病分别从病因病机、相关检查、临床表现、诊断与鉴别诊断、治疗等方面进行阐述。本教材在编写过程中，力求突出整体优化性、完整性、实用性，目的是加强学生对临床常见伤科疾病的中医特色技能操作训练，提升临床实践能力。

本教材主要由郑州澍青医学高等专科学校中医系教师联合郑州市颈肩腰腿痛医院相关专家共同编写。第一章与第二章由张佩琛、司佳弘、邵东浩编写；第三章至第五章由范高洁、王静、王学志编写；第六章至第八章由孙超龙、崔改琴、丁原宏编写；第九章至十一章由张佩琛、王酩、楚德升编写；第十二章至第十四章由邵华磊、谢瑾、杨道森编写。最后由邵华磊、张佩琛作通稿审读。

本教材实用性强，易学易用，可供中医学、针灸推拿等专业学生使用，也可供医院针灸科及临床其他各科医师和针灸爱好者学习参考。由于编者学术水平有限，编写时间仓促，难免有不足和错漏之处，敬请读者及时把发现的问题反馈给我们，以便再版时进一步修订完善。

编　者
2023 年 12 月

目　录

目标导航

```
                                              ┌─ 掌握：人体平衡的形式
                              ┌─ 平衡学说 ────┼─ 熟悉：动态平衡及平衡失衡的意义
                              │               └─ 熟悉：邵氏无痛疗法临床治愈标准核心
                              │
                              │               ┌─ 掌握：无菌性炎症学说的含义
                              ├─ 无菌性炎症学说 ┤
邵氏无痛疗法的学术思想理论基础 ─┤               └─ 熟悉：邵氏无痛疗法对软组织损伤的认识
                              │
                              │               ┌─ 掌握：痛点、压痛放射点、治疗点的含义
                              ├─ 压痛点与牵涉痛 ┤
                              │               └─ 熟悉：颈肩腰腿痛中牵涉痛的相关问题
                              │
                              │                 ┌─ 掌握：手法的基本理念、基本功及分类
                              └─ 邵福元无痛手法治疗 ┼─ 熟悉：手法治疗的基本原则及注意事项
                                                └─ 了解：手法治疗的机制及用力标准
```

　　临床上颈肩腰腿痛疾病常见症状为一痛、二麻、三畸形、四功能障碍，或以上诸症兼而有之。疼痛可用无菌性炎症学说来合理解释。麻木可用骨性或异常软组织（软性）机械压迫学说解释；中医可用气滞血瘀、气血虚衰之不通不荣则疼麻来阐释。畸形、功能障碍可用动态、静态平衡失调解释。中医可用痹症、痿证理论及经筋理论指导临床。

一、平衡学说

　　颈肩腰腿痛疾病，属运动系统疾病，是筋骨之间的问题，是筋与骨在静止状态、运动状态的病理问题。肢体的静态只是动态的一种特殊形式，运动是绝对的。"人生于地，悬命于天"，天地、宇宙、自然界是恒动的，人自然也是恒动的。肢体能够灵活运动须满足三个条件：一是骨的完整性，二是肌肉的活力、动力，三是神经的正常支配。人类在正常的日常生活中离不开筋骨的运动，骨为干，筋为刚，骨为支架，筋附于骨，筋骨相连，我们的研究对象主要就是筋，筋与骨的生理上始终处在一种协调的平衡状态，筋骨之间平衡失调即为患病。颈肩腰腿痛疾患诊疗尤其重视运动中的平衡。

　　运动的状态可分为动态平衡与静态平衡，静态平衡包括形态平衡与结构平衡，动态平衡为功能平衡。平衡是相对的，静态与动态是相互关联的，静态平衡是动态平衡的基础，没有静态平衡，动态平衡就会失调；动态平衡是静态平衡的维持力量，没有动态平衡，肌肉就难以保持一定的肌张力，静态平衡就难以维持。静态平衡时肌肉有一定的张力，可以保持一种形态并维持一种结构，否则诸如痿症（肌萎缩）则难以使肢体正常运动；动态平衡中有相对的静息，正所谓动中有静。

　　颈肩腰腿痛病的诊断、治疗、预防，尤其重视人的动态平衡。单纯恢复了人的静态平衡则疗效是短暂的、近期的；要达到长久的、远期的效果，就必须恢复人的动态平衡。人是需要运动的，要生活自理，要劳动工作，要体育锻炼，均需要在运动中达到协调、平衡。动态平衡学说以生理解剖为依据，从客观上揭示了慢性软组织损伤的成因与治疗规律，最终通过平衡达到治愈目的。随着现代功

能解剖与生物力学研究的不断深入,临床上遇到的一痛、二麻、三畸形、四功能障碍等许多问题多能得到合理的解释或推理论证。从生物力学角度分析人的平衡(但这里须首先强调所谈的生物力学不同于无生命的普通固体力学、流体力学概念),生物力学有它的生命特性,生物力学中的力学表现每时每刻都和其生命活动联系在一起。

而肢体的生理活动是复杂多样的,大多根据关节的生理活动方向在正常的生理范围内进行,如滑车关节以屈伸为主,球窝关节作前屈、后伸、内收、外展、内旋、外旋、环转等运动。各种运动的形成从生物力学分析可归纳为以下几点:①运动以骨骼为杠杆、关节为中心、肌收缩为动力而构成,关节的构造成多样化,而任何一个关节的运动均由若干组肌肉共同完成。没有哪块肌肉是完全孤立的,生理情况是这样,病理情况也常常是这样,一块肌肉的损伤常可使周围的一群肌肉处于受牵累的不良状态(紧张、弹性差、慢性炎症)。②人体形形色色的运动基本上是围绕人体垂直轴、矢状轴和冠状轴三条轴线进行的,运动轨迹沿矢状面、冠状面和水平面分布,形成三维立体空间。③人体轴线的枢纽是关节,立体空间任一运动产生的力均可传至关节,过度或不恰当的运动使之产生伤、炎、痉、变,而恰当的运动又起松解组织粘连、瘢痕,解除对神经血管的压迫和牵引挛缩松动关节的作用。对颈肩腰腿痛疾患进行其复杂的生物力学分析,可以精确、高效、快速诊断治疗。

人体的平衡形式基本上有三种。一是形态平衡:正常情况下人在行、坐、站、卧、蹲时可以保持在某一空间、时间点上的相对静态,比如人在直立的时候有对称的外观形态,而且可以持续一定的时间。二是结构平衡:指骨性结构保持相对的平衡协调,比如脊柱应保持其特有的四个生理曲度,四肢关节应保持其各自正常的中立位结构,不论急慢性损伤最终均应恢复各自应有的生理结构。治愈的标准之一是恢复或接近恢复患者的生理结构,这样才能达到较好的远期疗效,不至于频频发作,让患者感到防不胜防。对于一些先天性畸形或出生后日积月累形成的稳定的畸形或已发展到不可逆的骨性改变者,亦应让患者适应这种已不可逆转的新环境,达到一种功能平衡状态。三是功能平衡即动态平衡:在结构平衡的基础上,人体每个关节的主动肌、拮抗肌、协同肌在神经的支配下能够灵活自如地完成各种屈、伸、展、收、旋及环转运动而不出现任何症状,且能达到正常的活动度,在运动过程中不发生意外或不适,如弯腰过程中主动肌(腹直肌、髂腰肌)与拮抗肌(竖脊肌)时刻保持协调、相对的平衡,而不致使人向前栽倒或因症状而不能弯腰。维持相对的动态平衡在颈肩腰腿痛疾病治疗后期非常重要,因为恢复人的生活劳动能力是患者就诊的根本目的、医生治疗的最终目标,这一理念已越来越被当今的人们普遍关注。如果患者致残后丧失了劳动能力,虽在静息状态下有相对的形态结构平衡而暂无自觉症状,但对患者本人及家庭来说仍有相当大的精神压力和经济负担,患者因缺少动态平衡保障不能自主发挥应有的功能活动能力,严重降低了生存质量。

从颈肩腰腿痛疾病的临床来看,这三种平衡均是必需的,形态平衡又叫作软性平衡,结构平衡又叫作骨性平衡、骨架平衡,而动态平衡可认为是以上两者平衡基础上的更复杂、更高层次的平衡。人能自由、敏捷地完成各种复杂的动作,在于人体的组织器官能在正常生命活动允许的范围内,在特定的时间、空间,在一定的量和度以内随时保持动态平衡,反之叫动态平衡失调,而动态平衡是我们治病追求的重要目标之一。

鉴于颈肩腰腿痛疾病多属慢性病,具有病程长、易反复、缠绵难愈等特点,所以在制定诊疗措施时,不但要考虑即时效果,还要考虑远期效果。现在全国尚未有公认的标准,大多以当时的临床症状及体征消失程度分为治愈、好转、有效、无效几类,根据此标准尚不能推断出治愈能维持多久,远期治愈率是多少。根据邵福元的经验,如果将静态、动态平衡充分考虑进去,则会有远期效果。

动态平衡失调有几方面的意义:人体正常的肌肉在收缩和舒张过程中,都在体内不同幅度地沿肌的纵轴上下、左右滑动,并牵连着其他组织移动,许多肌群的各块肌肉在体内方向不同地滑动,才能使人体完成各种复杂的动作。当这些肌肉因静力工作或动力工作发生急性损伤、慢性劳损而产生无菌性炎症之后,某一点或某一部分发生了粘连、挛缩变性或瘢痕,本块肌肉和其他组织就不能在体内自由伸缩、滑动,从而表现为畸形或功能障碍,这是一个点的变化限制了软组织纵向的线的运动,这是动态平衡失调的内在含义之一;这些挛缩变性的组织还限制了软组织横向的面的运动及相互之间的交叉运动,从而造成功能受限。同时由于挛缩的组织刺激、压迫了神经血管,可产生疼痛、麻木等症状。另外,这些伤、炎、痉、变的病理产物又成为一种致病因素,反过来限制了内部运动,加剧了动态平衡失调的程度。

由于人体构形呈多维的立体状,有前、后、左、右四个侧面,呈扁圆柱形,所以机体动态活动过程多发生左与右、前与后的既拮抗又协调统一的动作,是较复杂的动态平衡活动。宏观上与脊柱相关的复杂重要平衡结构,有颈胸背与腰腹臀三角平衡结构。颈胸背三角平衡结构:以颈为中轴,颈侧肌分别斜行,并附着于上前胸及背上胸,呈三角形的两条不等边,肩关节间联系于三角形底边的外侧。这种构体,称为颈胸背三角关系。无论是头颈部转侧及肩部的活动,都直接或间接的以颈部为轴心,产生牵拉应力点的损伤。因此,颈三角肌筋损伤多同时并存。颈三角最常见的损伤肌筋是中斜角肌、颈部斜方肌、肩胛提肌及冈上肌。腰腹臀三角平衡结构:以腰椎为轴心,腰脊前三肌(腰大肌、腰小肌、腰方肌)、腰背三肌(腰髂肋肌、腰最长肌及棘肌)与臀部的臀大肌及梨状肌等,共同构成腰腹腿的不等边三角关系。无论是腰部的向前、向后活动,以及臀腿的屈与伸,都直接或间接影响这个三角区的三个边。因此,腰、腹、臀三者的阳性"结节灶"体征并存,并且其三者的病征形成互相联系又互相制约的连带关系,故将其称为"腰腹臀三联征"。

邵福元认为此平衡学说,尤其是动态平衡失调学说可以指导临床颈肩腰腿痛疾病的诊断全过程,临床的疼痛千变万化,但不外有三种,单纯形态上的不平衡、单纯结构上的不平衡(排除稳定而无临床症状者),以及二者兼而有之。对前者恢复了形态上的平衡即为治愈,大多数病程短,疗程亦短;对后者而言若仅仅恢复患者的形态平衡,尽管此时主诉痛苦可大部分消失,甚至完全消失,但是邵福元认为这不是真正意义上的治愈。本着对患者长久负责的责任感,这只是"万里长征"的第一步,下一步的指导思想就是纠正患者的骨性平衡,维持几年、几十年不复发,达到真正意义上的治愈标准。现在仍没有全国统一的能区别出临床治愈与真正治愈的标准。邵氏疗法的临床治愈标准:一是主诉痛苦症状消失,二是软组织形态恢复平衡,三是功能活动恢复正常。其治愈标准核心是在通常所谓的临床治愈标准的基础上再加上一条骨性结构恢复平衡,有了这一条标准,临床上就可预测疾病复发的难易。

二、无菌性炎症学说

该学说认为软组织损伤内源性介质,促使组织变性、渗出和增生,周围神经受压时只会产生麻木或麻痹,只有神经末梢受到周围脂肪组织无菌性炎症刺激时才能感到疼痛。无菌性炎症是产生颈肩腰腿痛的主要病理基础,其解剖特点大多是在软组织(特别是肌肉、肌腱)的附着处。

组织损伤的病理发展过程简单地分为四个阶段。以皮肤浅表部创伤为例来说明,一期组织损伤期,主要表现为组织变性、坏死、出血和缺损,最初,由于反射性肌肉松弛和交感神经的传导暂时处于抑制状态,病者不感觉到痛,仍可坚持工作和运动,但很快因组织内血肿形成,局部组织张力提高,以及致痛介质释放而出现剧烈疼痛。二期炎症反应后期,临床出现明显的红肿热痛和功能障碍,镜下观以血管反应、细胞浸润与水肿为特征。三期再生修复期,自创伤2~3天开始,表皮肉芽等组织增生修复以肉芽组织增生最为活跃,第2周达到高峰,组织间产生粘连,血肿渐渐机化,肿块变硬,关节肌肉僵硬,活动不便,局部疼痛和肿胀好转。四期瘢痕形成期,创伤第3周肉芽组织增生停滞,产生大量胶原纤维,胶原纤维收缩形成瘢痕和软组织挛缩。第一、二期称临床早期,以无菌性炎症为特征;第三、四期称后期,以瘢痕挛缩为特征。无菌性炎症学说与软组织损伤病理改变相吻合,从微观上揭示了慢性软组织成因和治疗规律。

无菌性炎症学说对软组织病的治疗,早期主张"去痛致松",后期则取"以松治痛"。对早期肌肉附着处仅有炎症反应与炎症粘连引起肌痉挛的病例,由于肌肉和筋膜本身没有质变,可在其附着处施行各种有效非手术疗法,对神经末梢与其周围炎性组织起到间接的松解作用,从而阻断疼痛的传导,促使肌痉挛随之放松;对肌痉缩初期和后期已形成变性的病例采用适当手法或针刀疗法或软组织松解术以达到"松而痛去"的目的。

邵福元在几十年的临床实践中,把该类软组织损伤性疾患分为五个病理阶段。依每个病理过程的特点摸索出一套与损伤修复相吻合且乐于被当代人所接受的具体措施,即前提是促进软组织的愈合,又不给患者增加痛苦(哪怕是暂时的)的手法操作。因临床上经常碰到这样的患者,本身就是以疼痛为主要原因来诊,一听是痛点按摩或强刺激手法,先是恐惧,有一种本能的躲闪抗拒心态,或有些就明确表示拒绝该疗法,碰到这种意志坚决者,"病不许治者,病必不治,治之无功亦""病为本,工为标",所以重视医患合作,医患融洽亦常常是取效的一方面,尤其是在当今的这种医患大环境下。邵福元在当初创立"无痛疗法"时已把这种思想融入进去。对"伤炎"期,一切治则以消除无菌性炎症为主旨,包括轻柔理筋等手法,同时借鉴西医消炎止痛类药物、脱水剂的应用,中医应用活血化瘀、攻逐水饮、缓急止痛药;对"痉挛期",应用揉按等手法并创立了增力点压法,配合西药解除肌肉紧张等肌肉松弛剂的应用,中医缓急止痛、祛风、除湿益气养血药物的应用;对"挛变期",手法可相应采用大力度,配和应用补肝肾、壮筋骨、益气养血之剂。各期再辅以相应的声光电磁热等理疗,形成一套既遵循"治病求本,医乃仁术",又与时俱进易被当代人接受的治疗颈肩腰腿痛的"邵氏无痛疗法"。

三、压痛点与牵涉痛

过去在软组织疼痛诊疗方面的应用上,祖国医学遵循有关经络经筋理论的取穴原则,或选取以痛为腧的"阿是穴",历史悠久;西医是选取"激痛点"或"触痛点"(靶点、扳机点),其部位在神经肌肉的运动点上。邵福元所称的引发痛点(区)大多位于肌肉筋膜在骨骼附丽处的起点或者止点上,触动该区域可引起相邻或远隔部位的不同反应。若施以恰当的手法,患者会感到主诉的局部和患肢从未有过的轻松和舒服,从而达到治愈。临床上患者常常述说的疼痛部位很明确,但其自指的痛区与实际的引发区(真正的致痛部位)是不一致的。

邵福元认为痛点、压痛点、压痛放射点、治疗点是有根本区别的,是不能混淆的。国内外医生和患者都把痛点、压痛点、压痛放射点视为诊断和治疗的依据。

1. 痛点(区、线)　是患者自觉疼痛部位,属主观感觉,不是用手按压触摸到的痛点。患者自行按压时无压痛或当医生检查按压时也确实无压痛及压痛放射痛,这个地方的痛是其他地方牵涉引起的。它也可属于原发病灶的继发痛的早期表现,尚未发展到炎性病变,这种情况只要是专科医生谁都遇到过。

在颈肩腰腿痛疾病中,此自觉痛的出现有其规律性而表现出特有的形式、形态范围,并随着功能运动的改变而减轻或加重。也有人称此点为运动点,这种自觉痛对临床诊断治疗同样有着极为重要的价值。即出现疼痛的部位不一定是原发病灶,而真正引起疼痛的病灶可能就在其疼痛部位的上下、左右、前后(深层、浅层)或远或近区域。

2. 压痛点　指医生检查治疗时的按压痛点。压痛点的形成有以下几种。

(1)急性外伤:多在直接着力点上或外感风寒湿邪。

(2)慢性积累性劳损:多因工作职业特点、生活习惯导致肢体久置不移或频繁重复某一动作而疲劳,这一类压痛点常在肌肉、筋膜、韧带起止点上,尤其是起点部位(其部位相对固定),因为这些起止点是人体机械应力比较集中的地方,受到的拉力大,易引起纤维结构受伤而出现压痛点。

（3）急性外伤后失治、治不得法而后遗变成慢性损伤：临床上邵福元将慢性损伤形成的压痛点分为两种，一种叫潜伏压痛点，即病灶处从未自觉痛过，或按压有疼痛但与现在的自觉痛线不一致，即现在的痛点不是由这个点的压痛引发的，这个压痛点暂时未发病。提示损伤程度轻，还没有积累到产生临床症状的程度，患者自我感觉安然无恙。这是一种早期痛症，日久或遇诱因可以发作，如果及早治疗则有预防保健作用；此时相当于软组织的亚健康状态。这种潜伏压痛点部分可通过自体合理锻炼、休息而逐渐自行消失或专科医生体检时发现而治疗消除。另一种情况为压之疼痛，不放射，而且可以缓解主诉症状，说明该压痛点是引起自觉症状的真正引发区，叫作显性压痛点，这个压痛点就是临床需要的所谓治疗灶（区）。以下几种情况可转为显性压痛点：上呼吸道感染（经常感冒、扁桃体炎、咽炎、鼻炎）或其他发热炎症、内分泌紊乱、身体过劳等内部因素；长时间慢性劳损，或某一次急性外伤或外感风寒湿邪的刺激而诱发加剧，使潜伏的压痛点转为显性压痛点。

3. 压痛放射点　有些压痛点一旦触及即可引发放射性痛（有些人敏感，而有些敏感性差些）。

国外有人称此为靶点（区）或扳机点。邵福元认为属神经支受压刺激或软组织肌筋膜病变刺激卡压神经、血管（或皮神经）所致，分为三种情况：①脊神经根受到压迫和刺激，如颈、胸、腰椎间盘突出症，在相应椎间隙棘突旁按压即会出现相应神经根分布区的放射痛。②神经干受到卡压或者刺激，沿神经干也会引起压痛放射。③属软组织病变，当软组织出现了无菌性炎症，在"伤炎痉"早期阶段，以及"挛变"的后期阶段，因急性期致痛、致炎化学物质对神经、血管的刺激及粘连挛缩变性的机械性卡压刺激同样可以导致放射性疼痛。临床上前两种情况涉及"放射痛、反射痛""根性痛、干性痛、丛性痛"，后一种情况涉及"牵涉痛"概念。区分清这几种情况有助于临床的诊治。放射痛和反射痛在腰腿痛中指的是腰骶部神经根于椎管内或外部遭受炎症的刺激引起典型的坐骨神经痛，可以涉及下肢麻木及神经功能受累，多见于小腿与足部，称为"放射性坐骨神经痛"。因脊神经后支或硬脑膜返支分布区域的组织遭受炎症，刺激传入中枢造成不典型的坐骨神经。仅局限于大腿外侧而无小腿麻木及神经功能受累的体征，称为"反射性坐骨神经痛"。在颈肩臂痛方面和腰腿痛相同，也分为"放射性臂丛神经痛"和"反射性臂丛神经痛"。"根性痛、干性痛、丛性痛"是按照发病的神经解剖部位划分的，从它们的发病部位（椎管内）、发病原因（神经根受机械性压迫致痛）和临床表现（典型的"坐骨神经痛"、典型的"臂丛神经痛"）来看两者属传统的"放射性坐骨神经痛"或"放射性臂神经痛"的翻版。当人体某一处发生软组织损伤后，常可见到疼痛不仅产生在某处的损伤局部，而且疼痛可见放射或转移性地涉及肢体的其他部位，这种现象称为"牵涉痛"。牵涉痛原本是指"内脏某一脏器有病变时，常在特定体表发生疼痛"。它是通过同一体节的感觉神经而牵涉到表浅部位的，如心脏缺血时心前区、左肩及上臂内侧痛；胆囊炎时，出现右肩及肩胛区疼痛。而临床常见的各种牵涉痛可能发生在神经节段的相同部位，也可能发生在完全无关的神经节段上。在软组织损伤性颈肩腰腿痛中也存在牵涉痛，如 $C_{5\sim6}$ 椎病变时，除根性痛外，也有颈根、肩、肩胛间区痛。$L_{4\sim5}$ 腰骶关节突病变时，除在局部有压痛、深压痛外，还有大腿后侧牵涉痛。这种现象对临床医生定位、诊断、鉴别诊断都有十分重要的意义。

颈肩腰腿痛中有关牵涉痛的几个问题如下。

（1）神经生理学说解释牵涉痛现象：当人体某处发生软组织损伤后，常可见到疼痛不仅产生在损伤局部，而且疼痛可放射性或转移性地涉及肢体的其他部位。原发病部位与牵涉痛部位因相关的神经节段而相对应。可用中枢的会聚现象解释，以及伴有交感神经反应的内脏或深部结构的皮肤反射或肌肉反射因素来解释。另一类牵涉痛发生在完全无关的神经节段，这可能是因为这些节段所支配的组织也可能存在损伤或病变，因为两侧大脑皮层通过胼胝体而相互联系，所以使牵涉痛现象有时甚至出现易侧现象，即牵涉痛发生在身体对侧肢体。

（2）当医生按压刺激一个压痛点时，患者感觉到疼痛的地方一般不限于或根本不在压痛点的地方，疼痛分布在相当广阔的范围，或者放射至与压痛点有相当距离的其他区域（不循神经走向排列,亦不循传统经脉走向)。在颈肩腰腿痛疾病中这种牵涉痛相当普遍,这叫做压痛点牵涉痛。如医生检查按压肩部冈下肌的一个压痛点,患者会感到疼痛主要在三角肌,有的诉说疼痛可扩散到整个上肢外侧,有些患者则反映疼痛放射到手指。如果按压臀中肌、臀小肌的一个压痛点,疼痛可以传至下肢外侧甚至足跟。由此可见,压痛点产生的牵涉痛,患者诉说的疼痛位置与疼痛的实际发源地可以在完全不同的地方。所以可以得出这样一个结论:广阔范围的疼痛,可以来源于一个细小的病灶,它可以存在于这个广阔范围内,也可以存在于远离这个疼痛区域的某一个地方。这个事实在临床治疗上意义是显然的。

在牵涉痛涉及的范围内,常见一个或几个痛的最厉害的中心点,在这些地方一般还有痛觉过敏的现象。在这里一个通常不会引起疼痛的轻微刺激就可以诱发剧烈疼痛,这种牵涉痛觉区域内的痛过敏现象叫做牵涉性痛觉过敏。有时在牵涉痛已经消失之后,这种牵涉性的痛觉过敏现象还可以继续存在一段时间。但是这种牵涉性痛觉过敏的压痛点与原发病灶所出现的压痛二者有本质的不同。因此,把由于损伤性病灶而产生的压痛点称为"真性压痛点",把牵涉性痛觉过敏的压痛点称为"假性压痛点",二者决不可混淆。应在临床诊断、治疗中认真比较总结。一般来说,在牵涉性痛觉过敏区引起的压痛点不像病灶之压痛点那么强烈而固定不变,而且不再产生另外牵涉痛现象,对二者的分辨正确与否直接影响疗效好坏。这种正确的判断来自丰富的临床经验积累和对压痛点生理病理的认识深度。在临床中有许多病例,针对原发病灶的压痛点,进行局部封闭治疗,可以把压痛点消除,同时把病症治愈,起到一针除顽疾的效果。但实际在颈肩腰腿痛疾病中,压痛点在人体的各处发生,分布情况不同,加上各部位解剖上的差异、病程的长短、病灶的深浅不同,只凭表面的穴位而无立体概念,封闭往往不能准确地到达损伤病灶。这是本类疾病的一特点。这种特点亦为邵氏疗法具体实施提供了依据。

邵福元对有临床意义的压痛点、压痛放射点,根据实际需要分为治疗点(灶)、喜治点(灶)、副治疗点(灶)、忌治点(灶)、放射点、厌烦点、敏感点用以指导临床,使医生临证时做到条理清晰、有规有矩、有主有次、标本缓急、心中有章可循而不致慌张忙乱、漫无目的。遵循首先找准治疗点原则,在病情复杂治疗点难辨的情况下再寻喜治点、副治疗点,经过一段治疗,患者病情进一步好转,待忌治点、厌烦点转化为治疗点后予以全部消除。

四、邵氏无痛疗法

(一)基本治疗理念

随着医学研究的不断深入,关于颈肩腰腿痛疾病的治疗标准需要重新认识。如果只注意所谓的病变(损伤病灶)已经停止继续伤害人体,致病因素已经排除,而忽略四肢百骸功能情况、忽视对人整体的身体状况有何影响、忽视对人的工作生活能力有何影响、忽视本次的治疗是否为以后的再次伤害埋下伏笔,即使我们治愈了成千上万的患者,我们的医疗价值仍会降低很多。因为我们面对的首先是"人",然后才是"病",立足点从"人的病"到"病的人",首先应树立如何最大限度保证人的肢体功能正常、形态结构完整之指导思想,其次再考虑制定具体祛除病灶的措施。这才是真正意义上的治愈,对减少个人和社会负担都有积极意义。

中医治病是以人为背景的,是治疗"有病的人",是将人的自觉症状、精神心理状态及日常生活工作的行为动作、生存质量作为其构成部件的。颈肩腰腿痛患者的主诉之苦既包括了形体的主观感受、主动被动运动障碍,又包含了生活质量下降的精神痛苦。所以我们将恢复患者运动劳动能力、提高生存质量作为取效和治愈的最终目标和最高境界。比如临床常见的腰椎间盘突出症,95%的不需要手术,只有在出现马尾受压症状伴双下肢广泛麻木及疼痛剧烈,卧床不起,且经正规非手术治疗无效时才考虑手术。因手术会影响脊柱的稳定性,容易引起功能性并发症,尤其对作为社会主力军的青少年来讲更为重要。人的活动以腰部为主宰,脊柱靠周围的神经、肌肉、筋膜和椎间盘维持其稳定和运动功能。脊骨垒起为骨性支架,为了维持它们的形状及灵活性,还需依靠附着于骨骼周围的神经、血管、肌肉、筋膜、韧带及椎间盘等约束装置及动力装置,如果贸然手术,骨骼的完整性遭到永久性破坏,筋无以附,伴随无法避免的术后粘连,必然影响其对脊柱的约束力,减弱其运动力度,最终导致功能低下。所以最大限度维持脊柱关节的稳定性、保护患者劳动力、提高生活质量为最终目标是颈肩腰腿痛疾病治疗中应始终遵循的理念。

由于本专业从事的软组织损伤专业属运动系疾患,所以"动"为它的第一本能,不管患病之前与病愈后,都存在着"动"的问题,研究颈肩腰腿痛病的病理不可能离开动态而孤立静止地进行,只有在动态情况下研究才能抓住它的第一位的因素,才能抓住此类疾病的本质。只有恢复了患者的劳动力,才是真正意义上的治愈,才是医生、患者、社会追求的根本目标,融入了这种理念的治疗方案才是合理、完善、有生命力的方案。

（二）手法的基本原则

所谓"邵氏无痛疗法"不是一点不痛,而是有痛无苦,且痛得舒服,患者很愿接受治疗,不烦躁,无放射,喜按,松手后局部及远隔部位的症状自觉减轻许多。邵福元把这种"无痛治疗法"比作"推开扳机手"治疗的方法,是邵福元的独创。不同于国内外的治疗观点,用此法治疗时患者没痛苦,谈笑风生,可以说治疗是一种享受。疾病若诊断正确,能获得立竿见影的效果。但治疗必须具备以下条件。

（1）治疗点选准,选定与排除要有依据。

（2）选定摆好对症的体位,即指使症状减轻到最大程度的体位。

（3）在选定好的治疗区内,每治疗一个点都必须询问患者耐受力度大小,保持合适的力量;按压治疗的位置应有治疗灶反应,若在按压治疗时,患者出现放射痛、生痛,或松手后局部仍有酸痛,不感到轻松,都不能选作治疗点。无痛苦治疗是建立在正确诊断、治疗点精确、体位合适及五项基本功掌握的基础上。

（三）手法治疗的机制

第一,恢复平衡或建立新的平衡,"以平为期,燮理阴阳"。通过各种手法解除痉挛,松解粘连,恢复机体的形态平衡,纠正跌扑闪挫及慢性损伤造成的骨性失稳,解剖结构异常,从而恢复骨性平衡,通过手法实现筋与骨,筋与神经、血管之间的重新组合,达到另一平衡状态。

第二,通过手法加速血液循环,祛除肌筋"不荣而痛"因素,通过手法祛瘀消结达到疏通作用,祛除肌筋"不通则痛,不松则痛"因素。祛除无菌炎症刺激而造成的症状。

比如临床常见的腰椎间盘突出症、腰椎管狭窄症、腰椎滑脱症,该类疾病绝大多数是由于内环境的改变,椎管外软组织无菌性炎症及由其继发的一系列筋骨之间的平衡遭到破坏而引起的症状。根据邵福元"包罗万象诊断法",不管西医什么病名或综合征,只要判断出为软组织损伤,符合哪条诊断,就按哪条治疗,临床就能获得疗效。即使突出物仍存在,通过手法与牵引改变了髓核的流向,消除了椎管外软组织的炎症,神经血管没有受到压迫,使突出的髓核、神经、血管和平共处,建立一种新的和谐平衡环境,只要"不荣、不通、不松"得到纠正,腰椎间盘突出症即可治愈。倘若贸然手术,术后原有组织结构遭到破坏,更易造成新的不平衡而发病。同样道理,先天性的狭窄、滑脱,机体历经长期磨合适应了这种状态,无任何不适,一旦人为强制改变,极易导致不平衡而出现临床症状。

邵福元认为只有真正的骨性或椎管内变化引起严重症状者,才必须采取手术治疗。此认识基于邵福元对手法牵引治疗颈肩腰腿痛疾病的机理的深刻理解程度,亦符合临床观察。

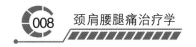

(四)手法治疗的注意事项

①对患者态度和蔼可亲,使患者产生一种信任感。②注意患者保暖。③术者手的防护与卫生。④手法要由浅入深,由轻到重,由慢到快,做到稳准有节律。⑤注意手法的间距与推揉的幅度要均匀一致。⑥治疗过程中应不断询问患者力的大小和反应,以便随时调整。⑦注意患者治疗时的体位与垫枕摆放。⑧注意不要搓破皮肤。⑨注意医生治疗时的姿势与仪态,要规范,自然大方。

(五)手法治疗的基本功

手法治疗,十人十不同,其原因就是基本功不同。基本功有五项。

1. 力功　指手法具有一定力度且保持一定的时间,这种力度应根据患者体质强弱、病程长短、治疗部位软组织厚薄程度尤其是由病灶性质(肿胀、膨大、增厚、僵硬、板结、条索等)来确定。这种力度不应过大过猛,亦不应过小,力度过大则使患者痛苦过后病情加重,甚至搓破皮肤;力度过小,则患者无反应,无疗效。标准力的表现是大而不暴,小而不浮,入木三分,一指按下沉一片,是一种深透均匀的柔和力。这种力度必须持续一定的时间,才能起到稳固持久的治疗作用,否则不会有好的疗效。

专科医生为了达到一定的力度必须学会力的应用及历经掂沙袋、掂砖等耐力的锻炼,运力的方法为由躯干运至上肢,再运到拇指,不要把力气运到手指一点上,不可用手指前三分之一或后二分之一,必须指腹中部用力。

力的测定:单指按压达 25 kg,持续 10 秒为及格。30 kg 持续 10 秒为良好。

2. 解剖功　手法治病也是一种科学,不容半点虚假。穴位即病变组织,系列穴位即系列病变组织,也就是痛线。必须弄清病变在何组织、哪一层次,错了位置病是好不了的。熟悉解剖一是治病,二是研究,必须熟记和练习。达到《医宗金鉴·正骨心法要旨》所说的:"素知其体相,识其部位,一旦临证,机触于外,巧生于内,手随心转,法从手出。"例如:$C_{6\sim7}$的病变,可引起肩胛骨间的疼痛,所以掌握解剖知识是十分重要的基本功,否则是不可能当一名好医生的。

3. 感觉功　手的感觉功,对一名颈肩腰腿痛专科医生是至关重要的。手能触摸病灶位置、层次、形状、大小、软硬程度、与周围组织有无粘连、广泛程度等,没有感觉功是办不到的,也是办不好的。

4. 技巧功　触摸感觉需技巧,治疗时更需要技巧,如治头、治颈、治腰、治关节都需要技巧。全身没有平坦的地方,治疗时不掌握技巧,是不容易获得成功的,运用得好事半功倍,运用得不好事倍功半或者更糟。只要认真地练,熟能生巧,功夫不负有心人。《医宗金鉴》中记载:"虽在肉里,以手摸之,自悉其情,法之所施,使患者不知其苦方称为手法也"。

5. 规范功　手法治疗从开始学就要养成一个良好的规范习惯。很多学者有不规范的习惯,忽左忽右,忽上忽下,忽轻忽重,有的位置多治。有的少治,有的还出现漏治。虽说治疗位置基本对,但由于欠规范,其效果今天好,明天差,影响患者的情绪,使疗程延长,故而不能把规范化看轻了,一定按规范的原则办,按病情轻重、主诉症状办。另外第二主诉症状治疗的力度、时间、次数、先后次序也要兼顾,但必须在主诉症状缓解的情况下,确定符合"治疗灶"方可治疗,遵守这一规则是必要的。

(六)手法治疗的用力标准

临床治疗中手法用力标准分为四级。

Ⅰ级:按时有痛感,喜按,无烦躁感。

Ⅱ级:按时有痛感,不吭,但挤眼(不是闭眼)。

Ⅲ级:按时有痛感,呻吟,哎哟喊叫。

Ⅳ级:按时有痛感,抗拒又躲闪。

用简单一句话概括:按着有痛感,一按就挤眼,挤眼带叫喊,抗拒又躲闪。

对痛觉敏锐者,以抚摸滑摩治之。初治者或以痛为主者用Ⅰ级力为宜,不能超过Ⅱ级;酸沉、局部胀感者可用Ⅱ级力,不能超过Ⅲ级;挛缩变形、麻木较重者可酌情用Ⅲ级或Ⅳ级力,但Ⅲ、Ⅳ级力不宜连续使用。

(七)四级疗效观察及处理办法

1. 优　手法治疗后主诉症状减轻三分之二以上,疗效维持4~6小时以上。

2. 良　手法治疗后主诉症状减轻一半,疗效维持2小时。

3. 差　手法治疗后主诉症状减轻不足三分之一。

4. 无效　手法治疗后症状无改善,甚至加重。

处理办法:对疗效属优良者,维持原方案。对差、无效患者,应重新复核诊疗措施,拟请上级医师会诊。

(八)手法种类介绍

1. 一般手法　点、按、揉、拨、推、屈、伸、展、收、旋、牵、颤。

2. 特殊手法

(1)解痉手法(即增力点压法):该痛点必须具备与自觉症状相一致的带有放射性的痛点,此点即为增力点压的部位。

方法:取痛点最轻的体位,全身放松,拇指放于痛点上由轻到重地增加压力,使患者不觉痛苦,手法治疗后患者疼痛立即减轻,痉挛病灶得到缓解。反对那种对痛点直接进行过强刺激的手法,因它是有害刺激,凡是剧痛不是酸痛麻木者用松解手法常常会使症状加重。应用增力点压法,手法治疗后患者疼痛立即减轻。

(2)分拨粘连法:分为皮下分拨法和肌间分拨法两种。

正常人的肌筋膜与皮肤包括其间通过的血管、神经,都有一定的活动范围。若肌筋膜有损伤、炎症、渗出时,常使三者互相粘连,则导致血液循环、神经功能与运动功能的障碍。其治疗主要为分拨手法。

1)皮下分拨:有提捏法(用于腰脊、胸腹及臀部)、滑拨法、推拨法三种。

● 提捏法:用拇指、示指、中指相对提捏皮肤与皮下组织,使之与肌肉粘连分离。

● 滑拨法:用拇指或指间关节背侧来回快拨,用于肌之起止点或肌腱部,如棘突、横突、肩岗、跟腱等。

● 推拨法:是用第1、2指间关节或掌根,施用于四肢软组织及腰背。

2)肌间分拨:用推拿手法的拿法,适用于肌及长肌腱。

(3)疏通手法:由于软组织挛缩变性,压迫血管(静脉)影响循环,造成皮肤皮下水肿,除应用以上手法外,还应在发生闭塞之处做点压滑拨及皮下肌间分拨法,以改善循环、疏通经络、调和气血。

临床实践证明,用手法治疗也应辨证施治,否则不仅影响疗效,更重要的是给患者增加痛苦。所以在治疗前正确诊断,因患者施治,即以致病的原因、检查呈现的阳性体征和部位,确定用什么手法。如为剧痛就要用镇痉止痛手法;麻木酸痛,就用松解手法;有皮肤痛觉敏感或麻木就用分拨粘连手法;有肿胀者用疏通手法。

目标导航

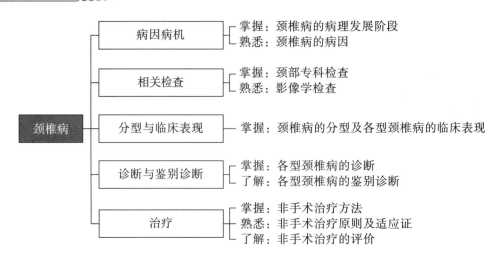

颈椎病是指颈椎间盘退行性改变及其继发性椎间关节退行性变所致邻近组织(脊髓、神经根、椎动脉、交感神经)受累而引起的相应的症状和体征。

病　因

颈椎是脊柱中体积最小,但灵活性最大、活动频率最高的节段。因此,自出生后,随着人体的发育、生长和成熟,不断地承受各种负荷、劳损,甚至外伤而逐渐出现退行性变。尤其是颈椎间盘,不仅退变开始较早,且是诱发或促进颈椎其他部位组织退行性变的重要因素。按其主次分述如下。

一、颈椎的退行性变

此为颈椎病发生的主要原因,尤其是椎节的退变更为直接,且是其后一系列病变的起因。

(一)椎间盘变性

颈椎间盘由髓核、纤维环和上下软骨板构成一个完整的解剖单位。颈椎间盘维持着椎体间高度、吸收震荡,传导轴向压缩力,在颈椎的各种活动中,维持应力平衡,这种功能完全由椎间盘的各个结构的相互作用来完成。若其中之一出现变性,则可导致其形态和功能的改变,最终影响或破坏颈椎骨性结构的内在平衡,并使其周围的力学平衡发生改变。因此,椎间盘的退行性变是颈椎病发生与发展的主要因素。

1.纤维环 大约在20岁以后,纤维环开始变性。早期为纤维组织的透明变性、纤维增粗和排列紊乱,进而出现裂纹。最近的研究表明,颈椎间盘的变性与腰椎间盘不完全一样。颈椎间盘裂纹起自髓核,扩展至纤维环,可有垂直裂纹和水平裂纹两种。纤维环的微细裂纹逐渐扩大,发展至肉眼可见的裂隙。裂隙的方向和深度同髓核的变性程度及压力的方向和强度相一致。后方纤维环强度相对较弱,加之目前大多数职业需要屈颈位,以至髓核被挤向后方,因此纤维环断裂以后侧多见。纤维环早期变性阶段,如能及早消除致病因素,有可能中止其发展。若一旦形成裂隙,由于局部缺乏良好的血供难以恢复。

2.髓核 是含水分、具有良好弹性的黏蛋白,呈白色,内含软骨细胞和成纤维细胞,幼年时含水量达80%以上。随着年龄的增加,含水量降低,老年时可低于70%。椎间盘内含水量的多少决定了其内在的压力调节水平和弹性状态。正常状态下椎间盘在颈椎总长度中占20%~24%,由于含水量的下降,其高度逐年下降。椎间盘的含水量与椎间盘的血供有一定的关系,幼年时其细小血管的分支可达深层。随着年龄增长,血管逐渐减少,血管口径变细,一般在13岁以后已无血管再深入深层。早期水分脱失和吸水能力减退,使髓核体积相应减小,其正常组织结构逐渐被纤维组织所取代。在局部压力加大、外伤及劳损等情况下,可使退变更加迅速,椎间盘内部压力加大。髓核的变性和纤维环的变性使得椎间盘各部位的弹性模量发生改变,髓核可能通过纤维环的裂隙突向边缘。由于后纵韧带强度弱,相应部位纤维环的张力模量亦低,髓核最有可能突向后方。变性与硬化的髓核也可穿过后纵韧带裂隙进入椎管内,直接产生临床症状。

3.软骨板 软骨板的退变主要表现为功能的退变。研究表明,软骨板相当于髓核部位的中央区,具有半透膜作用。这种作用与髓核的含水量及营养代谢密切相关。Nachenson发现髓核部分的终板有通透性而内层纤维环区的终板无此功能。Crock和Brunber从两维形态学上发现两者的毛细血管芽不同。有学者发现通过扫描电镜显示,内层纤维环区血管芽仅形成简单的环状,而在髓核区,软骨盘的毛细血管形成膨大和复杂的盘绕状环。尽管单位面积内血管芽数目相同,但这种结构的不同与通透性密切相关。当纤维软骨变性时,血管芽的结构也发生改变,以致纤维环和髓核均失去滋养,加剧其变性。Kokubun等通过病理切片发现软骨终板型颈椎间盘突出症是常见的现象,提示髓核内的裂隙可延伸至软骨板,软骨板可随同髓核一起突出于纤维环之外。以上三者为相互关联、相互制约的病理过程,当病变进入一定阶段,则互为因果,并形成恶性循环,不利于本病的恢复。

(二)韧带-椎间盘间隙的出现与血肿形成

在前者基础上,由于椎间盘的变性,不仅造成变性和失水化(硬化)的髓核突向韧带下方,以致压力增高而有可能引起韧带连同骨膜与椎骨间的分离,而且椎间盘变性本身尚可造成椎体间关节的松动和异常活动,从而更加快韧带-椎间盘间隙的形成。通过动物实验我们发现,如果在椎间隙内注入等渗氯化钠注射液,形成局部高压状态,则可诱发颈椎病样病理改变(图2-1)。

椎间隙韧带下分离后所形成间隙,因多同时伴有局部微血管的撕裂与出血而形成韧带-椎间盘间隙血

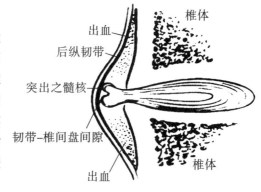

图2-1 颈椎后方韧带-椎间盘间隙形成

肿。此血肿既可直接刺激分布于后纵韧带上的窦椎神经末梢而引起颈部或远隔部位的各种症状,又升高了韧带下间隙内压力,如颈椎再处于异常活动和不良体位,则局部的压力更大,并构成恶性循环。

（三）椎体边缘骨赘形成

随着韧带下间隙的血肿形成,成纤维细胞即开始活跃,并逐渐长入血肿内,渐而以肉芽组织取代血肿。如在此间隙处不断有新的撕裂和新的血肿,则在同一椎节可在显微镜下观察到新老各种病变并存的现象。

随着血肿的机化、老化和钙盐沉积,最后形成突向椎管或突向椎体前缘的骨赘(或称之为骨刺)。此骨赘可因局部反复外伤、周围韧带持续性牵拉和其他因素,通过出血、机化、骨化或钙化而不断增大,质地变硬(图2-2)。因此,晚期病例,尤以多次外伤者,骨赘可如象牙般坚硬,从而增加手术的难度和危险性。

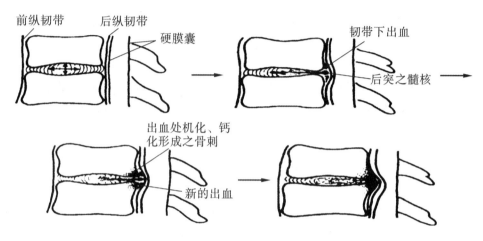

图2-2　颈椎后缘骨赘形成过程

骨赘的形成可见于任何椎节,但以遭受外力作用较大的 $C_{5\sim6}$、$C_{4\sim5}$ 和 $C_{6\sim7}$ 最为多见。从同一椎节来看,钩突处先发居多,此为椎体后缘及前缘。

（四）颈椎其他部位的退变

颈椎病的退变并不局限于椎间盘,以及相邻的椎体边缘和钩椎关节,尚应包括以下部位。

1. 小关节　多在椎间盘变性后造成椎间关节失稳和异常活动后出现变性。早期为软骨,渐而波及软骨下,最终形成损伤性关节炎。由于局部的变性、关节间隙狭窄和骨刺形成而致使椎间孔的前后径及上下径变窄,并易刺激和压迫脊神经根,以致影响根部血管的血流及刺激或压迫脊神经膜返回神经支。

2. 黄韧带　多在前两者退变基础上开始退变。其早期表现为韧带松弛,渐而增生、肥厚,并向椎管内突入。后期则可能出现钙化或骨化。此种继发性病变虽不同于发育性颈椎管狭窄,但当颈部仰伸时,同样易诱发或加重颈椎病的症状。此主要因该韧带发生皱褶并突向椎管,致使脊神经根或脊髓受刺激或压迫。

3. 前纵韧带和后纵韧带　其退行性变主要表现为韧带本身的纤维增生与硬化,后期则形成钙化和骨化,并与病变椎节相一致。此种现象可视为人体的一种自然保护作用。由于韧带钙化或骨化后可直接起到局部制动作用,从而增加了颈椎的稳定性,减缓了颈椎病更进一步的发展与恶化。

4. 项韧带　又称棘上韧带,其退变情况与前者相似,往往因局部的硬化与钙化而对颈椎起制动作用。

二、慢性劳损

慢性劳损是指超过正常生理活动范围最大限度或局部所能耐受时值的各种活动所引起的损伤。但它明显有别于意外创伤,而是一种长期的超限负荷。常见的慢性劳损因素有以下几个方面。

1. 睡眠姿势不良　主要是枕头过高。在睡眠状态下,长时间的不良体位使椎间盘内部受力不均,影响涵水作用。其次颈部肌肉和关节亦因此平衡失调,加速退变。

2. 不良日常生活习惯　长时间低头玩麻将、打扑克、长时间看电视,尤其是躺在床上高枕而卧都是不良习惯。以上习惯的共同特征是颈椎长时间处于屈曲状态,颈后肌肉及韧带组织超时负荷,容易引起劳损。

三、头颈部的外伤

头颈部的外伤与颈椎病的发生和发展有明显的关系,根据损伤的部位、程度可在各种不同阶段产生不同影响。

1. 垂直压缩暴力　常致颈椎椎体压缩性骨折,造成颈椎生理前屈消失或弧度减小,受损节段椎间盘受力加大,加速颈椎退变。

2. 颈椎伤　对不同阶段的患者可有不同影响,对颈椎病已有退变且合并颈椎椎管狭窄者来说,颈椎伤可造成以下三种情况。

(1) 急性脊髓前中央动脉综合征:由脊髓前中央动脉受压后阻塞,造成脊髓前方缺血出现四肢突发性瘫痪。这种损伤可见于过屈时骨赘压迫脊髓前方的脊髓前中央动脉的分支沟动脉。主要表现为上肢重、下肢轻的肢体瘫痪。

(2) 急性脊髓中央管综合征:过伸伤时,由于退变增厚的黄韧带突向椎管,造成脊髓中央管周围水肿和出血。表现为上肢瘫痪重于下肢,痛觉、温度觉消失和在 X 射线平片上椎体前间隙阴影增宽三大特点。

(3) 急性沟动脉综合征:颈椎过屈时,椎体后缘骨赘或突出的椎间盘组织压迫脊髓前中央动脉的分支沟动脉。主要表现为上肢重、下肢轻的肢体瘫痪。

3. 暴力导致颈椎间盘突出　表现为程度不等的神经损害症状及颈部疼痛。

4. 前纵韧带撕裂　虽不直接损害脊髓和神经根,但由于造成颈椎不稳,加速受损椎节的退变。临床上许多颈椎病患者早期曾有颈部外伤史。

5. 一过性颈椎脱位　过屈暴力使得颈椎椎节前脱位,当暴力消失后,脱位的椎节可恢复至原来位置。但由于局部软组织的损伤,损伤部位存在颈椎不稳,若不及时处理,日后颈椎不稳加重,椎体后缘骨质增生,构成对脊髓的刺激和压迫。

四、颈部炎症

颈椎不稳和慢性感染时,炎症可直接刺激邻近的肌肉和韧带,致使韧带松弛、肌张力减低、椎节内外平衡失调,破坏了其稳定性,加速和促进退变的发生和发展。

五、发育性椎管狭窄

临床上经常看到,有些人颈椎退变严重,骨赘增生明显但并不发病,因为患者颈椎椎管矢状径较宽。而有些患者病变并不严重但很早就出现症状。从影像资料可看到,颈椎实际矢状径的大小决定了症状的出现与否。椎管狭窄者在遭受外伤后容易损伤脊髓,甚至轻微的外伤也可致发病,且

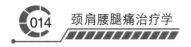

症状严重。椎管粗者则不仅不易于发病,且症状亦较轻。

六、先天性畸形

颈椎病的先天性畸形对颈椎病发病的影响主要表现在以下两个方面:一是应力改变;二是神经血管的刺激和压迫。

1. 先天性椎体融合　以 $C_{2~3}$ 和 $C_{3~4}$ 多见,其次为 $C_{4~5}$,多为双关节单发。由于椎体融合,两个椎体间的椎间关节的活动势必转移至相邻的椎间关节。邻近椎间盘的应力集中使得椎间盘退变加剧,产生临床症状和体征。

2. 棘突畸形　主要影响椎体外在结构的稳定性,因而间接地构成颈椎病发病的因素。

七、颈肋和第七颈椎横突肥大

这两种异常虽不引起颈椎病,但当刺激臂丛神经下干时,可出现上肢症状和颈部不适,必须与颈椎病相鉴别。

 ## 发病机制与病理

颈椎病的发病机制见图2-3。颈椎病是一个连续的发病过程,但从病理角度看,可将其分为三个阶段。

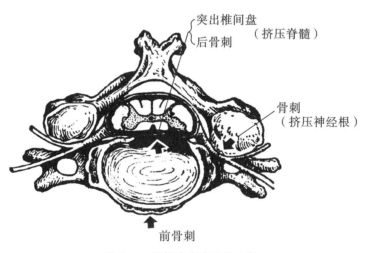

图2-3　颈椎病发病机制示意

一、颈椎间盘变性阶段

颈椎间盘是无血运的组织,它对抗伸屈及旋转外力的能力很差,大的旋转力可引起纤维环外层破裂(有如自行车外胎磨损后内胎膨出一样)随之可出现椎间盘突出。当屈曲或后伸时再加上旋转外力,可引起纤维环从内向外断裂。如果突出的髓核一旦穿过中央裂隙的后纵韧带进入椎管内则称为脱出。无论突出或脱出,在椎管狭窄的情况下,可以压迫脊髓,也可压迫或刺激神经根或椎管内的血管。究竟何者受累,主要取决于脊髓变位的方向与程度。在无椎管狭窄的情况下也可由于椎管内的窦椎神经末梢受刺激而出现颈部症状。当然椎节松动、不稳本身也可引起髓核变性相似的症状。

椎间盘发生突出,除外伤原因外,还有内分泌及生化改变等原因。髓核是胶状体,含水量高达70%～90%。随年龄增长髓核内水分减少,黏多糖增加,透明质酸减少,胶原纤维沉积,髓核胶状体的功能减低,使椎间盘吸收震荡的能力下降。当继续退行性变时,在轻微外力作用下,椎间盘向四周隆起,椎间隙变窄,椎体间不稳。

二、骨刺形成阶段

此期是前者的延续,实际上可视为突(脱)出髓核及其引起的骨膜下血肿通过骨化的过程将其持续化,骨刺来源于韧带-椎间盘间隙血肿的机化、骨化或钙化。突向椎管内骨刺是否引起症状,正如髓核突出一样是由椎管矢状径等多种因素决定的,其发病因素两者基本相似。

骨刺的早发部多见于两侧钩突,其次为小关节缘及椎体上后缘;但至后期几乎各骨缘均可出现。在节段上由于生物力学的特点,以 C_5 和 C_6 最多,次为 C_4、C_5 和 C_6、C_7,鉴于颈椎稳定且活动度较小,因此,$C_7 \sim T_1$ 之骨刺少见。

侧方的骨刺主要刺激根袖而出现根性症状,引起椎动脉受压者少见。突向后方的骨刺主要对脊髓本身及其血管造成威胁,而对于粗椎管者,即便是较大的骨刺,只要长度未超过椎管的临界点,一般不易发病。但要注意预防各种附加因素,尤其是外伤及劳损。当骨刺突向前方,由于食管后间隙较宽,难以引起症状,只有当其巨大,或是食管本身有炎症情况下,方易造成食管痉挛或机械性阻塞,这一现象并非罕见。先天性颈椎椎管狭窄者,平常脊髓于小椎管内相安无事,稍受外伤,特别是颈椎过伸或屈伸加旋转外伤,立即会出现四肢瘫痪,拍摄 X 射线片时也无骨折脱臼表现,脊髓造影椎管也尚通畅。当测量颈椎管矢状径时,多小于 13 mm,也没有颈椎间盘突出或椎体后骨刺。对此,应早期进行椎体减压术及椎骨融合术。

三、继发性改变阶段

即由前两者病理改变对周围组织所引起的相应变化,尤其是骨刺因涉及面较广且变化多所以难以全面介绍,仅选择其中主要问题加以讨论。

1. 脊髓 脊柱对脊髓的压迫可来自前方和后方,也可两者皆有。前方压迫以椎间盘和骨赘为主。前正中压迫可直接侵犯脊髓前中央动脉或沟动脉。前中央旁或前侧方的压迫主要侵犯脊髓前角与前索,并出现一侧或两侧的锥体束症状。侧方和后侧方的压迫来自韧带、小关节等,主要表现以感觉障碍为主的症状。

脊髓的病理变化取决于压力的强度和持续时间。急性压迫可造成血流障碍、组织充血、水肿,久压后血管痉挛、纤维变、管壁增厚,甚至血栓形成。脊髓灰质和白质均萎缩,以脊髓灰质更明显,出现脊髓变性、软化和纤维化、囊性变、空腔形成。

2. 脊神经根 对脊神经根的压迫主要来源于钩椎关节及椎体侧后缘的骨赘。关节不稳及椎间盘侧后突也可造成对神经根的刺激和压迫。早期为根袖处水肿及渗出等反应性炎症,此时多属于可逆性改变,如能及时消除致病因素,则可无后遗症。如压力持续下去,则可继发粘连性蛛网膜炎,而且此处也是蛛网膜炎最早发生,也是最好发生的部位。根袖在椎管内的活动度为 6.35～12.75 mm,如有粘连形成,当颈椎活动时由于牵拉而引起或加重对神经根的刺激。由于蛛网膜炎的发展,根袖可出现纤维化。此种继发性病理改变又可进一步增加局部的压力,并造成神经根处的缺血性改变。而缺血又进一步加重病情,形成恶性循环,最后神经根本身出现明显的退变,甚至伴有

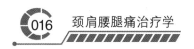

沃勒变性。位于局部的交感神经节后纤维也同时受累,并产生相应的临床症状。

3.椎动脉　椎动脉较为深在,几乎都是因为钩椎关节增生或变性所致。早期病理改变主要是该椎管的折曲与痉挛所造成的管腔狭窄,以致引起血流动力学的异常致使颅内供血减少而出现一系列症状。如果此种供血突然发生,则因椎体交叉处失去血供而发生猝倒症。由于椎管壁周围有大量的交感神经纤维包围,因此,其可以引起各种各样的自主神经症状;一旦通过手术得以缓解,方知是由椎动脉受压所致,难怪过去把这一病理改变误诊为"交感型"。椎动脉的病理改变主要是由周围病变组织的压迫与刺激造成的,如能及时消除,症状可迅速消失,且预后较好,较少遇到椎动脉继发严重器质性改变者。鉴于这一情况,对此类型在治疗上应以非手术疗法为主,无效者方需手术。

除上述继发性改变外,邻近的其他组织均出现相应的改变,例如,后方小关节的早期松动与变性,后期的增生性小关节炎,硬膜外脂肪的变性与消失,周围韧带的松弛、变性、硬化及钙化等均随着病程的进展而加剧。

 # 相关检查

一、影像学检查

(一)X射线

1.颈椎生理弧度改变　多数变直,少数侧弯,过伸或呈 S 形。

2.颈椎不稳　椎间后缘连线异常,不稳之椎体呈中断、反弓、成角,向前或向后滑脱,重者可见上位椎体的小关节向后下方滑脱。有人提出"双边"征和"双突"征,具有早期诊断价值。这二种征象均因不稳之椎体旋转,在侧位片上椎体后缘无法重叠而呈"双边",小关节突无法重叠而呈"双突"。

3.椎间盘退变　致椎间隙变窄。

4.反应性骨质增生　使椎体骨关节面硬化,有骨赘及骨嵴形成,以椎体后缘尤为重要。

5.椎小关节、钩椎关节骨质增生　间隙变窄,关节突变尖、变长。

6.椎间孔狭小变形　由于椎间隙变窄、骨质增生、椎体不稳,导致椎间孔狭小变形。

7.椎管矢状径变窄　部分患者可有椎管矢状径变窄,如 X 射线片上矢状径小于 11 mm,应考虑脊髓受压;如小于 8 mm 则可确诊为脊髓型颈病。

8.项韧带、前纵韧带和后纵韧带改变　因劳损而变性、糜烂、坏死,导致修复钙化。

投照方法:正位片可观察钩椎关节增生,斜位片可识别椎间孔大小,屈曲和过伸的侧位片有助于显示颈椎是否稳定。

(二)CT

CT 在颈椎病诊断中的价值:①明确颈椎病所致椎管狭窄原因。CT 可清楚地显示椎体小关节的关节突骨赘、后纵韧带骨化和椎间盘突出。②CTM 有助于了解脊髓及神经根的受压情况。③鉴别脊髓受压与脊髓萎缩。

颈椎病的 CT 分型:Ⅰ型,脊髓型(中央型);Ⅱ型,神经根型(Ⅰ、Ⅱ型为周围型);Ⅲ型,椎动脉型;Ⅳ型,混合型(前三者均有或有Ⅱ、Ⅲ型)。

1. 脊髓型颈椎病CT表现　①椎体后缘和钩突明显骨质增生致椎管变窄;②椎间盘突出;③硬膜囊脊髓受压、变形、移位,依脊髓受压程度可分为轻、中、重三型。

2. 神经根型颈椎病CT表现　神经根受压移位。是由椎间盘的外侧型突出,侧隐窝、椎间孔狭窄,椎体钩突及椎小关节骨质增生压迫所致。

3. 椎动脉型颈椎病　此型发病率较高,中、老年人多见。本病是各种机械性与动力性因素,使椎动脉受压或刺激,而造成以椎基底动脉供血不全为主要症状的症候群。如出现偏头痛者约占7%,迷路症状者占80%~90%。钩椎关节外前方是椎动脉和椎静脉,此组血管一般自C_6横突孔的下口穿入,沿上方诸椎的横突孔上行进入颅内。椎动脉与钩突之间为疏松的结缔组织充填。钩椎关节骨质增生、髓核脱出可压迫椎动脉,椎动脉的管壁上有交感神经的节后纤维附着,故当椎动脉受到刺激与压迫时可有交感神经症状同时出现。横突孔管径变小(因骨质增生或先天变异)或分隔(少数可分为3个)。CT表现为钩突肥大和钩椎关节骨质增生,横突孔变小、分隔。

二、专科检查

颈部疾病可引起颈肩部、上背部及上肢疼痛,甚至引起上肢麻木、肌力减弱等。严重的脊髓型颈椎病可引起四肢感觉运动障碍,甚至高位截瘫。

(一)视诊

(1)观察颈部生理曲度是否正常,有无斜颈或扭转畸形,后凸畸形常见于颈椎结核或骨折脱位。用手托住颌部常提示颈部的急性炎症或损伤。颈椎固定于某一位置往往是强直性脊柱炎的晚期改变。

(2)面部是否对称,两肩是否在同一平面上,肩胛骨的位置是否正常。

(3)两侧上肢有无肌萎缩,颈部肌肉是否痉挛。

(4)颈部有无肿块、窦道。$C_{1~2}$椎体结核的寒性脓肿,常导致咽后壁肿胀疼痛。

(二)触诊

首先确定骨性标志:C_2棘突,是枕骨大孔下第1个能够触及的棘突;C_7棘突最长,突起最明显,颈椎下端明显突起的棘突即为C_7棘突;C_1横突位于乳突下1横指处;C_6横突在环状软骨平面。

1. 压痛点　颈肩背部常有固定的压痛点,应仔细检查棘突、棘间、棘旁、肩胛骨内上角、肩胛骨脊柱缘及斜方肌等部位是否有压痛。肌纤维组织炎、落枕及软组织劳损等压痛比较广但不向上肢放射。神经根型颈椎病压迫棘旁时,疼痛和麻木可放射至前臂和手指。

2. 肌张力、肿块　触摸两侧斜方肌、冈上肌及上肢肌有无松弛、萎缩,两侧是否对称。胸锁乳突肌有无挛缩。项韧带有骨化时,常可用手触及。颈后部的脂肪瘤可在C_7棘突部位触及一个类似"馒头"状的隆起,臂丛神经鞘瘤有时可在颈部侧方触及类圆形肿物,有触痛并向上肢放射。颈椎结核骨破坏明显时可触及后凸畸形的棘突。

(三)叩诊

1. 直接叩诊法　患者取坐位,检查者用叩诊锤或中指自上而下依次叩打颈椎棘突,病变部位可出现叩击痛。叩诊检查对深部组织病变的发现帮助较大。一般浅部组织的病变,压痛比叩击痛明显;而深部组织病变,叩击痛比压痛明显。

2. 间接叩诊法　患者取坐位,检查者左手垫在患者头顶上,用右手握拳,轻叩检查者左手背,颈椎有病变即可引起局部疼痛,如疑有颈椎结核者,此法慎用或不用,因可引起病理性颈椎骨折或脱位。

(四)颈椎功能活动检查

颈椎活动除脊椎关节都有的前屈、后伸、左右侧屈和旋转外,尚有点头和摇头两个动作,分别发生在寰枕关节和寰枢关节。检查时应使双肩固定,避免使躯干参与活动。

正常颈椎前屈时,下颌部可触及胸骨柄(35°~45°)。后伸时面部可接近水平,双眼可直视上空,鼻尖与额部在同一水平,下颌部和喉结可近乎处在同一垂直线上,颈胸椎交界处皮肤皱襞与枕骨粗隆接近(35°~45°)。侧屈时可使耳接近肩部(45°),旋转时可使下颌部碰肩(60°~80°)。

寰枕关节和寰枢关节的功能最重要,寰枕关节的屈伸活动度占整个颈部屈伸幅度的一半;头颈部的左右旋转幅度50%发生在寰枢关节。所以如有病变或强直时可使颈部的旋转和屈伸功能丧失50%左右,即低头、仰头和摇头均受限。

颈椎结核可使伸、屈及侧屈明显受限。强直性脊柱炎累及颈椎时,晚期颈椎活动度将完全丧失而强直于某一位置。

(五)特殊检查

1. 侧屈位椎间孔挤压试验　检查者位于患者的后面,患者坐位,头向患侧倾斜,并后伸,检查者用双手(手指交叉位)向下按压患者头顶,如果头顶、上肢出现疼痛加重或放射痛,即为阳性。机制是侧弯后伸并挤压头部时,椎间孔变小,从而使颈神经根受压加重,出现疼痛或放射痛。此试验称 Spurling 试验,阳性多见于颈椎病(图2-4)。

2. Jackson 压头试验(后仰位椎间孔挤压试验)　患者取坐位,头稍后仰,医生将手置于头顶并纵向施加压力,若出现患肢疼痛加重、放射痛,即为阳性,见于颈椎病(图2-5)。

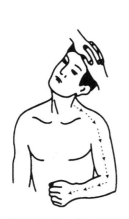
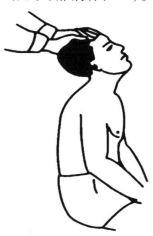

图2-4　Spurling 试验　　　　图2-5　Jackson 压头试验

3. 神经根牵拉试验　颈神经根分颈丛(C_1~C_4)及臂丛(C_5~T_1)。以下 3 种试验方法不同,临床意义也不同,三者互相参照,对定位诊断很有价值。

(1)Eaten 试验(臂丛神经牵拉试验):患者取坐位(站位亦可),稍低头,检查者立于患侧,一手扶患侧头部,另一手握患侧腕部,然后两手向相反方向牵拉(图2-6)。

若出现放射性疼痛及麻木,即为阳性。该实验对诊断上、中、下三段神经根型颈椎病均有一定意义,即颈丛与臂丛均可表现阳性,其中以臂丛神经受累的中、下段颈椎病最易出现阳性,故称臂丛神经牵拉试验。除神经根型者可为阳性外,臂丛损伤、前斜角肌综合征者均可出现阳性结果。若在牵拉的同时迫使患肢做内旋动作,称为 Eaten 加强试验(图2-7)。

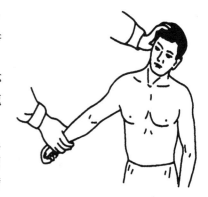

图2-6　Eaten 试验

（2）推头压顶试验：术者一手扶患侧头，另一手置于患侧肩部，两手向相反方向用力，做推头压肩，出现疼痛及麻木为阳性。该试验主要用于诊断中、上段神经根型颈椎病或颈型颈椎病，C_6 以下的颈椎病此试验多不明显。

（3）直臂抬高试验：患者坐位或立位，手臂下垂，术者站在患者的背后，一手扶其患肩，另一手抬其腕部向外后方抬高手臂，若出现疼痛为阳性。此试验主要用于臂丛神经病变、C_6 以下的神经根型颈椎病、前斜角肌综合征、肋锁综合征，而 C_6 以上的颈椎病多为阴性（图2-8）。

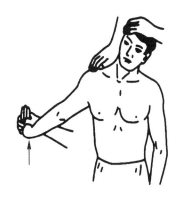

图2-7　Eaten 加强试验

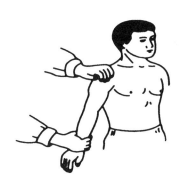

图2-8　直臂抬高试验

4. 椎动脉扭曲试验　适用于有头昏症状者。术者一手扶患者头顶，另一手扶其后颈部，使头后仰并向左（右）侧旋转45°。约停15秒，若出现头晕、头昏、眩晕、视物模糊、恶心、呕吐者为阳性，为对侧椎动脉供血受阻，提示椎动脉综合征、椎动脉型颈椎病。进行此试验应结合患者年龄和病情，对年龄大、病情较重者，不要用力过猛，以防晕厥。

5. 颈部引伸试验（颈椎间孔分离试验）　对疑有颈脊神经根痛者令其端坐，检查者用双手分别托住患者下颌和枕部，逐步向上牵引（图2-9）。

若原有上肢疼痛麻木减轻或消失为阳性，表明颈脊神经根在椎间孔内受到卡压，提示椎间盘病变、椎间孔变小，椎动脉型颈椎病、椎动脉综合征发作期进行此试验，头昏、头晕、耳鸣等症状也常有减轻或消失。可作为颈椎牵引治疗的指征之一。

6. 颈屈伸试验　下列 3 种方法出现的反应不同，临床意义也不同，对定位定性诊断有重要价值。

（1）力米特（Lhermitte）征：患者坐位或立位，屈颈低头，如出现沿肩背向下放射至腰腿的疼痛或麻木即为阳性，此征曾被认为是多发性硬化的特异性体征，实际如脊髓型颈椎病、肿瘤、放射性脊髓病等都可出现阳性，其中以颈椎病最多见，如伸颈仰头试验也阳性，则多提示黄韧带肥厚。

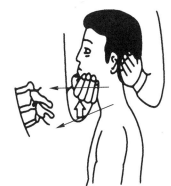

图2-9　颈部引伸试验

（2）低头屈颈征：做法同 Lhermitte 征，但出现反应不同。①疼痛或麻木仅局限在颈、肩、手；②可出现头晕、耳鸣，提示颈椎椎体后外缘骨赘形成，或为后外型颈椎间盘突出症。

（3）仰头伸颈征：做法与低头屈颈征相反，但出现症状相似，即仰头伸颈时出现疼痛、麻木或头晕、耳鸣，回到自然位或低头屈颈位则症状消失或缓解。本征主要提示上关节突移位或增生，故对诊断后关节病变有一定的特异性。

7. 头部叩击试验　嘱患者取坐位，检查者将一手平放在患者的头顶部，掌心向下，另一手握拳叩击放在头顶部的手背,当患者自觉颈部不适或疼痛,或伴有上肢的窜痛、麻木,即为阳性。此试验又称"铁砧"试验(图2-10)。

8.转身看物试验　患者不能或不敢贸然转头去看自己的肩部或身旁的物体,或需要转过身去看,临床上可见于落枕、强直性脊柱炎、颈椎结核等。

9.颈静脉加压(Naphziger)试验　患者取卧位或坐位,检查者用双手压住颈静脉。脑脊液压力升高,刺激蛛网膜下腔内的脊神经根而诱发出现上肢麻木、疼痛者为阳性,可见于神经根型颈椎病、急性颈椎间盘突出症、颈脊髓硬膜下肿瘤等(图2-11)。

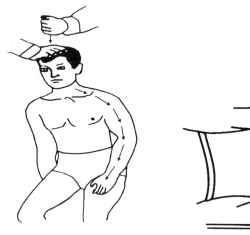 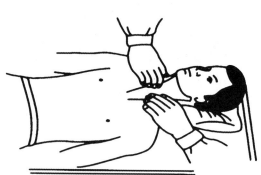

图2-10　头部叩击试验　　　　　　图2-11　颈静脉加压(双侧)试验

10.头前屈旋转(Fenz)试验　嘱患者前屈头部,然后左右旋转,颈椎产生疼痛为阳性,多见于颈椎骨关节病。

11.肩部下压试验　患者端坐,让其头部偏向健侧,当有神经根粘连时,为了减轻疼痛,患侧肩部相应抬高(图2-12)。此时,检查者握住患肢腕部做纵轴牵引,若患肢有放射痛和麻木加重时,即为阳性。

12.深呼吸试验　患者取坐位,将两手放置于膝上,检查者双手分别触患者两侧桡动脉,比较两侧桡动脉搏动的力量,然后嘱患者深吸气屏住呼吸,仰头并转向患侧,同时下压患肩,若出现患侧桡动脉搏动减弱或血压降低,即为阳性(图2-13),提示锁骨下动脉受压。如果头转向前方,肩部抬高,则脉搏和血压恢复。临床上多见于前斜角肌综合征(图2-14)、颈肋顶压臂丛(图2-15)。此试验又称为Adson试验。

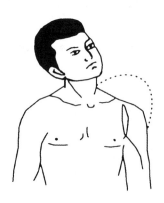 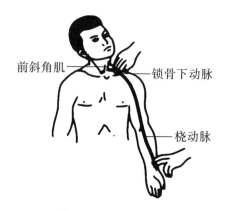

图2-12　肩部下压试验　　　　　　图2-13　深呼吸试验

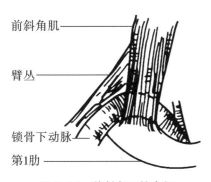

图2-14　前斜角肌综合征

前斜角肌肥大或痉挛,压迫臂丛及锁骨下动脉。

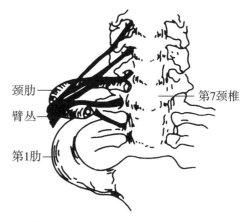

图2-15　颈肋顶压臂丛

13. 超外展试验　此试验用于检查超外展综合征,即喙突胸小肌综合征。检查时嘱患者坐位或站位,检查者将患者的患肢被动外展,并高举过肩过头,如果出现桡动脉搏动减弱消失,即为阳性(图2-16),为锁骨下动脉被喙突及胸小肌压迫(图2-17)所致。

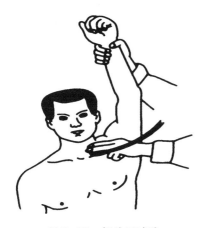

图2-16　超外展试验

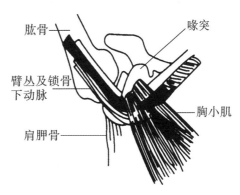

图2-17　超外展试验原理解剖示意

14. 挺胸试验　本试验用检查肋锁综合征。检查时患者取立位,挺胸,并将两臂向后伸,如果发生臂及手部麻木、疼痛、桡动脉搏动减弱或消失,即为阳性,为锁骨下动脉、臂丛神经在第1肋骨和锁骨间隙受压所致(图2-18)。

15. 臂外展外旋试验　患肢侧平举,然后外旋,使锁骨与第1肋骨间产生剪切压力压迫其间血管与神经,阳性表现为患侧桡动脉搏动减弱或消失,因尺神经受压,环指与小指麻木,同时血压降低。见于肋锁综合征。

16. 压肩试验　也用于肋锁综合征的检查,检查时医生用力压迫患肩(图2-19),如果出现该侧上肢的疼痛、麻木,或使原有疼痛、麻木加重,即为阳性,表示臂丛神经受压。

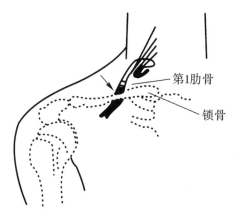

图 2-18 挺胸试验示意

17. 拉斯特（Rust）征　患者常用手抱着头固定保护，以免在行动中加剧颈椎病变部位疼痛（图 2-20）。颈椎结核患者此征为阳性。

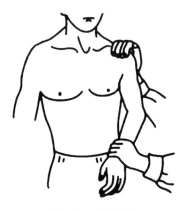

图 2-19　压肩试验

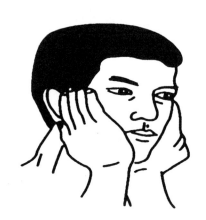

图 2-20　拉斯特征

18. 吞咽试验　患者取坐位，令其做吞咽动作，若出现吞咽困难或颈部疼痛，或平时患者吞咽食物时有疼痛感，即为阳性，可见于咽后壁脓肿、颈椎骨折脱位、颈椎结核等。

19. 转头加力试验　医生一手托住患者枕部，另一手托起下颌，将头缓慢转至最大角度，再稍加用力移动，出现颈痛或上肢放射痛者为阳性。

20. 展臂快速伸屈手指试验（间歇波动试验）　患者取坐位，双上肢外展 90°并外旋（手掌向上），做快速手指伸屈运动，如能坚持 1 分钟并且双上肢极力保持平举位置，仅有轻度不适，为阴性；如数秒钟即出现前臂疼痛、上肢无力支持平举位而下垂者为阳性，可能为胸廓出口综合征。

分型与临床表现

随着对颈椎病认识的不断加深，颈椎病的分类也不断改进。颈椎病的分类依据主要是症状学和病理学两个方面。症状学分类比较直观，主要依据临床特点，但分类受一定的限制。而病理学分类比较侧重于病变的病理学实质，以分期的方法对颈椎病的各个病理阶段进行分类。在实际工作中,有时不易区分这种专业分法,目前仍以症状学分类为主。

一、颈型颈椎病(落枕型)

颈型颈椎病最为常见,以颈部症状为主。

1.年龄　以青壮年为多。个别也可在 45 岁以后发病,后者大多属于椎管矢状径较宽者。

2.症状　颈部疼痛,其疼痛常在清晨睡醒后出现,一般呈持续性疼痛或钝痛,可延及上背部,不能俯仰旋转,头颈部活动时加剧。疼痛常伴有颈部僵硬。病程长者,头部转动时可闻及异常声,或伴有眩晕、偏头痛。检查可见头部向患侧倾斜,颈椎生理前凸变直,颈肌紧张及活动受限,患部常有一些明显压痛点。

3.舌苔脉象　舌质淡,苔薄,脉弦细。

4.体征　患者颈部一般无歪斜,生理曲度减弱或消失,常用手按捏颈项部,棘突间及棘突旁可有压痛。

5.X 射线片　颈椎生理曲度变直或消失,颈椎椎体轻度退变。侧位伸屈动力摄片可发现约 1/3 病例椎间隙松动,表现为轻度梯形变,或屈伸活动度变大。

6.CT 及 MRI 检查　可发现病变节段椎间盘侧方突出或后方骨质增生并可以判断椎管矢状径。磁共振检查也可发现椎体后方对硬膜囊有无压迫,若合并有脊髓损害,尚可看到脊髓信号的改变。

二、神经根型颈椎病

神经根型颈椎病是颈椎综合征中常见的一型,发病率居于颈型之后。主要表现为与脊神经根分布区相一致的感觉、运动及反射障碍。

1.根性痛　最为多见,其范围与受累椎节的脊神经分布区相一致。此时必须将其与干性痛(主要是桡神经干、尺神经与正中神经干)和丛性痛(主要是指颈丛、臂丛和腋丛)相区别。与根性痛相区别的是该神经分布区的其他感觉障碍,其中以麻木过敏、感觉减弱等为多见。

2.根性肌力障碍　以前根受压者为明显,早期肌张力增高,其受累范围也仅局限于该神经所支配的范围。在手部以大小鱼际及骨间肌为明显,并应与脊髓病变引起的肌力改变相鉴别。必要时可行肌电图或诱发电位等检查。

3.腱反射改变　即该脊神经根所参与的反射出现异常。早期呈现活跃,而中后期出现减弱或消失,检查时应与健侧相比较。单纯根性受累不应有病理反射,如伴有病理反射则表示脊髓本身亦同时受累。

4.颈部症状　视引起根性受压的原因不同可轻重不一。因髓核突出所致者,多伴有明显的颈部痛、压痛,尤以急性期为明显。而因钩椎关节退变及骨质增生所致者则较轻微或无特殊发现。

5.舌苔脉象　舌质黄,苔薄白,脉浮。

6.特殊试验　凡增加脊神经张力的牵拉性试验大多阳性,尤以急性期及后根受压为主。颈椎挤压试验阳性者多见于髓核突出、髓核脱出及椎节不稳等病例。

7.X 射线片改变　正位片可见钩椎(Luschka)关节骨刺形成。侧位片示椎间隙变窄,椎体前后缘骨刺形成,颈椎生理前凸可减小或消失。在斜位片上 Luschka 关节及小关节的骨关节炎表现则更为清晰。这些改变可随年龄增加愈加明显,以 $C_{4\sim5}$ 最为多见,但无临床症状者也可有上述表现。根据颈椎屈曲/伸展侧位片可对颈椎稳定程度进行判断。其判断依据主要有二:①椎体水平移位大于 3.5 mm(图 2-21)。②相邻两椎间隙成角相差大于 11°(图 2-22)。据研究颈椎不稳多见于颈椎间盘退变的早期。

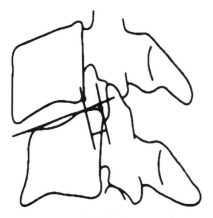

图 2-21　颈椎锥体水平移位的测量

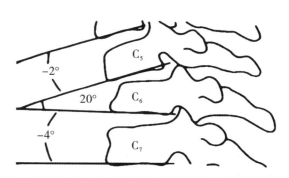

图 2-22　颈椎相邻两椎间隙成角差值的测量与计算

8. CT 检查　可发现病变节段椎间盘侧方突出或后方骨质增生并可以判断椎管矢状径。磁共振检查也可发现椎体后方对硬膜囊有无压迫,若合并有脊髓功能损害,尚可看到脊髓信号的改变。

9. 脊髓造影　表现为病变节段神经根的充盈缺损。正位、侧位及斜位片上均可显示。正位片所示充盈缺损偏向患侧,而在斜位片上充盈缺损更为明显。由侧位片观充盈缺损位于前方,与椎间盘水平相一致,但程度较轻。当压迫部位位于椎间孔内时,显示结果常不尽如人意。

10. 椎间盘造影　注入造影剂后椎间盘呈不规则影像,造影剂向四周弥散,甚至可漏入 Luschka 关节以至椎管内。造影剂注入时应注意患者的疼痛反应是否与临床症状相同。

11. MRI　颈椎椎间盘的信号一般要高于腰椎,其中央的髓核信号为中等强度,其周围的脑脊液及硬膜囊信号较低。在 T_2 加权影像上,椎间盘的信号较 T_1 加权像明显增强,退变的椎间盘信号明显降低。MRI 可较准确地显示突出的颈椎椎间盘组织对神经根的压迫,其中以轴位像更具诊断价值。但在 Luschka 关节增生肥大时与突出的椎间盘在 T_1 加权像上较难区分。

三、脊髓型颈椎病(痿废型)

1. 症状　该症发病缓慢,可持续数年乃至数十年,或因颈部挫伤而诱发急性发作。其主要特征为缓慢的进行性的双下肢麻木、发冷、疼痛和乏力,步态不稳,易跌跤。病发初期,常呈间歇性症状,每当走路过多或劳累后出现。随着病程的发展,症状逐渐加重并转为持续性。上述症状多为双侧下肢,单侧脊髓受压者少见,个别病例可同时出现尿急或排便无力。

2. 体征　最明显的体征是四肢肌张力升高,严重者稍一活动肢体即可诱发肌肉痉挛,下肢往往较上肢明显。下肢的症状多为双侧,但严重程度可有不同。有时上肢的症状是肌无力和肌萎缩,并有根性感觉迟钝,而下肢肌萎缩不明显,主要表现为肌痉挛、反射亢进、出现踝阵挛和髌阵挛。而根性神经损害的分布区域与神经干损害的区域有所不同,详细检查手部和前臂感觉区域有助于定位,而躯干的知觉障碍常左右不对称,往往难以根据躯干感觉平面来判断。

3. 腱反射　四肢腱反射均可亢进,尤以下肢显著,上肢霍夫曼(Hoffman)征阳性,或罗索利莫(Rossolimo)征(从上叩指或从下弹中指而引起拇指屈曲者为阳性)阳性。Hoffman 征单侧阳性更有意义,下肢除腱反射亢进外,踝阵挛出现率较高。巴宾斯基(Babinski)、奥本海姆(Oppenheim)、查多克(Claddock)、戈登(Gordon)征可阳性。这是颈脊髓受压时的重要体征,严重时双侧均为阳性。腹壁反射、提睾反射可减弱或消失。

4. X 射线检查　X 射线侧位片多能显示颈椎生理弧度消失或变直,大多数椎体有退变,表现为前后缘骨赘形成,椎间隙变窄。功能位侧片可显示受累节段有不稳,相应平面的项韧带有时可骨化。测量椎管矢状径与椎体矢状径比更能说明问题,小于0.75者可判断为发育性椎管狭窄。断层摄片对疑有后纵韧带骨化者有意义。

5. CT检查 对椎体后缘骨刺、椎管矢状径的大小、后纵韧带骨化、黄韧带钙化及椎间盘突出的判断比较直观和迅速,而且能够发现椎体后缘致压物是位于正中还是偏移。CT对于术前评价,指导手术减压有重要意义。三维CT可重建脊柱构象,可在立体水平上判断致压物的大小和方向。有条件时,应积极利用这些先进的手段。

6. MRI检查 分辨能力更高,其突出的优点是能从矢状切面直接观察硬膜囊是否受压,枕颈部神经组织的畸形也可显示。脊髓型颈椎病在MRI图像上常表现为脊髓前方呈弧形压迫,多平面的退变可使脊髓前缘呈波浪状。病程长者,椎管后缘也压迫硬膜囊,从而使脊髓呈串珠状。脊髓有变性者可见变性部位,即压迫最重部位脊髓信号增强。严重者可有空洞形成。脊髓有空洞形成者,往往病情严重,即使彻底减压也无法恢复正常。值得注意的是,X射线片上退变最严重的部位有时不一定是脊髓压迫最严重的部位,MRI影像较X射线片更准确可靠。

7. 神经根电生理检查 临床常用技术包括普通针极肌电图、神经传导速度测定、体感和运动诱发电位等检查,分述如下。

(1)普通针极肌电图:脊髓型颈椎病的普通针极肌电图表现为神经元损害,主要表现为失神经电位和运动电位的减少,时限延长,波幅增高。单纯依靠肌电图不能作为确诊依据,然而根据其分布特点,可以与临床表现相似的运动神经元疾病进行有效鉴别。脊髓型颈椎病(CSM)的神经源性损害特点是根据累及的神经根呈阶段性分布。

(2)神经传导速度的测定:神经传导速度依赖于神经元及其髓鞘解剖和生理功能的完整性,而不受高位神经的影响。CSM可以累及神经根。对于感觉神经,由于受累的部位为后根神经节前,所以远端轴索的解剖和生理功能尚保存,感觉神经传导速度无明显异常。CSM进展缓慢,如无明显的肌肉萎缩,则神经传导速度为正常;如有大量的神经轴索脱失,可表现为运动速度减慢和复合肌肉动作电位的波幅降低。由上可知,神经传导速度的测定对CSM的诊断无特异性,但可以用来排除症状混淆的周围神经病和合并嵌压性周围神经病。

(3)躯体感觉诱发电位:躯体感觉诱发电位与感觉神经传导速度测定相比,还包括近端周围神经和中枢感觉神经,测定感觉的全过程通路,可准确进行脊髓感觉功能定量分析。根据信号记录部位分为皮层体感诱发电位、脊髓体感诱发电位;根据刺激部位分为周围神经、皮神经、皮区、椎旁体表刺激体感诱发电位。

在CSM中,皮层体感诱发电位的临床应用最为广泛。皮层体感诱发电位能较准确地对脊髓功能做出功能性诊断和定量分析,判断可逆性脊髓损伤的病情演变,已成为判断脊髓功能和诊断脊髓损害的重要手段。有研究表明在CSM患者中还未发现磁共振显示的严重程度与临床症状、体感诱发电位的异常有明显的相关性,但显示有异常的患者均伴有体感诱发电位异常。而体感诱发电位异常的患者可不伴有磁共振的异常。这种磁共振与电生理检测的分歧揭示CSM患者术前应行电生理检测,进行术前评估,尤其是磁共振显示颈髓受压不显著的患者。

(4)运动诱发电位:传统的体感诱发电位只反映上行传导通路的功能状态,不能反映锥体束受损。CSM患者因压迫多来自前方,故往往先影响脊髓运动传导束。运动诱发电位可直接测定中枢运动传导功能,可分为电刺激运动诱发电位、磁刺激运动诱发电位。其中磁刺激运动诱发电位无痛无创,可兴奋受试者的中枢运动通路,在临床得到越来越多的应用。其在CSM患者的阳性率为73%～100%,较体感诱发电位更为敏感。

磁刺激运动诱发电位是于头顶予以磁刺激,四肢肌肉记录信号。因潜伏期较为恒定,而波幅有很大差异,故以潜伏期为主要指标。磁刺激皮层后多个间接波沿椎体束下传而兴奋脊髓前角细胞。CSM患者早期的典型改变是侧索、锥体束的去髓鞘化;晚期可以发生轴突脱失。这些是引起潜伏期延长的主要原因。临床发现无明显锥体束临床表现病例,而运动诱发电位异常,说明运动诱发电位较临床检查发现中枢运动传导功能更为敏感。因此,有些学者提出亚临床概念,指有影像学颈髓受压的表现,而无临床上运动神经元受损的表现,经运动诱发电位检查异常者。也有研究表明磁共振显示脊髓受压程度与临床日本骨科协会评估治疗(JOA)评分或运动诱发电位无明显相关性。

根据诱发电位和 F 波结合可以得到中枢运动传导时间。有研究表明脊髓型颈椎病患者上、下肢中枢运动传导时间与 JOA 评分成相关性,临床症状越重,中枢运动传导时间越长,提示可以作为量化指标。还有学者研究中枢运动传导时间与 C_7 和 T_{12} 棘突距离的比值,脊髓运动传导速度可以作为脊髓运动功能的量化指标和手术效果的预后指标。

运动诱发电位和体干诱发电位结合可以完整地判断脊髓的感觉运动功能,作为一项敏感的检查,有学者已将两者列为脊髓型颈椎病早期诊断标准。

四、椎动脉型颈椎病(晕厥型)

所谓颈型眩晕,是指患者单纯表现为眩晕。颈型眩晕的患者只有少数,而多数患者都有不同程度的椎基底动脉供血不足的症状,主要表现为内耳、脑干(中脑、脑桥、延髓)、小脑、间脑、枕叶、颞叶等组织的功能缺损。

1. 症状及体征

(1)眩晕:为本病的主要症状,眩晕可为旋转性的、浮动性的、摇晃性的或下肢发软站立不稳,有地面倾斜或地面移动等感觉,并伴有头晕、眼花等感觉;头颈部伸屈或左右侧突旋转或患者转换体位均可诱发眩晕或使其加重。有时眩晕为本病早期的唯一症状,在疾病发展过程中常夹杂其他症状和体征,可伴有单侧耳鸣或双侧耳鸣及听力减退(耳蜗症状),耳蜗症状提示基底动脉的分支中内听动脉供血不足。电测听检查表明为神经性耳聋,易被误诊为梅尼埃(Ménière's)病;尤其伴发眼球震颤,而其他神经系统病症不明显时更易被误诊。

从临床看,眩晕的表现可分为以下两种类型。

1)一过性缺血发作:发作持续时间短暂,多在 10 ~ 15 分钟内或最长不超过 24 小时,症状逐渐减轻或消失,有些患者在发作后残留轻度症状和体征。

2)间歇性或复发性脑缺血:发作时间较长,可在数天或 1 ~ 2 周内再复发,较易发展为完全性卒中。椎基底动脉供血不足和血栓形成的区别是:前者发作时间短暂,症状轻,可自然痊愈,且无明显后遗症;后者则相反。但两者无截然界限,均可导致脑软化。

(2)头痛:由于椎基底动脉供血不足而侧支循环血管扩张引起头痛。头痛部位主要是枕部及顶枕部,也可放射至两侧颞部深处,其性质多为发作性胀痛或跳痛,常伴有恶心、呕吐及出汗等自主神经紊乱症状,尤其是同时出现眼症状时易被误诊为偏头痛。

(3)视觉障碍:较为常见,患者有突然弱视或失明,持续数分钟后逐渐恢复视力,此系双侧大脑后动脉缺血所致。复视也不少见,由脑干内第三、四、六脑神经核缺血或内侧纵束缺血引起。此处还有眼睛闪光、冒金星、黑蒙、幻视、视野缺损等现象。

(4)倾倒发作:也称猝倒,是本症的一种特殊症状,发作前并无预兆,头部过度旋转或伸屈时更易发生,反向活动后症状消失。患者倾倒前察觉下肢突然无力而倒地,意识清楚,视力、听力及讲话均无障碍,并能立即站起来继续活动。此乃椎动脉痉挛或硬化,其血流量减少,或头颈部突然转动时椎动脉受钩椎关节横向增生的骨赘刺激压迫。颈部椎动脉阻塞的原因多系动脉硬化。椎骨部椎动脉硬化的原因,多系颈椎钩椎关节横向增生的骨赘或椎间盘向侧方突出压迫椎动脉使其扭转狭窄或刺激椎动脉周围交感神经而使椎动脉痉挛。枕部椎动脉的阻塞,由寰椎与枢椎间的运动过度或寰枕肌群痉挛所引起。

（5）运动障碍：患者可有下列几方面表现。①延髓麻痹症：讲话含糊不清，喝水呛咳，吞咽困难，软腭麻痹等。②肢体瘫痪：有单瘫、偏瘫或四肢瘫，但多属轻瘫，完全瘫者少见，有时患者并无肢体不适，但可查出肢体有锥体束征。③面神经瘫。④平衡障碍及共济失调：表现为躯体位置及步态的平衡失调、龙贝格（Romberg）征阳性，乃小脑或与小脑有联系的结构发生功能障碍所致，但有时功能障碍是由眩晕引起。

（6）感觉障碍：如面部感觉异常，有针刺感或麻木感、口周或舌部发麻感，偶有幻听或幻嗅，单肢、双肢或四肢有麻木感或感觉减退。

（7）意识障碍：可表现为晕厥、发作性意识障碍，偶可见于头颈转动时。

（8）精神症状：主要有定向障碍和记忆力障碍。

2.X射线检查　X射线检查是诊断颈椎病最早运用的影像学方法，其应用比较成熟，对诊断椎动脉型颈椎病有一定的价值，从颈椎正、侧、斜位及屈伸功能位片可以了解颈椎钩椎关节、小关节突等病理改变。①正位片：椎间隙变窄、密度增加、横突增生、肥大、变尖（钩突唇样改变）。②侧位片：颈椎生理曲度变直。斜位片：椎间孔狭小及钩椎关节增生。③屈伸功能位片：颈椎节段性不稳，表现为节段性松动引起的半脱位及椎间隙的开口即闭口现象，棘突间距出现拉开和聚拢现象，椎间关节也有细微的移位改变。④有时需拍摄张口位片：颈枕部有无畸形。间接了解椎动脉受累情况并可行初步定位，为手术前提供一定参考。但是X射线片难以反映出椎动脉本身形态学的变化和椎动脉血流动力学情况，且有放射性损害。早期多结合临床表现和X射线片行椎动脉缺血型颈椎病诊断，但是要行手术还需要行数字减影血管造影（DSA）、磁共振血管造影（MRA）检查。

3.CT检查　近年来，CT技术的发展为在颈椎横断面上直接客观地评价颈椎结构提供了条件，为确诊颈椎病这一常见病开辟了新领域。在临床诊断中，不能单纯根据横突孔的测量数字来判断椎动脉继发性缺血，还应结合临床资料。横突孔直径<5 mm，而无椎动脉缺血的临床表现，也不能诊断横突孔狭窄继发性椎动脉缺血。横突孔狭窄有两方面含义：①相对性狭窄，一侧横突孔发育狭小，径线<5 mm，另一侧发育正常，当患颈椎病时，横突孔较小侧椎动脉受限不能代偿。此型特点为横突孔狭小而形态正常，临床上往往向一侧转颈时诱发或加重症状。②继发性狭窄，增生的骨赘或脱出的椎间盘在横突孔上下面堵住孔面，直接压迫椎动脉，在CT断面上横突孔表现变形狭窄，此型特点为横突孔狭窄变形，临床症状多较重并持久存在。CT诊断有一定的缺点，难以准确反映横突孔内软组织影像，不能够从发病学角度描述椎动脉受累情况，而且价格较昂贵，断面成像较困难。评价横突孔大小、形态虽不是诊断椎动脉缺血型颈椎病的唯一方法，但从影像学角度为此型颈椎病的诊断提供了客观依据。

4.椎动脉造影　椎动脉造影可以通过多种体位清晰地显示椎动脉的形态、走形，以及管腔的大小、管壁的光滑程度。对于椎动脉病变患者椎动脉造影可以准确反映其病变部位、程度及侧支循环情况。椎动脉造影异常表现有以下几种情况：①椎动脉局限性折角扭曲，局限性弧形压迹，范围较长的蛇形扭曲，使供血减少或血流速度减慢，导致椎动脉供血不足，为椎动脉缺血型颈椎病的主要诊断依据。②椎动脉全段管腔均匀变细，为正常侧1/3～1/4。管壁光滑、无受压、无迂曲，是先天性椎动脉狭窄的主要诊断依据。③椎动脉管壁不规则，呈僵硬的小锯齿状改变，结合临床上有动脉粥样硬化的表现可诊断椎动脉硬化。有些椎动脉压迫在转颈时才发现，有必要对每一侧椎动脉于头颅中立位及左右转颈位做椎动脉造影检查。直接观察椎动脉受累情况为术前定位、术后疗效观察提供依据。

5.CTA　近年来CTA（CT血管成像）发展很快，三维CT曲线重建技术能沿血管最大径进行重建，显示血管全过程，已用于显示椎动脉、胸主动脉和腹主动脉等大血管病变。但对显示椎动脉病变的文献较少。茹选良等应用CTA技术，观察椎动脉的形态及横突孔、钩椎关节、软组织与椎动脉的关系，能判断有无椎动脉狭窄、狭窄程度、原因及畸形等。其与DSA比，创伤小，并发症少，一次增

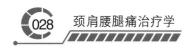
强扫描后,可选任意角度重建,对病变部位可多方位成像。CTA 与 MRA 比,CTA 显示骨性结构上占优势。这方面目前只是初步的研究,对其精确性和可靠性有待进一步研究。

6. MRA 近几年来,MRA 技术的发展十分迅速。由于机器性能的改善及计算机软件的不断更新,使血管成像越来越清晰,动摇了常规血管造影的地位。目前有取代常规血管造影及 DSA 之势。国外已将此项技术广泛应用于头颈部、胸腹腔及四肢血管的检查,并取得了很好的诊断效果。利用 MRI 的"流空效应"行椎动脉的检查,其主要技术包括:①增强时间迁移效应;②减少相位逸散效应;③流动相关采集技术;④三维数据采集;⑤后处理技术。

7. 脑血流图 为近年来应用较广泛的技术之一,主要用于椎动脉功能状态的判定。用于对椎动脉供血情况的判定时,由于其是通过颅内血管波动性血流所引起的电阻抗变化来推断其供血情况的,而非直接测定血管内的血流量,因而受各种因素的影响,误差较大,当前仅仅作为临床诊断上的参考意见,而不能直接用于诊断。危小玲等对 30 例临床诊断为椎动脉型颈椎病患者进行脑血流图检查,认为如果影像上有颈椎的病理性改变,且脑血流图转颈试验阳性者,应考虑诊断为椎动脉型颈椎病。如果临床症状不明显,可能是由于椎基底动脉自我调节代偿作用,此时常为一侧椎动脉供血不足。

8. DSA 本法具有对比度佳、立即显影、安全方便、并发症少等优点,较常规的椎动脉造影为好。随着 DSA 与介入放射学技术的兴起,本法已成为椎动脉型颈椎病临床诊断、治疗工作的一个重要组成部分。椎动脉型颈椎病发病常由椎动脉病变侧受到钩椎关节增生压迫,颈椎不稳刺激横突孔骨性狭窄挤压,椎动脉痉挛、狭窄、供血减少,对侧椎动脉不能代偿所致,转颈活动可以加重这种病变,并且有些椎动脉病变只在转颈时出现。故对椎动脉造影的患者,应对每一侧椎动脉于头部中立位、左右转颈位观察。

9. 三维彩色超声血流成像技术 采用面阵探头技术,用心电信号同步触发,计算机控制面阵探头声束沿着矢状面、冠状面及横断面扫描,然后类似 CT 那样进行图像重组,从而获得三维立体彩色血流图像。目前采用移动方法扫描获得立体图像的系统已应用于临床。

五、交感型颈椎病(五官型)

多见的是交感神经兴奋症状,少数出现抑郁症状。

1. 交感神经兴奋症状

(1)头部症状:头痛或偏头痛。

(2)眼部症状:睑裂增大;视物模糊,重者视力明显下降到接近失明;瞳孔散大,眼底胀痛,眼目干涩,视野内"冒金花"等。

(3)心血管症状:心跳加速、心律不齐、心前区疼痛和血压升高(有人取名颈椎病型血压增高症)等。

(4)其他症状:因肢体血管痉挛,出现发凉怕冷,局部温度稍低,或肢体遇冷时有刺痒感,继而出现红肿或疼痛加重。此外,尚可有头颈、颜面或肢体麻木或疼痛,此类症状不一定按神经节段分布,例如指尖或趾尖痛,三叉神经某一分支或两支分布区麻木、疼痛等。

(5)发汗障碍:表现为多汗,一侧躯干常见,也可局限于一个肢体或手足。

(6)其他:耳底痛、耳鸣、听力下降甚至失聪;发音不清甚至失音。

2. 交感神经抑郁症状 也就是迷走神经兴奋症状,主要是头昏眼花、眼睑下垂、鼻塞、心动过缓、血压偏低、胃肠蠕动增加或嗳气等。

3. 舌苔脉象 舌淡苔薄,脉沉细。

六、食管压迫型颈椎病

1.吞咽障碍 早期主要是吞服硬质食物时有哽噎感及进食后胸骨后的异常感觉(烧灼、刺痛等),进而影响饮食。按其吞咽障碍程度不同分为3度。

(1)轻度:为早期症状,表现为伸颈时吞咽困难,屈颈时消失。

(2)中度:指可吞服软食或流质,较多见。

(3)重度:仅可进水、汤,少见。

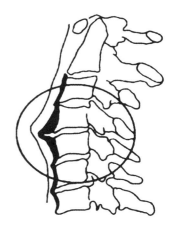

2.其他颈椎病症状 单纯此型者少见,约80%病例尚伴有脊髓或椎动脉受压症状。因此,应对其进行全面检查以发现其他症状。

3.X射线平片及食管钡餐检查 X射线平片上显示椎体前缘,典型者呈鸟嘴状。其好发部位以 $C_{5~6}$ 最多,次为 $C_{6~7}$ 及 $C_{4~5}$。约半数病例其食管受压范围可达2个椎间隙。钡餐吞服透视下(或摄片)可清晰地显示食管狭窄的部位和程度。食管的狭窄程度除与骨赘的大小成反比外,且与颈椎的体位有关。当屈颈时食管处于松弛状态,钡剂容易通过;但伸颈时,由于食管处于紧张与被拉长状态,以致钡剂通过障碍加剧(图2-23)。

图2-23 锥体前缘呈喙状突起压迫食管

七、混合型颈椎病

有两种或者两种以上的颈椎病同时存在时称混合型颈椎病。本型患者舌苔、脉象不一。视原发各型的组合不同而有明显差别。由于此型症状复杂,故诊断常感困难,在鉴别诊断上应注意。治疗措施需全面考虑,以防顾此失彼,尤应注意此型患者年龄较大,全身状态欠佳,任何粗暴操作及手术更易发生意外和并发症。本型的预后一般较单一型者差。

诊断与鉴别诊断

一、颈型颈椎病

(一)诊断标准

(1)颈部、肩部及枕部疼痛,头颈部活动因疼痛而受限制。

(2)检查可发现患者肌紧张,一侧或双侧有压痛点,头颅活动受限。

(3)X射线片上颈椎生理曲度在病变节段中断,此节段小关节分开,有时称为半脱位。因肌痉挛头偏斜,侧位X射线片上椎体后缘一部分有重影,称为双边双突征象。

(二)鉴别诊断

1.颈部扭伤 俗称落枕,系颈部肌肉扭伤所致,其发病与颈型颈椎病相似,多系睡眠中体位不良所致。主要鉴别如下。

(1)压痛点不同:颈型压痛点见于棘突部,程度也较强;颈部扭伤压痛点在损伤肌肉,急性期疼

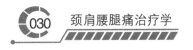

痛剧烈,压之难以忍受。

(2)扭伤者可摸到条索状压痛肌肉,而颈椎病只有轻度肌紧张。

(3)牵引反应:对颈部进行牵引时,颈型颈椎病者其症状多可缓解而落枕者症状加剧。

(4)对封闭疗法反应:用1%普鲁卡因5 mL作痛点封闭,颈椎病患者对封闭疗法无显效,而落枕者其症状在封闭后可消失或缓解。

2.肩周炎 多于50岁前后发病,好发年龄与颈椎病相似,且多伴有颈部受牵拉症状,两者易混淆,其鉴别点如下。

(1)有肩关节活动障碍,上肢常不能上举和外展,而颈椎病一般不影响肩关节活动。

(2)疼痛部位不同:肩周炎疼痛部位在肩关节,而颈型颈椎病多以棘突为中心。

(3)X射线表现:肩周炎患者多为普通的退变征象,而颈椎病生理前弧消失,且有颈椎不稳。有时两者不宜区别。

(4)对封闭疗法有效,而颈椎病无效。

二、神经根型颈椎病

(一)诊断标准

根据典型的症状、体征及影像学检查,一般即可做出初步诊断。但由于诊断和治疗特别是手术治疗的需要,要求做出定位诊断。

1.C_3神经根 由于C_3神经根后根神经节靠近硬膜囊,易受增生肥大的C_3钩突和上关节突压迫,而$C_{2\sim3}$椎间盘突出则不易对神经根形成压迫。疼痛剧烈、表浅,由颈部向耳郭、眼及颞部放射,患侧头部、耳及下颌可有烧灼、麻木感。体检有时可发现颈后、耳周及下颌部感觉障碍。无明显肌力减退。

2.C_4神经根 较为常见,以疼痛症状为主,疼痛由颈后向肩胛区及胸前区放射,颈椎后伸可使疼痛加剧。体检时可见上提肩胛力量减弱。

3.C_5神经根 感觉障碍区位于肩部及上臂外侧,相当于肩贞穴所在位置。主诉多为肩部疼痛、麻木,上肢上举困难,难以完成穿衣、吃饭、梳头等动作。体检时可发现三角肌肌力减退,其他肌肉如冈下肌、冈上肌及部分屈肘肌也可受累,但体检时很难发现。肱二头肌反射也可减弱。

4.C_6神经根 较为常见,仅次于C_7神经根受累。疼痛沿肱二头肌放射至前臂外侧、手背侧(拇指与示指之间)及指尖。早期即可出现肱二头肌肌力减退及肱二头肌反射减弱,其他肌肉如冈上肌、冈下肌、前锯肌、旋后肌、拇伸肌及桡侧腕伸肌等也可受累。感觉障碍区位于前臂外侧及手背"虎口区"。

5.C_7神经根 最为常见。患者主诉疼痛由颈部沿肩后、肱三头肌放射至前臂后外侧及中指,肱三头肌肌力在早期即可减弱,但常不被在意,偶尔在用力伸肘时方可察觉。有时胸大肌受累并发生萎缩,其他可能受累的肌肉有旋前圆肌、腕伸肌、指伸肌及背阔肌等。感觉障碍区位于中指末节。

6.C_8神经根 感觉障碍主要发生于环指及小指尺侧,患者主诉该区麻木感,但很少超过腕部。疼痛症状常不明显,体检时可发现手内在肌肌力减退。

(二)鉴别诊断

1.尺神经炎 尺神经由$C_{7\sim8}$和胸脊神经根组成。易与C_8脊神经受累的症状相混淆。两者均可造成小指麻木和手内在肌萎缩。但尺神经根炎患者多有肘部神经沟压痛,且可触及条索状变性的尺神经。两者感觉障碍分布不尽相同。C_8神经支配范围较大,常有前臂尺侧麻木,而尺神经炎无前臂麻木。

2.胸廓出口综合征 由于臂丛、锁骨上动脉、锁骨上静脉在胸廓上口或在胸小肌喙突止点区受压可引起上肢麻木、疼痛、肿胀,锁骨上窝前斜角肌有压痛并放射至手。两者鉴别在于胸廓出口综合征 Adson 试验阳性。使患肢过度外展,肩抬平,出现桡动脉搏动减弱或消失者,也是阳性体征。X 射线检查可发现颈肋或 C_7 横突过大。

3.颈背部筋膜炎　可引起颈背痛和上肢麻木感,但无放射症状及感觉障碍,也无腱反射异常。如在痛点作局部封闭或口服抗风湿药,症状即见好转。颈椎病局部封闭无效。

4.肌萎缩侧索硬化　患者一般出现两手明显肌萎缩,逐渐发展至肘部和肩部,但无感觉障碍,神经纤维传导速度正常。肌萎缩侧索硬化发展较快,不可贸然手术。

5.锁骨上肿瘤　肺尖部的原发性肿瘤或转移癌,与臂丛神经粘连或挤压臂丛神经,可产生剧烈疼痛。行胸部平片或行活检即可诊断。

6.枕骨及寰枢椎疾患　枕颈部伤常引起枕大神经痛,枕大神经为 C_2 神经后支组成的感觉神经,与 C_3 神经损害所致疼痛较难鉴别,影像学检查有助于明确病因,必要时还应进行颅神经、小脑功能及眼底检查。

7.颈椎其他疾病　如椎管狭窄、后纵韧带骨化、感染、肿瘤等,影像学检查可明确诊断。

8.肺、纵隔肿瘤　如肺上沟瘤,可侵犯臂丛引起肩臂疼痛,体检可在锁骨上窝触及肿块,影像学检查可明确肿瘤所在部位及范围。

9.臂丛神经炎　急性或亚急性起病,首发症状为一侧肩部及上肢的剧烈疼痛,并可伴有发热等全身症状。

10.肩部疾病　如肩关节周围炎、肩袖损伤等。以肩部疼痛、活动障碍为突出症状,二者可合并存在,肩关节造影及 MRI 检查有助于明确诊断。

11.颈肩臂综合征　以自颈部向肩、臂及手指的放射痛为主要症状,与颈椎不良姿势体位引起的肌肉疲劳有关。

12.颈肩手综合征　又称 Steibrocker 综合征,表现为上肢自主神经功能异常,除肩、手指疼痛外,尚有手指肿胀及颜色、温度改变,随后即可发生骨质疏松。

13.上肢周围神经卡压　如腕管综合征、尺腕综合征等。

(1)腕中部加压试验阳性,1~3 指麻木或刺痛,而颈椎病无此征。

(2)腕背屈试验阳性,即让患者腕背屈持续 0.5~1.0 分钟,如出现拇指、示指、中指麻木或刺痛即属阳性。

(3)封闭试验有效,而颈椎病局部封闭则无效。

14.心绞痛　C_7 神经根受压可引起同侧特别是左侧胸大肌痉挛和疼痛而出现假性心绞痛。检查胸大肌有压痛点,局部封闭后疼痛即可消失。若为真性心绞痛,心电图常有改变,局部封闭无效,但口服硝酸甘油类药物则有效。

三、脊髓型颈椎病

(一)诊断标准

(1)自觉颈部无不适,但手动作笨拙,细小动作失灵,协调性差,胸部可有束带感。

(2)步态不稳,易跌倒,不能跨越障碍物。

(3)上下肢腱反射亢进,肌张力增高,Hoffmann 征阳性,可出现踝阵挛和髌阵挛,重症时 Babinski 征可能呈阳性。早期感觉障碍较轻,重症时可出现不规则痛觉减退。感觉丧失或减退区呈片状或条状。

(4)X 射线多显示椎管矢状径狭窄、骨质增生(骨刺形成)、椎节不稳及梯形变等异常。

(5)MRI 检查示脊髓受压呈波浪样压迹,严重者脊髓可变细,或呈念珠状。磁共振还可显示椎

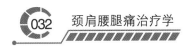
间盘突出,受压阶段脊髓可有信号改变。

（6）脊髓型颈椎病由于颈髓受压,功能受损,致感觉功能障碍。MRI、CT 对颈椎病的诊断有很大的价值,但不能对颈髓的功能状态作出评价,临床发现有些患者影像检查显示明显受压,而临床症状、体征却很少,为诊断带来困难。神经电生理检查可以弥补不足。

（二）鉴别诊断

1. 脊髓肿瘤　可同时出现感觉障碍和运动障碍,病情呈进行性加重,非手术治疗无效,应用磁共振成像可鉴别两者。脊髓造影显示"倒杯"状阴影。脑脊液检查可见蛋白质含量升高。

2. 肌萎缩侧索硬化　以上肢为主的四肢瘫是其主要特征,易与脊髓型颈椎病相混淆。目前尚无有效疗法,预后差。本病发病年龄较脊髓型颈椎病早 10 年左右,且稍有感觉障碍,其发展速度快,很少伴有自主神经症状。而颈椎病病程缓慢,多有自主神经症状。另外,侧索硬化的肌萎缩范围较颈椎病广泛,可发展至肩关节以上。

3. 脊髓空洞症　多见于青壮年,病程缓慢,早期影响上肢,呈节段性分布。感觉障碍以痛觉、温度觉丧失为主,而触觉及深感觉则基本正常,此现象称感觉分离,颈椎病无此征。由于痛觉、温度觉丧失,可发现皮肤增厚、溃疡,关节因神经保护机制的丧失而损害,即夏科关节病。通过 CT 及磁共振成像,可发现两者的差异。

4. 后纵韧带骨化症　可出现和颈椎病相同的症状和体征。但侧位 X 射线片可发现椎体后缘有线状和点状骨化影,CT 可显示其断面形状和压迫程度。

5. 颈椎过伸伤　是颈椎外伤中的一种,在临床上易同在颈椎病基础上遭受过伸暴力后的脊髓前动脉综合征相混淆。其鉴别点如下。

（1）损伤机制不同:过伸伤可发生于高速行驶车辆急刹车时头颈的挥鞭样损伤,也可发生于跌倒时面额部的撞击伤。过伸伤的病例特点是脊髓中央管周围的损害;脊髓前动脉综合征是颈椎过伸运动时,突出的椎间盘或椎体后缘骨赘压迫血管,出现脊髓的供血不全症状。

（2）临床表现不同:过伸伤先累及上肢的神经传导束,故上肢症状明显,表现为上肢重下肢轻;感觉障碍明显,表现为感觉分离现象。而脊髓前动脉综合征则是下肢重于上肢,且感觉障碍较轻。

（3）X 射线表现不同:过伸伤可见椎间前方增宽,椎间阴影增厚。颈椎病表现为椎管狭窄,颈椎退变重,广泛骨刺形成。

6. 周围神经炎　本病系由于中毒、感染,以及感染后变态反应等所引起的周围神经病变。表现为对称性或非对称性(少见)的肢体运动、感觉及自主神经障碍。可单发或多发。其中以病毒感染或自体免疫能力低下急性发病者,称为吉兰-巴雷综合征(即 Guilain-Barré 症候群)。本病类型较多,其中共有的症状如下。

（1）对称性运动障碍:通常表现为四肢远端为重的对称性、弛缓性不全瘫痪,此不同于颈椎病时的不对称性痉挛性瘫痪。

（2）对称性感觉障碍:可出现上肢或下肢双侧似手套-袜子型感觉减退,颈椎病者少此种改变。

（3）对称性自主神经功能障碍:主要表现为手足部血管舒缩、出汗和营养性改变。根据以上三点不难与脊髓型颈椎病区别。此外尚可参考病史、X 射线片及其他有关检查,非病情特别需要,一般无须脊髓造影。

7. 多发性硬化症　这是一种病因尚不十分明了的中枢神经脱髓鞘疾病,因可出现锥体束症状及感觉障碍,易与脊髓型颈椎病相混淆。本病特点如下。

（1）好发年龄:多在 20～40 岁,女性多于男性。

（2）精神症状:多有不同程度的精神症状,常表现为欣快,情绪易冲动。

（3）发音障碍:病变波及小脑者可出现发音不清,甚至声带瘫痪。

（4）颅神经症状：以视神经受累为多，其他颅神经亦可波及。

（5）共济失调症状：当病变波及小脑者则可出现。本病虽在国内少见，但也并非没有，其可引起与脊髓型颈椎病雷同的感觉障碍及肢体痉挛性瘫痪，故在诊断上应考虑到此病。本病尚无特殊疗法，手术可加剧病情，甚至引起意外，切忌误诊。

8.继发性粘连性蛛网膜炎　近年来本病日渐增多，除由于外伤脊髓与神经根受压迫症状外，大多由椎管穿刺、注药、腰麻及脊髓造影所引起，后者属于医源性因素。本病可与颈椎病伴发，或单独存在。在诊断上主要依据如下。

（1）病史：既往多有椎管穿刺、注药或造影等病史，尤其某些刺激性较大的造影剂更易引起。

（2）根性刺激症状：多较明显，尤以病程长者常表现为根性痛。其范围较广泛，呈持续性，可有缓解期，在增加腹压时加剧。

（3）X 射线片：既往曾行碘油造影者，于 X 射线片上显示椎管内有"烛泪状"阴影，多散布在两侧根袖处。以往未行碘油造影者，主要观察颈椎管矢状径、骨质增生范围及程度。此有助于与脊髓型颈椎病相鉴别，但亦有不少病例两者伴发。

四、椎动脉型颈椎病

（一）诊断标准

椎动脉型颈椎病诊断标准在近几年颈椎病会议中反复提出，争议较大，尚未形成较满意的统一的标准。其中椎动脉影像学特点是诊断标准中的核心，鉴于此，作者根据多年的临床经验和查阅大量的资料认为椎动脉型颈椎病的诊断标准可参考以下方面。

（1）颈型眩晕（即椎基底动脉缺血征）。

（2）旋颈诱发试验阳性。

（3）猝倒：指突然发作，足无力跌倒在地，但患者神志清楚，可自己爬起来。这种发作多在行走时偶然转颈后发作，可能为在转颈时大脑某区突然缺血所致。

（4）X 射线表现：颈椎不稳、钩椎关节明显横向增生。

（5）TCD：我们认为 TCD 检查对椎动脉缺血型颈椎病患者的辅助诊断、疗效估价、预后判断及检查术后有无动脉痉挛等具有一定参考价值。

（6）CT：诊断有一定的缺点，难以准确反映横突孔内软组织影像，不能够从发病学角度描述椎动脉受累情况，而且价格昂贵，断面成像定位较困难。评价横突孔大小、形态虽不是诊断椎动脉型颈椎病的唯一方法，但从影像学角度为此型的诊断提供了客观依据。

（7）椎动脉造影：包括普通血管造影、数字减影造影，为动态观察血管病变和计算机自动分析狭窄程度、探讨椎动脉缺血型颈椎病的病因和诊断治疗的具有重要临床意义。椎动脉造影为最有价值、最可靠的辅助检查手段之一。但是由于该检查操作复杂，价格昂贵，对患者损伤大，有一定的危险性，同时在检查中要接受较多的放射线及造影剂，术后并发症多，患者难以接受，而且在影像上难以同时进行双侧椎动脉成像及动脉影像学观察，使诊断较为困难，难以推广。随着 MRI 的技术不断发展，MRA 将取代椎动脉造影。

（8）MRI：其优点是可直接显示出椎动脉受累情况，如椎动脉受压、移位、迂曲、梗阻、畸形或粥样硬化。不用造影剂，是非侵入无创性检查，并免受离子辐射，安全可靠，操作简单，可以在任意方位行录像，动态观察椎动脉情况，避免重叠和伪影干扰，成像清晰，时间短。其缺点为价格昂贵，不易定位，检查时间较长，技术要求较高，有些细微病变可能漏诊，带有顺磁性金属的患者不宜应用，皮质骨及其椎动脉周围组织无信号、显示不良，基层单位无条件使用。但是其克服了椎动脉造影的缺点，保留了优点，为椎动脉缺血型颈椎病的诊断、分型、治疗方法的选择和预后判断增添了可靠的

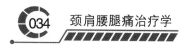
依据。

(9)CDFI:对椎动脉狭窄诊断较可靠。为椎动脉缺血型颈椎病提供了客观指标。

(10)血浆内皮素变化的测定:为诊断椎动脉缺血型颈椎病提供了新的参考指标。

(11)个别患者可出现自主神经症状。

(二)鉴别诊断

1.耳源性眩晕 即梅尼埃病,是由内耳淋巴回流受阻引起的。本病有三大临床特点:发作性眩晕、耳鸣、感应性波动性耳聋。而颈型眩晕与头颈转动有关,耳鸣程度轻。

2.眼源性眩晕 可有明显的屈光不正,眼睛闭上后可缓解。

3.颅内肿瘤 第四脑室或颅后窝肿瘤可直接压迫前庭神经及其中枢,患者转头时也可突发眩晕。但颅内肿瘤还合并头痛、呕吐等颅内压增高症状,血压可增高。头颅 CT 扫描可鉴别。

4.内耳药物中毒 链霉素对内耳前庭毒性大,多在用药后 2~4 周出现眩晕。除眩晕外还可出现耳蜗症状、平衡失调、口周及四肢麻木,后期可有耳聋。行专科前庭功能检查可以鉴别。

5.神经官能症 患者常有头痛、头晕、头昏及记忆力减退等一系列大脑皮层功能减退的症状,女性及学生多见。主诉多而客观,检查无明显体征。症状的变化与情绪波动密切相关。

6.锁骨下动脉盗血综合征 也可出现椎基底动脉供血不足的症状和体征。但其患侧上肢血压较健侧低,桡动脉搏动减弱或消失,患侧锁骨下动脉区有血管杂音。行血管造影可发现锁骨下动脉第一部分狭窄或闭塞,血流方向异常。

五、交感型颈椎病

(一)诊断标准

(1)有交感神经兴奋或抑制的症状,如眼睑乏力、视物模糊、瞳孔扩大、眼窝胀痛或流泪。

(2)头痛、偏头痛、头晕、枕颈部痛。

(3)心动过速或缓慢,心前区疼痛,血压增高,四肢发冷,局部温度下降,肢体遇冷会出现针刺样痛,继而发红疼痛,也可有血管扩张征象,如手指发红、发热、疼痛、感觉过敏等,还有一侧肢体多汗或少汗,或可有耳聋、耳鸣、眼球震颤,Romberg 征阳性(闭眼,双足并拢站立不稳)。

(4)三叉神经出口处疼痛,压痛,枕大神经痛,舌下神经功能障碍等,这些交感神经症状很难帮助判断是哪一部位的交感神经受到刺激和压迫,Barre 和 Lieou 推测是颈椎骨关节炎症刺激交感神经引起,故有人称这种症状为 Barre-Lieou 症候群。

(二)鉴别诊断

1.冠状动脉供血不足 这类患者发作时心前区疼痛剧烈,伴有胸闷、气短,且只有一侧或两侧上肢尺侧的反射痛而没有上肢脊神经根刺激的其他体征。心电图可有异常改变。服用硝酸甘油类药物时,症状可减轻或缓解。

2.神经官能症或自主神经系统功能紊乱 无颈椎病的 X 射线改变或其他神经根、脊髓受累的症状,应用药物治疗有一定疗效。需长期观察多次,反复检查才能鉴别。

3.肢端动脉痉挛症(雷诺病) ①青年女性好发;②以阵发性、对称性、间歇性肢端发白、发绀等为主;③情绪激动及寒冷可发,入夏缓解,周围脉搏正常。

六、食管压迫型颈椎病

(一)诊断标准

(1)吞咽困难,早期惧怕吞咽较干燥的食物。颈前屈时症状较轻,仰伸加重。

（2）X 射线平片及食管钡餐检查显示椎节前方有骨赘形成,并压迫食管引起食管痉挛与狭窄。

（二）鉴别诊断

1. 食管炎 原发性少见,多由吞咽时被鱼刺、肉刺等刺伤所致,因此,易与因椎体前缘骨刺压迫者相鉴别。个别原因不清,诊断困难者可在拍摄颈部 X 射线平片时吞服钡剂,以判定食管受阻原因。

2. 食管癌 发病缓慢,以老年人多见,X 射线食管钡餐检查及食管镜检查均可确诊。

治 疗

颈椎病类型多,病变复杂,因此,很难从病因学上完全根治。颈椎病是以颈椎间盘退变为基础,逐渐发展到椎体边缘骨赘形成,以及周围关节突关节、关节囊、韧带退变,使椎管狭窄或椎间孔狭窄和椎间盘突出,导致颈脊髓、神经根、椎动脉受到压迫或刺激,引起复杂的临床症状。这种组织的退变无法使之逆转,也无法控制它继续发展,所谓治疗是除去已构成压迫的病变组织或减慢病变组织的继续发展,使患者的症状和体征得到缓解。

颈椎病的治疗,可分为手术治疗和非手术治疗,采用哪种方法,需临床工作者结合颈椎病患者的情况作出决定,一般首选非手术治疗,可以先观察病情的发展,使诊断进一步确定,但过久的观察,反而易延误最佳手术时机,作为临床工作者尤应注意。已经手术治疗的患者,为防止手术后复发,还要按照非手术的原则进行继续保养。本部分仅对非手术治疗进行介绍。

一、非手术治疗的原则

①去除使神经血管受损害的压迫因素。②消炎（无菌性炎症）、止痛。③治疗软组织损伤,以恢复颈椎的稳定性。④坚持练颈保健功,以增强颈部肌肉的肌力。既可加强颈椎的稳定性又可恢复颈部活动功能。⑤养成良好的生活习惯,纠正工作中的不良体位。

二、非手术治疗的适应证

任何类型或不同程度的颈椎病,都可以选择非手术治疗,因此,非手术治疗是颈椎病治疗的基本方法,但应考虑最终效果及治疗条件。非手术治疗的适应证如下：①局部型或轻型脊髓型颈椎病；②单纯性颈椎间盘突出症；③某些神经根型或椎动脉型颈椎病；④具有颈椎病的临床表现,但其诊断依据不足,宜先选择非手术治疗,可在治疗中密切观察,并逐步明确诊断；⑤已确认有颈椎病,但患者有严重的脏器疾病,不能承受外科治疗者,可采用非手术治疗；⑥需要手术治疗者的术前准备和手术后恢复期的治疗。

三、非手术治疗的评价

不可忽视,更不能轻视非手术治疗的作用,这是绝大多数学者共同的观点。尤其是病变早期和轻型者,非手术治疗有其独到的优点。

颈椎病发展过程具有多型性和复杂性,除在 X 射线上可看见椎体、椎间盘及其附件变化外,其他关节囊、韧带等组织也相应地发生充血、肿胀、纤维化或钙化等一系列病理变化,这些变化的出现可以刺激或直接压迫脊髓、神经根和椎动脉。有时颈部交感神经甚至脊髓血运（脊髓前后动脉）功

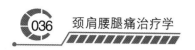

能障碍,导致临床上出现复杂的症状和体征。如果采用某种方法能够阻断某病变发展或使之逆转,就可能获得20%～50%的治疗率,即使采用手术治疗方法,在术前和术后都必须以非手术治疗方法为基础。

四、非手术治疗方法

(一)手法治疗

1.方法一

(1)治则:舒筋通络,理气止痛,松解压迫。

(2)取穴及部位:风池、哑门、天柱、缺盆、大椎、极泉、肩髃、肩髎、曲池、手三里、合谷、颈后两侧、肩胛骨内上角、患侧上肢内外肌肉。

(3)手法:按法、揉法、捏拿、理筋。

(4)方解:天柱为足太阳膀胱经腧穴,有疏解膀胱经经气的作用。风池为足少阳胆经之穴,是足少阳与阳维脉之会,为治风之要穴。胆经"主骨所生病",与肝经互为表里经,而肝又主筋;膀胱经"主筋所生病"。与肾经互为表里经,而肾又主骨。这种肝与胆和肾与膀胱之间表里经主治的相互交叉,是"肝肾同源"。在经络方面的体现,通过刺激风池、天柱两穴可疏通肝与胆、肾与膀胱经,从而疏风通络、补益肝肾。哑门、大椎为督脉的穴位,督脉为"阳脉之海",有总督一身之阳气的作用。大椎为手足三阳经在督脉的交会,哑门为督脉与阳维脉之会,二者能调节诸阳经经气,四穴又位居项部,有舒筋通络、除痹止痛、补益肝肾的作用,对属于"筋骨痹"的颈椎病之标实正虚的病因正相宜,可解除后枕部、颈肩背的酸胀僵硬疼痛,活动受限。以上四穴为主穴。阳明经为多气多血之经,取手少阳经肩髃、曲池、手三里、合谷以疏通手阳明经之气,疏通患肢经脉,促进经脉通畅、气血旺盛调和,使肩臂发沉、无力、握力下降、持物失手、大小鱼际肌肉萎缩松弛等症状逐渐缓解消除。此四穴为辅穴。推拿颈后两侧、肩胛骨内上角、患侧上肢内外肌肉等为佐者,以松解压迫、温经散寒,经脉气血通畅。点按缺盆、极泉、肩髎等肩前、肩上、腋下的穴位为使者,促使肩前、肩上、腋下的经脉气血流通,以气畅痛止、痹痛蠲除。

(5)操作如下。

1)按揉法:患者取坐位,放松颈部肌肉,术者站在患者身后,用拇指、中指同时按揉两侧风池、风府、哑门、天柱、大椎、肩贞、缺盆、颈后两侧、肩胛骨内上角,以有酸胀感为佳。

2)捏拿法:患者取端坐位,挺胸并将头颈及双肩肌肉放松,术者站在患者身后,用双手拇指指腹沿颈椎棘突两旁约1.5寸(1寸≈3.33 cm)的骶棘肌处,从风池至大椎穴由上向下,由内向外进行按揉3～5次。

3)端提法:患者取端坐低位,坐在木凳上,头、颈及肩部肌肉放松,术者站立于患者身后,用两手拇指压住患者枕骨粗隆,其余四指端住患者的下颌,轻轻向上端提其头颅约半分钟,然后缓慢轻轻地放下。

4)理筋法:患者取端坐位,术者站在患者患肢外侧或坐在凳子上,用双手拇指指腹从肩峰沿上肢内外侧肌肉至腕关节的筋脉进行分理和拨离,并对肩髃、肩髎、曲池、手三里、合谷、肘髎等穴进行按揉。

5)拔伸法:患者取仰卧位,去枕,将头颈部放在床头上方,双手拽住床的两旁。术者坐在患者头前,用一手掌托住患者下颌,将另一手臂放置在患者枕骨后下方,用力与手掌按压固定,然后徐徐用力向患者头部后上方轻轻地左右旋转,进行拔伸约半分钟,最后再缓缓地拔伸放松,以疏通气血,加大椎间隙,缓解对颈神经的压迫。

2.方法二

（1）点按拿揉天柱、风池：令患者正坐，术者立于其后，用两手拇指指腹点按天柱、风池穴，而两手的其余四指则扶住颞部两侧，以防头部活动。点按完毕后，以左手扶住患者前额部，以右手的拇示二指分别从风池、天柱二穴向下拿揉，直至 C_7 的颈肩交汇处，如此反复数次（图2-24）。

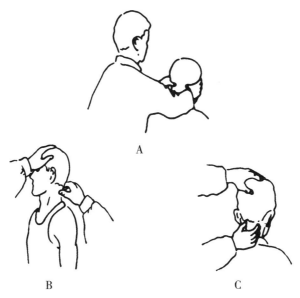

A.点按天柱穴；B.拿揉天柱穴；C.拿揉风池穴。

图2-24　点按拿揉天柱、风池穴

（2）指压颈椎：令患者正坐或俯卧位，术者以左手扶住患者之前头部，以右手的拇指指腹沿后中线，从上向下，在各棘突和棘突间向前按揉（图2-25）。按揉过程中，可遇到压痛点，找到痛点后，用力按揉几次。

（3）弹拨颈部阳性反应物：大多数颈椎病患者在颈椎两侧可触及条索状硬物，一般为肌肉长期受累痉挛所致。此时，令患者正坐或俯卧，用一手的拇示二指对称捏住条索状物两侧，先提起，稍一用力，条索状物即可滑脱，而拇示二指捏在一起（图2-26）。如此反复数次，使肌肉受到弹力作用。

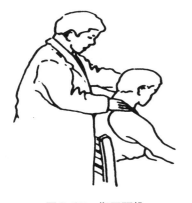

图2-25　指压颈椎

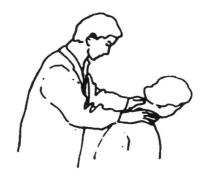

图2-26　弹拨颈部阳性反应物

（4）拿捏斜方肌：患者取坐位，术者立于患者后方，以两手的拇指和其余四指拿捏住颈肩交汇处的斜方肌，捏拿时双手交替用力，即左手拿捏时，右手放松，右手拿捏时，左手放松，使两肩处的操作一向前一向后，并不时移动两手，使之向肩外端移动（图2-27）。做完一次后，再照前操作程序反复数次。

（5）颈后分推：患者正坐，术者立于其后，术者用两手拇指指腹置于枕后中线两侧，两手的其余四指则分别托住下颌两侧，从枕后处开始，两拇指沿颈椎两侧，向下分推至C₇处（图2-28）。如此反复数次以放松颈部肌肉。

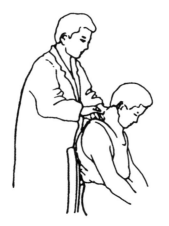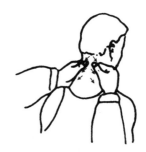

图2-27　拿捏斜方肌　　　　　　图2-28　颈后分推

（6）搓动颈部：令患者正坐，术者立于患者后外侧，嘱患者将头侧向一侧，即立于左侧，则头侧向右，立于右侧，则头侧向左。术者一手扶住患者头部，另一手从枕后部向下搓动，直至肩部。推左侧时，右手扶头，左手施以搓法，推右侧时，左手扶头，右手施以手法（图2-29）。如此可进一步放松肌肉。

（7）拳叩肩部：令患者正坐，术者立于其后，双手虚握成拳，轻轻击打两肩部肌肉（图2-30）。

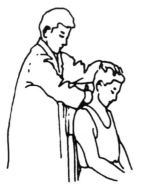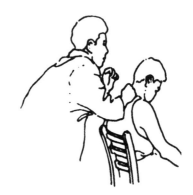

图2-29　搓动颈部　　　　　　图2-30　拳叩肩部

（8）切击颈肩：令患者正坐，术者立于其后，将两手手指伸直合在一起，然后用小鱼际侧掌缘轻轻击打颈部、肩部肌肉（图2-31）。

（9）拔伸颈部：令患者正坐，术者立于一侧，以一手托住患者下巴，另一手则扶住患者枕部，两手同时用力，轻轻向上提拔（图2-32）。拔伸过程中，术者可缓缓向前、向后摇动患者头部。

（10）旋动颈椎：患者取坐位，术者立于一侧，一手托住患者下颌部，另一手扶住患者枕部，适当用力向一侧旋转其头部，待旋至90°左右时，稍一用力，可闻及关节弹响声，然后，再以同样的办法旋向另一侧（图2-33）。注意用力要适度，不可强求闻及关节弹响声。

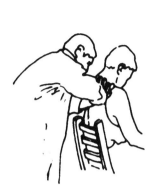

图 2-31　切击颈肩

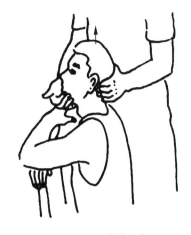

图 2-32　拔伸颈部

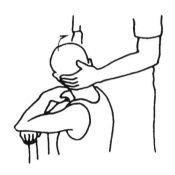

图 2-33　旋动颈椎

(11) 点按上肢腧穴：患者取坐位，上肢呈自然下垂状。术者立于其一侧，一手托住患者一侧手部，用另一手拇指指腹点按上肢的穴位(图 2-34)。取穴肩髃、曲池、手三里、阳溪、合谷、阳池、外关穴(图 2-35)。

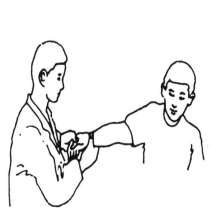

图 2-34　点按上肢腧穴

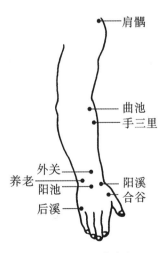

图 2-35　上肢腧穴

（12）指关节牵拉:患者取坐位,上肢呈自然下垂状。术者立于一侧,一手握住患者腕关节,另一手用食中二指夹住患者的手指,然后用力一拉,多可听到"啪、啪"的声音(图2-36)。每一指关节均作牵拉。

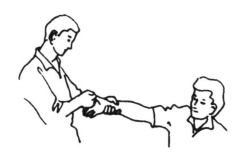

图2-36　指关节牵拉

（13）拍击法:选用大小如蚕豆般鹅卵石约0.5 kg,装入厚布袋内,用绳子将袋口扎紧,将适量锐克痛拍击油微温后涂于患处,用鹅卵石布袋进行拍击,每次拍击时间20~40分钟,用力由轻渐重,以患者感觉舒适为主,每日1~2次,10次为1个疗程(锐克痛拍击油的组成和制法:附子、川乌、草乌各30 g,秦艽、桑枝、桃仁、红花、牛膝、木瓜、老鹳草、伸筋草、杜仲、桑寄生、续断、干姜、甘草各20 g。上药碾为粗末,加蜂蜜50 g,纱布分包,与适量花生油一起置入铁锅内,文火煮1小时,去渣,装瓶备用)。

3. 方法三

（1）神经根型:应主要以上肢手法为主,根据神经孔狭窄的位置,沿上肢的三阳经或三阴经循经推拿;牵抖上肢;点按臂臑、手三里、小海、外关、阳溪穴位;弹拨、牵抖指间关节;弹响各指末端。

除上述传统手法外另有一种手法,对治疗神经根型颈椎病有独到之处,且能大大缩短临床治疗时间,是已经取得良好临床疗效的治疗神经根型颈椎病的现代治疗手法。其主要有拔伸牵引、旋转颈椎、松动棘突及横突。现将其具体操作介绍如下。

1)拔伸牵引:患者去枕仰卧,颈部放在床沿,治疗者双脚分开站于床头边上,右手四指放于患者颈部左侧,拇指放于患者下颌,左前臂贴其面部左侧,双肘屈曲。借助自身力量向后牵引颈椎,持续15~20秒,休息5秒,共做3~4次。拔伸牵引常用于颈部肌肉紧张或痉挛时。上段颈椎($C_{1\sim3}$)和中段颈椎($C_{3\sim5}$)病变,取中立位牵引;下段颈椎($C_{5\sim7}$)病变,取颈前屈(20°~30°)位牵引。

2)旋转牵引:患者去枕仰卧,颈部放在床沿,治疗者站于床头边上,一手四指分开放于患者健侧颈枕部,拇指放在另一侧;用另一侧手托住患者下颌,前臂放在耳前,使患者的头部在治疗者的手掌、前臂及肩前。操作时保持躯干及双手不动,双前臂向健侧缓慢转动患者颈部,旋转应在颈椎正常活动范围之内。如果治疗后患者转向时颈部不适,可以主动活动颈部,几分钟后即可消失。旋转伴有眩晕及颈部肌肉痉挛的患者应慎用。

3)松动棘突:包括两个方向的松动。①垂直松动:患者去枕俯卧,双手五指交叉,掌心向上放于前额。如颈部后伸受限,也可以双手前臂放在胸前,使上胸部稍抬起。治疗者站于床头边上,双手拇指放在患者棘突上,指尖相对,或者双手拇指重叠(一手指腹放在另一手指甲上),其余四指放在颈部及头部两侧,借助上肢力量由背侧向腹侧(后前向)垂直松动棘突。适用于症状双侧分布在头颈、上肢或躯干上段;颈椎因退变引起活动受限;颈部肌肉紧张或痉挛。②侧方松动:患者体位同上,下颌稍内收,以减轻颈椎生理性前屈。治疗者站在患者健侧(如右侧),右手拇指放在拟松动的棘突右侧,左手拇指紧靠右手拇指,指尖相对,其余四指放在颈部,稳定拇指,操作时右手拇指水平(与棘突垂直)向患侧松动棘突。在治疗颈椎退变时,侧方松动棘突是仅次于垂直棘突的常用方法。

当松动 $C_{2\sim6}$ 棘突时,也可以双手拇指重叠,共同施力,其余四指放在颈部对侧的头端和胸端,使颈椎向健侧屈。操作时治疗者要借助上肢的力量,避免仅使用手部力量。

4)松动横突:分为单侧松动和双侧松动两种。①单侧松动:患者去枕俯卧,双手五指交叉掌心向上置于前额。治疗者站于床头边上,双手拇指放于颈椎患侧横突背侧,指背相触,其余四指自然放于颈部,前臂内收约 30°,以防拇指从横突上滑下。由背侧向腹侧(后前向)垂直松动横突,疼痛明显时,松动方向可以稍偏向外侧;疼痛较轻时,疼痛方向可以稍偏向内侧。②双侧松动:患者体位同上,治疗者双手虎口放在患者颈部,拇指分别放在同一椎体上两侧横突的背侧,其余四指放在颈椎两侧。操作时双手保持不动,借助上肢和躯干的力量向腹侧松动横突。双侧松动适用于症状双侧分布的患者。

5)松动椎间关节:患者去枕仰卧,双手拇指交叉,掌心向上放于前额,头向患侧旋转约 30°。治疗者站于床头边上,双手拇指放在患椎棘突和横突交界处,指背相触,借助上肢力量由背侧向腹侧(后前向)松动。根据疼痛部位,也可以用拇指分别松动棘突或横突(斜方松动)。这一手法对单侧症状或颈部活动受限的患者效果较好。

(2)椎动脉型:应主要在椎板和横突孔周围施以手法,沿椎板与关节突之间的间隙行拨筋、分筋手法;从 C_6 横突开始深按,沿椎动脉走行方向向头部方向推分,刺激椎动脉起始部位,增加椎动脉血流量。上述手法效果不佳时,可以施以扳法治疗。

(3)交感型:主要手法在头部和颈前部。伴有头晕、耳鸣、失眠、烦躁等症状者,主要在头部施以手法,开天门、推坎宫、揉印堂、分推高骨,点按风池、头维、安眠、神门、内关等穴位;同时沿胸锁乳突肌前缘按揉,通过刺激颈部交感神经节和小关节囊的深部感受器,达到调节自主神经的功能。

(4)脊髓型:主要以下肢手法为主,以强筋健骨、滋肝益肾为法,主要点按和推擦昆仑、绝骨、承山、阳陵泉、肾俞、膈俞,以这些穴位感到发热为度。

(二)物理治疗

物理治疗(理疗)是治疗颈背痛的传统方法,对多数患者有治疗作用。其作用是增强局部的血液循环,缓解肌肉痉挛。常用的颈部理疗方法有离子导入法、超短波、短波、石蜡疗法等。应用直流电导入各种中西药,如陈醋、普鲁卡因等,经临床证明,确实行之有效。电疗法主要是应用深部电热作用,但需不断地调节。各种理疗不可长期不间断应用,颈部肌肉长期充血反而可使症状加重。14 天为 1 个疗程,每个疗程结束后宜停 1 周后再行治疗。

1. 中药离子导入法　方药配制及操作如下。

(1)方法 1:淫羊藿、威灵仙各 400 g,川芎 200 g,加水至 2 000 mL,过滤后浓缩至 500 mL,治疗时将中药液与陈醋等量均匀洒在 8 cm×12 cm 衬垫上,接阴极置于颈后部,辅电极接阳极置于病侧手背,电流 0.05~0.10 mA,每日 1 次 20 分钟,10 次为 1 个疗程。

(2)方法 2:红花 50 g,川乌、草乌、一枝蒿各 100 g,加 50% 酒精 2 000 mL,浸泡 10~15 天后备用。阳极 8 cm×16 cm,取药液 10 mL 均匀洒于衬垫上,紧贴病变部位,阴极 10 cm×21 cm 置相应部位,电流 0.05~1.0 mA,每日 1 次,20 分钟,12 次为 1 个疗程,间隔 7 天,可做 2~3 个疗程。

(3)方法 3:当归、白芷、川芎、蒲公英、秦艽、杜仲、乳香、草乌、赤芍、桃仁各 20 g,羌活 50 g,牛膝、没药各 10 g,威灵仙、透骨草各 30 g,加水 1 500 mL,煎沸后 25 分钟滤出药液 500 mL,两煎药液混合备用。患者俯卧,以浸过药液(加温至 40 ℃)的 8~10 层绒布垫 2 块置于患处,上置一铅板介于电疗机阳极;肩胛部放置一湿绒布垫及铅板接于阴极。最初 5 日电流 15~20 mA,以后逐渐减至 10 mA,每次治疗 25~30 分钟,12 次为 1 个疗程。

（4）方法4：赤芍、生草乌、川芎、当归、生南星各100 g，乳香、没药、白芷、羌活各84 g，蒲公英120 g，干姜72 g，加水7 000 mL，浸泡后置冰箱内备用。用棉绒布做成8～12 cm单面布垫，绒面在外浸于药液中充分浸透，水平放于病变部位，再将等大1 cm厚煮沸消毒衬垫（不干不湿）置于药垫上（40 ℃），将6 cm×10 cm，厚0.2～0.5 cm的铅板电极装入衬垫内，衬垫上放置1块薄橡皮布，布上放置碎石袋加以固定，连接输出导线正极，另以同规格或大于同规格装有铅板电极的清水垫置于相应部位，连接输出导线负极，加以固定。两极间距3～5 cm，然后通直流电，调节输出开关至15～20 mA间，每次20～30分钟，每日2次，治疗6天，休息6天。

2. 温泉浴　经临床验证，温泉水浸泡后有利于功能恢复和颈椎病的康复。在温泉水中游泳可显著增强颈背部及双上肢的肌张力，改善韧带弹性，对保持小关节稳定性有较好的作用，可使四肢及心肺功能得到均衡的锻炼，心理状况改善。运动时间和运动量因人而异，循序渐进。

方法：在温泉水中游泳，水温38～40 ℃，30分钟/次，5次/周，10次/1个疗程。年龄较大者可温泉水浴盆浸泡，自行按摩颈项部及双上肢。

临床观察表明，温泉浴康复疗法是合理、有效的治疗方法，能提高患者的生活质量。

3. 拔罐　取颈夹脊、定喘、大椎、大杼、风门、肺俞、身柱（图2-37）。其中颈夹脊穴只用一小号玻璃罐以闪火法拔于颈后上端，用左手按住下部皮肤，右手扶罐慢慢下行至定喘穴，然后返回（图2-38），如此往返数次，以局部皮肤潮红为度。其余腧穴为走罐的另一路线。具体办法是：先用闪火法将一中号玻璃罐拔于大杼穴，然后两手协同，扶罐沿大杼、风门、肺俞、身柱横过脊柱，再沿肺俞、风门、大杼，行至大椎（图2-39、2-40），如此反复数次，亦以皮肤潮红为度。隔日1次，6次为1个疗程。

4. 刮痧　取颈夹脊、大椎、大杼、风门、肩井（图2-37）。其中颈夹脊穴以刮痧板从上向下至肩井穴反复刮数次，其余3穴以大椎为起点，从上向下，刮至风门穴处，反复数次，以局部皮肤下出现渗血为度，每周2次，6次为1个疗程。

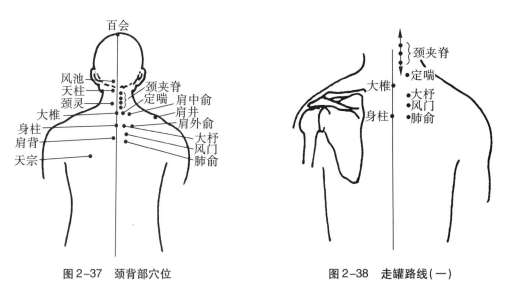

图2-37　颈背部穴位　　　　　　　　　图2-38　走罐路线（一）

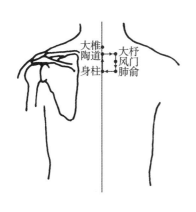
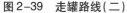

图 2-39　走罐路线(二)

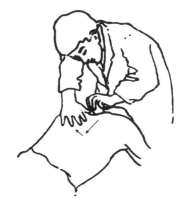

图 2-40　走罐示意

(三)药物治疗

1.常用内服中药选配规律

(1)单味中药使用规律:在不同类型颈椎病中,各种药物的使用率亦不同。

1)脊髓型颈椎病中使用率依次为黄芪、川芎 84.00%,赤芍、当归均为 68.96%,红花 61.50%,丹参 54.26%,甘草、桃仁均为 46.00%。

2)椎动脉型中,使用率依次为葛根 70.80%,川芎 60.40%,黄芪 58.00%,当归 56.20%,丹参 52.75%,天麻 46.50%。

3)神经根型中,使用率依次为当归 69.90%,桂枝 60.80%,葛根素 56.50%,川芎、白芍均为 52.00%,木瓜、甘草均为 43.3%。

4)颈型报道较少,使用率依次为桂枝、白芍、甘草均为 75.50%,葛根、川芎、当归均为 60.00%。

总体使用率为:葛根居第一位,使用率为 63.15%,川芎、当归居第二位均为 59.74%,白芍居第三位使用率为 52.40%,黄芪居第四位使用率为 52.05%,桂枝、甘草居第五位使用率均为 38.90%,红花、丹参居第六位使用率均为 36.05%,羌活居第七位使用率为 32.74%,赤芍居第八位使用率为 32.45%。

(2)不同类别的中药使用规律不同。

1)活血药:出现频率高,有 91.00% 的医生在应用。在总体中排名前 11 味的单味药中有 6 味是活血药,除川芎、当归、白芍、红花、丹参、赤芍 6 味外,还有桃仁 23.35%、鸡血藤 21.60%、牛膝 10.30%。颈椎病大多起病缓慢,病情反复缠绵日久,根据"久病入络"的理论,多数患者兼有瘀滞,故活血为主。这些药多兼养血、补血之功。这符合"颈椎病虚为本"的原则。

2)解表药:有 84.00% 的医生应用。在总体使用率中葛根素为 63.15%,桂枝 38.90%,羌活 32.74%,防风 8.62%,生姜 11.20%,白芷 8.62%。葛根甘寒生津,起阴气,鼓舞阳明津液布达,缓解经脉拘挛,引药直达颈项,是治疗颈椎病的要药,因而广为临床使用。

3)补气药:有 69.00% 的医生应用。在总体使用率中黄芪为 52.00%,党参 13.79%,白术 17.24%。黄芪大补元气,气旺血行,周行全身,具有很强的推动力。

4)祛风湿药:有 66.00% 的医生应用。在总体使用率中威灵仙为 21.60%,木瓜 20.00%,狗脊 7.75%,独活 6.89%,秦艽 5.17%。

5)补肾药:有 62.00% 的医生应用。在总体使用率中熟地为 20%,杜仲 8.62%,枸杞子 10.43%,山茱萸 8.62%,骨碎补 6.03%,鹿角 10.43%。

6)平肝息风药:有 39.00% 的医生应用。在总体使用率中天麻为 23.30%,地龙 19.27%,僵蚕

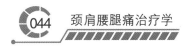

9.48%,钩藤9.48%。

7)祛痰药和利水渗湿药:有22.00%的医生应用。在总体使用率中茯苓为12.93%,半夏15.51%,胆南星3.34%,白芥子3.34%,苍术3.10%。

(3)不同类型颈椎病中药成方选用规律:在各型专论报道中,颈型多用桂枝加葛根汤(66.66%),其他各型也有用之;脊髓型多用(或含有)补阳还五汤(16.00%),其次是半夏白术天麻汤(10.00%);椎动脉型多用(或含有)半夏白术天麻汤(23.00%),其次是补阳还五汤(11.00%);神经根型较多用(或含有)黄芪桂芝五物汤(18.00%)。这也反映了颈椎病辨病分型与辨证分型的关系:风寒湿型(颈型);瘀湿阻络型(脊髓型);肝肾不足型(椎动脉型);气滞血瘀型(神经根型)。

2.各种经典药方 中药治疗颈椎病的新方甚多,疗效各异,如白芍木瓜汤、葛根甲珠汤等。

3.中药外治 颈椎病除用中药内服治疗外,中药外治也很有疗效,常用的有敷法、熨法、贴法、洗法,各有特色,根据病情、患者具体情况灵活运用,或配合其他疗法同时治疗则效果更好。

(1)敷法

1)蛇散:白花蛇1条,寸香1.5 g,冰片、乳香、没药各6.0 g,肉桂30.0 g。配制方法:除冰片、麝香外,其余4味焙黄,共为粉末,然后加冰片、麝香研匀,装入瓶内密封备用。使用方法:将患处用伤湿止痛膏贴好,3天换一次,5次为1个疗程。本方有温经散寒、活血化瘀、通络止痛之功。用于局部疼痛较重,或风寒侵袭者。

2)温筋散:川乌、草乌、姜黄、红花、麻黄、当归、秦艽、五加皮、桑枝、白及、赤芍、桂枝。等份为末,开水凡士林调和,外敷每日1次。本方有活血化瘀、温经通络之功。主要用于风寒入络者。

3)热敷方:紫荆皮、威灵仙各15 g,生栀子、生大黄、五加皮、羌活、独活各12 g,防风10 g,生马钱子4 g。生研细末,加酒、水各半的混合液调成糊状,文火炒热后装入10 cm×15 cm,厚2.5 cm的纱布袋中,趁热敷于颈部,每天2次,12天为1个疗程,每疗程间隔3~5天。该方具有活血化瘀、通络止痛、祛风除湿的功能,借助热气和药力直接作用于病变部位,使气血流畅,经络通畅。用于风湿侵袭,痹阻经脉者。

(2)熨法

1)熨洗法:草乌、赤芍、当归、南星、透骨草各20 g,羌活、川芎、乳香、没药各10 g,威灵仙30 g。加水100 mL,浸泡24小时,温火煎熬30分钟,过滤后浓缩约500 mL备用。然后将毛巾浸于浓缩好的中药液后,将毛巾湿敷于患处,再用电压220 V,300 W电熨斗插电3分钟后,于患处反复熨之,每次熨30分钟。本方有活血化瘀、祛风止痛之功。用于风寒侵袭,闭阻经脉,或痰瘀相结合者。

2)熨敷方剂:川乌、草乌、威灵仙、桂枝各15 g,木瓜、当归、川芎、乳香、没药、红花各10 g,杜仲、巴戟天、透骨草各20 g,米醋50 g。用法:将上药装入一个20 cm×25 cm的自制纱布袋中,放入煎药盆中,添水没过药袋即可,煎熬30分钟,然后药液及药袋取出稍凉一下,以不烫伤皮肤为度,敷于患处,每日2次,每次30分钟。用后将药液及药袋放置阴凉处,留下次再用,每剂药连用2天。

(3)贴法

1)麝香阿魏膏:广丹、生地、白芷、大黄、川乌、草乌、牙皂、肉桂各15 g,麝香0.5 g,阿魏1 g。制法:用香油500 mL,将广丹、牙皂、生地、大黄、川乌、草乌、大黄及肉桂煎熬成膏,临床用时涂上麝香0.5 g,阿魏1 g,使用前常规消毒颈部皮肤,隔天一次,20天为1个疗程。

本方麝香、阿魏走窜之功极强,具活血止痛作用,配以广丹、牙皂、生地、白芷、大黄、川乌、草乌、肉桂共奏温筋通络、活血止痛之功。主要用于瘀血作痛或寒湿痹阻者。

2)骨质增生穴位贴敷法:麝香、皂角、虎骨、淫羊藿、骨碎补、千年健、桑寄生、五加皮、川乌、草乌、威灵仙、海桐皮、川芎、鸡血藤经加工提取制成便于穴位贴敷的外用药膏,每帖0.2 g,在相应穴位贴敷。本方有祛风除湿散寒、活血通络止痛之功。用于本病骨质增生明显,神经根症状明显,或兼风寒湿邪痹阻者。

3)骨质增生膏外贴法:Ⅰ号骨质增生膏,三七、血竭、延胡索、乳香、没药。Ⅱ号骨质增生膏,肉桂、生草乌、生南星、当归、三棱。制法:两种膏药分别熬制,以Ⅰ号为例,三七入麻油铁锅内,熬至焦黄捞出,继续熬油至滴水成珠,放入东丹,比例是1斤油,半斤东丹,搅匀成膏。Ⅱ号膏制法相同。使用前Ⅰ号膏、Ⅱ号膏分别放入研成细粉的全蝎尾、梅片、麝香即成,每张净重25 g。摊于纱布中央成长方形,孕妇禁贴。两方皆具有活血祛风、通络止痛功效,但各有侧重:Ⅰ号膏活血祛瘀,止痛解痛功效强,适用于神经根型;Ⅱ号膏侧重于温经祛风,散寒化痰,止痛镇痛,适用于椎动脉型、交感型及混合型。

(4)洗法

1)颈腰痛擦剂:番木鳖、生南星、白芷、防己各10 g,防风15 g,生樟脑5 g。配制:上药水煎浓缩,75%酒精提取总量1 000 mL,另加地塞米松5 mL×10支和匀,装入带有喷头的50 mL安瓿中备用。注意事项:孕妇、皮肤过敏者、局部皮肤破溃者禁用。用时将药液喷于患处,再以热毛巾外敷。

方中选用红花、没药活血化瘀,徐长卿、细辛、防风、防己祛风散寒,温经通络,以南星、土鳖子、生川乌、生草乌解疼镇痛,同时酌用樟脑、薄荷、冰片及适量皮肤穿透促进剂,使皮肤组织屏障疏松,形成沟隙,有利于中药的渗透,使中药迅速发挥作用。

2)舒筋活络洗剂:当归、红花、透骨草、伸筋草、丹参、牛膝、木瓜、桑枝各15 g,川乌、草乌、刘寄奴各12 g,艾叶、花椒、桂枝各9 g。用法:将上药用大脸盆熬半盆药,再用毛巾蘸药水热洗患处。一日2次,每剂药洗2天。本方有活血温经、舒筋止痛之功。用于寒凝血瘀,筋急挛缩者。

3)熏洗方:伸筋草、乳香、没药、五加皮各12 g,秦艽、当归、红花、土鳖虫、路路通、桑枝、桂枝、川乌、草乌、骨碎补各10 g。方法:将上药放入脸盆内,加水大半盆,微火煮沸15分钟,用毛巾湿洗颈项部,每晚睡前熏洗1次,每次20~30分钟,一剂药熏洗3天。作用:增进局部组织新陈代谢,消除无菌性炎症,有强壮筋骨之效。

(四)针灸治疗

针灸疗法亦是临床上治疗颈椎病常用的方法之一,而且适用于临床上各种类型颈椎病的治疗。常用的针灸方法如下。

1. 体针

(1)毫针:取相应病变部位的颈夹脊、风池、天柱、大椎、肩髃、养老、外关、曲池。其中颈夹脊穴可直刺0.8~1.0寸;风池穴斜向对侧眼眶,刺入1.0~1.2寸;天柱直刺0.8~1.0寸;大椎直刺1.0~1.2寸;肩髃直刺0.8~1.0寸;养老向内关方向斜刺1.0~1.5寸;外关向上斜刺0.5~1.0寸;曲池直刺0.8~1.0寸,有针感向手扩散。除此,可根据具体症状,选配相应的其他腧穴。如头晕甚者加百会,偏头痛加太阳、角孙,后头痛者加风府、天牖。以上腧穴每次取5~6穴,留针20~30分钟,每日1次,10次为1个疗程(图2-41)。

(2)三棱针:取压痛点、肩外俞、风门。选其中的2穴,常规消毒后,用三棱针在上述穴处点刺3~5次,并迅速挤出紫血数滴,令患者缓缓转动头部,隔日1次,6次为1个疗程。

(3)梅花针:取压痛点、大椎、大杼、肩中俞、肩外俞。每次选用2~3穴,常规消毒后,用梅花针轻轻叩打穴位处的皮肤,以皮肤潮红为度,隔日1次,10次为1个疗程。

(4)穴位注射:取大杼、肩中俞、肩外俞、天宗、病变处的颈夹脊,每次取2~3穴,常规消毒后,将5号针头的注射器迅速刺入穴内0.3~0.5寸,得气后轻提注射器,将药液(1%普鲁卡因2 mL,或维生素B₁ 100 mg,维生素B₁₂ 1 mg)推入,每穴0.5~1.0 mL,隔日1次,10次1个疗程。

(5)小宽针:取颈灵、大杼、天宗、抬肩(图2-42),其中颈灵穴在局部消毒后,将小宽针迅速刺入2~3 cm后,以左手拇示二指捏起针处皮肤,做一捏一松、一松一放的动作,同时,右手将针缓慢垂直刺入1 cm左右迅速出针;余穴消毒后,将小宽针直接垂直刺入,不捻转,不留针,深至2 cm后迅速出针。每周 2 次,5 次为 1 个疗程。

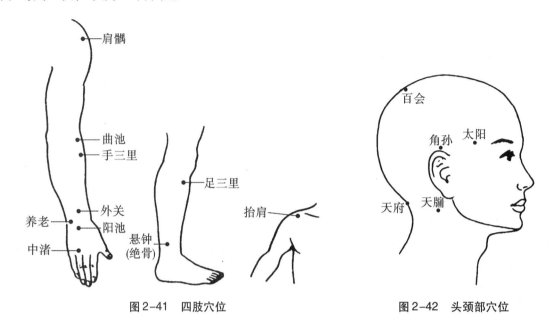

图 2-41　四肢穴位　　　　　　　　图 2-42　头颈部穴位

(6)芒针:取肩背、风池、大椎。患者取俯卧位,常规消毒后,其中肩背穴针尖向后下方,相当于 $T_{2\sim3}$ 横突部刺入,缓缓按压推进达 3～4 寸;风池穴针尖向内下,沿皮刺入 1.2～1.5 寸,使针感下行;大椎穴针尖朝向肩端,刺入 3～4 寸。留针 20～30 分钟。隔日 1 次,10 次 1 个疗程。

(7)火针:取大椎、颈夹脊、压痛点。穴位常规消毒后,术者一手持燃烧的酒精灯,另一手用持针钳夹住大头针,在酒精灯上烧灼,待针烧至大热时(或以针红为度),持针的手迅速在上述穴位上点刺,每穴点 3～5 下。若针冷需再加热。隔日 1 次,6 次为 1 个疗程。

(8)电磁针:取颈椎两侧夹脊、肩髃、肩髎、曲池、外关、合谷、养老、阿是穴。根据 X 射线或临床症状选用 2～4 个穴位,对于颈椎骨质增生者应局部取穴。穴位常规消毒后,按毫针的进针方向采用单手或者双手进针法,得气后留针。电磁针刺入穴位后将磁头套在针柄上以充磁,其磁感应强度通过电流来调节,一般以中档为宜,500～1 000 GS,留针 30 分钟。10 次为 1 个疗程,中间休息 3 天继续下 1 个疗程。

2. 耳穴疗法

(1)耳针:取患侧颈、肩、颈椎、交感、肾上腺(图 2-43)。若两侧发病则取双侧耳穴。常规消毒后,用 1 寸毫针对准所取耳穴迅速刺入 1 分左右,捻针数秒,留针 20～30 分钟。每日 1 次,10 次为 1 个疗程。

(2)耳穴埋针:取患侧颈椎、肾、交感(图 2-43)。常规消毒后,将揿钉式皮内针刺入穴内,并用胶布固定,嘱患者每日按揉穴位 3～5 次,同时颈部缓缓摇动,3 天后将针取下,间隔 2～3 日再行此术。如两侧均发病,则取两侧耳穴交替进行。

(3)耳穴压籽:取颈椎、颈、肩、肾(图 2-43)。常规消毒后,将粘有王不留行籽的胶布贴于耳穴上,一侧发病取患侧,两侧发病则两侧交替使用。嘱患者每日自行按压 3～5 次,每次 2 分钟左右。每 3 天更换 1 次,5 次 1 个疗程。

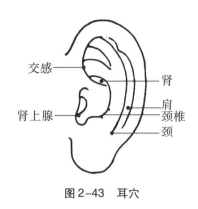

图 2-43 耳穴

3.阿是穴为主输刺法

（1）方法:以颈部压痛点或阳性反应点即阿是穴为主穴,若无压痛点及反应点则根据 X 射线片或 CT 片提示的病变部位及临床症状选用相应的颈部夹脊穴。

（2）配穴:大椎、后溪、外关。

（3）操作:主穴采用输刺法,用 2.0 寸毫针,针刺过皮后,针尖向椎体方向深刺至骨,得气后接 G6805 电针仪,用连续波,电流强度以患者能耐受为度,配穴用平补平泻法,得气即可。治疗期间留针 30 分钟,每日 1 次,10 天为 1 个疗程。

4.灸法

（1）温针灸:取病变部位夹脊、大椎、肩髃、曲池、足三里、绝骨为主穴,以身柱、天宗、阳池、中渚等为配穴,每次取 5 ~ 6 穴。令患者取俯卧位,常规消毒后,取毫针按针刺要求刺入适当深度后,捻针得气,将约 2 cm 艾段插在针柄上,点燃,每穴每次施灸 2 壮,一壮燃尽后再换另一壮。每日 1 次,10 次为 1 个疗程。

（2）触按灸:取天柱、风池、百会,病变部位夹脊、大椎、天宗、肩井、曲池、手三里。每次选其中的 5 ~ 6 穴,令患者取坐位,用药浸敷布盖住所取俞穴,点燃 2 ~ 3 支艾条,取一支用卫生纸将燃火一端包住,迅速向被药浸敷布盖住的腧穴按压,以患者能耐受为度,反复数次。待活力衰微时,再换一支艾条同上操作,直至患者穴处皮肤潮红。每日 1 次,6 次 1 个疗程。浸布药物:桂枝、川芎、羌活、细辛、白芷、葛根各 9 g,水煎。

（3）隔蝎子灸:取病变部位颈夹脊、大椎、风池。令患者取俯卧位,将醋和黄酒浸泡的蝎子置于所取腧穴上,然后术者点燃艾条,在置有蝎子的腧穴上悬灸,以患者能忍受为度,每穴灸至皮肤潮红,每日 1 次,6 次为 1 个疗程。

（五）封闭疗法及穴位注射

碳酸氢钠穴位注射。

1.取穴　同侧或两侧相应病变颈夹脊 2 ~ 3 穴。

2.配穴　大椎、天宗。

3.操作　采用俯卧位,所取穴位按常规消毒,用 5 mL 注射器配合 5 号牙科用长针头,抽取 5% 碳酸氢钠药液后,垂直快速进针后稍作提插,如无针感应改变针头方向,待得气后确认无回血则缓缓注入药液,每穴 0.2 mL,随即出针,以干棉球轻揉孔穴,利于药液扩散。

（六）小针刀疗法

针刀疗法是一种闭合性手术,所谓闭合性手术,即不打开皮肤,直接在体内进行切割松解等操作,从而达到治疗目的的手术方式。针刀既有针灸针的形体,又有手术刀的刀刃,只是这种刀刃很

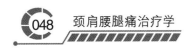

小,在刺入体内时,较易避开重要的神经、血管。

1.针刀刺入

(1)定点:主要以痛性结节、条索或感应很强的穴位为进针点,多在颈椎横突尖、棘突尖,或旁开1.0~1.5 cm,或肩胛骨内上角等处,选取3~6个治疗点。

(2)定向:一般垂直颈部皮肤进针,刀口方向应与深层神经、血管和肌纤维走行一致,但当肌纤维的走行与神经、血管的走行不一致时,则刀口方向只能与神经、血管走行保持一致,不必考虑肌纤维。

(3)加压分离:在进针到之前,先用拇指指甲沿进针方向,用力按压进针点,使其深层的神经、血管向侧方移开,避免进针刀时受到损伤。

(4)刺入:针刀紧贴拇指指甲,在加压分离后快速刺入皮肤,进针的同时不断询问患者感觉,如遇患者出现剧痛、触电、窜麻样感觉,应稍退针刀,调整进针方向2 mm,继续进针,直达病变层次。

2.针刀运行　在颈椎病的针刀治疗过程中,常用到以下几种操作方法:纵行剥离法、横行剥离法、切开剥离法、椎间孔扩大法、椎间孔松解法等。一般每次使用2~3种操作方法即能达到治疗目的。

(七)颈椎牵引疗法

颈椎牵引的主要治疗目的是拉伸紧张或痉挛的骨骼肌,并起制动的作用。通过增加椎间隙和扩大椎间孔的作用,使颈椎长度变长。牵引疗法用于某些压迫性疾病和颈椎病的治疗,如神经根型颈椎病、颈椎间盘突出症和颈项部肌肉痉挛等病症。

目前颈椎牵引疗法的基本机制仍然含糊不清,但许多临床应用又表明颈椎牵引疗法可以改变颈部疾病的病理状态。所以临床医师使用颈椎牵引疗法多是根据自己的经验,像使用的牵引带、牵引的重量、牵引的时间、疗程、颈圈和颈托等多不相同,因而疗效也不一样。这样在临床上不可避免地造成了一些错误的和试用性的颈椎牵引方法。鉴于以上情况,对颈椎牵引的研究应针对最佳的牵引重量、疗效、牵引方法、患者的体位和牵引的角度等内容。

1.牵引力　绝大多数的研究人员所采用的牵引重量在10.80~20.25 kg之间。但研究表明在临床上牵引力似乎并不是决定牵引疗效的最重要因素。

2.牵引时间　牵引多长时间最有效也是临床争论的焦点之一。研究报道所采用的牵引时间不一,差异很大,从7秒至24小时不等,但最常用的牵引时间是20~30分钟。时间因素似乎也不是决定牵引疗效的主要因素。一般的规律是:短时间牵引通常采用较大重量的牵引,而长时间牵引采用较小重量的牵引。这些治疗方法对缓解症状十分有效。采用长时间牵引疗法,较小重量的牵引即可有效地缓解患者的症状。而较大重量的牵引则有可能拉伤患者的软组织。但在采用长时间牵引疗法时,患者需要住院在医生的严密观察下进行。必要时服用镇静剂,以保持患者在长时间的牵引过程中维持在静止状态。

3.牵引方法　临床报道有以下几种。

(1)连续性牵引:持续牵引24小时或更长时间。显然,使用这种治疗方法需要极大的耐心,因此,常需要镇静剂以保持患者安静,并可降低所使用的牵引重量。

(2)持续牵引:持续稳定的短时间(通常为半个小时)和较大重量的牵引。

(3)间歇性牵引:利用一个机械装置提供脉冲或震动式的牵引方法。这是目前最受欢迎的牵引方式。

(4)手法牵引:用手来完成,这样术者可以更好地控制患者的头颈。这种方法对术者来讲非常直观,并可随时控制牵引的角度。

连续性和持续牵引疗法适用于颈部制动和牵拉,而间歇性和手法牵引适用于牵张颈椎和增加关节的活动度,并增加其他软组织对肌肉和韧带的协同作用,以及增加对颈部组织结构的血液供应。

4.牵引体位 对牵引时患者处于何种体位最好,临床上意见也不一致。最常见的体位是坐位和仰卧位。另外还有其他体位,如吊头位、侧卧位和俯卧位。在一项对小样本的研究中发现,牵引时仰卧位要比坐位的疗效好,优点如下:①使脊柱后部结构间隙分离更大;②放松作用更明显;③可降低肌肉的紧张度;④可增加颈椎的稳定性;⑤可减少为克服头部重量所需要的牵引力;⑥可减小颈椎前部的解剖曲度。一般认为,在坐位时颈部牵引应当采用大重量短时间的牵引疗法;而在仰卧位时应使用小重量长时间的牵引疗法。

5.牵引角度 临床上有关颈椎牵引时所采用角度意见是一致的。牵引时,颈部置于前倾位。前倾的角度从10°到45°不等,但是在前倾体位下牵引是取得最佳疗效所必需的(图2-44)。

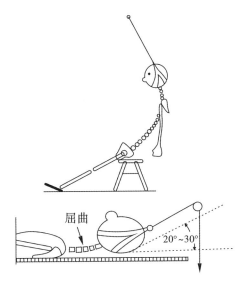

图 2-44 常用颈椎牵引体位及方法

目标导航

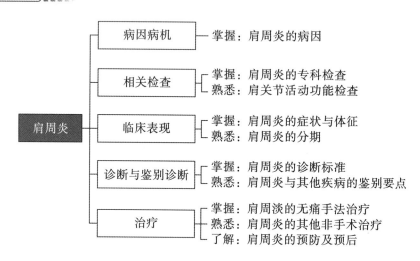

肩周炎即肩关节周围炎，指肩关节的关节囊及关节周围软组织发生的一种范围较广泛的慢性无菌性炎症，主要引起肩关节的疼痛和功能障碍，是老年骨科常见病。根据本病的活动障碍症状称作"冻肩""冻结肩""肩凝症"，因其发病年龄以 50 岁多见，又称作"五十肩""老年肩"，根据本病起病诱因又称作"漏肩风""血痹"，但以"肩周炎"为本病的通用病名。无论中医、西医，还是中西结合的文献记载较多，并且有较多的人进行本病的专题研究。

病因病机

对于以肩关节疼痛为主的肩关节周围炎，中医学早有认识。在初期，多将其归于痹证的范围，至明清时已有"漏肩风""锁肩风"的称谓。对其病因病机的认识，主要有如下几方面。

1. 外邪侵袭　由于营卫失调，腠理空疏，正气虚弱，风寒湿热之邪侵入人体，造成人体经络阻滞，气血运行不畅，从而使肌肉、筋骨关节发生疼痛、屈伸不利。

2. 劳逸过度　过度的劳累，可造成筋骨劳损，气血耗伤，而气血运行不畅可导致筋脉、肌肉失养而发病；或过度安逸、运动过少而导致气滞血凝、痹阻筋脉而发病。

3. 外伤　多因劳动过程中姿势不当，用力过猛，肢体受到挫、闪、扭等外力，造成局部筋脉受伤，日久血瘀不通，局部失养而发病；或直接因外力撞击、打击，而致局部筋脉受伤，脉络阻滞，瘀塞不通而发病。

4. 内伤七情　由于情志异常变化，导致脏腑气机紊乱，使气血不能正常运行而致筋脉失养，发生本病。

5.肝肾两亏 由于房劳或其他因素,耗伤肝肾精血,导致肝肾精血不足,使筋失所养,骨失所充,筋失所养则挛缩不用,骨失所养则骨质不坚;或本属禀赋不足,又夜麻露肩当风,致寒凝筋膜而发病。

6.气血虚衰 年老之人,脾胃虚弱,气血生化功能减退。气血生化不足,传输功能失调,外不能濡养筋骨肌肉,内不能充分灌溉脏腑,日久出现肌肉萎缩、关节僵硬而发病。

相关检查

一、专科检查

(一)望诊

1.肩部正常外观形态 正常的肩峰部呈半圆形,两侧对称。肩部前面最突出的是锁骨,其内侧端在胸骨柄处向前隆起,向外侧延伸到肩峰,锁骨就在皮下,其隆起的轮廓呈"～"形。肩部后面最突出的骨性标志是肩胛骨,它是一块三角形骨板,紧靠在胸壁上,覆盖2~7肋的后面,其内缘距棘突约5 cm。双侧对称,表面平整。

2.肩部畸形

(1)方肩:三角肌轮廓消失,肩峰显得异常突出,肩部失去正常饱满圆形膨隆形态,外观呈直角方形。可见于肩关节脱位、肩部肌肉失用性萎缩、腋神经麻痹而引起的三角肌萎缩等(图3-1)。

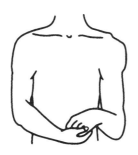

图3-1 方肩畸形(左)

(2)平肩:斜方肌瘫痪时,肩部平坦畸形。

(3)翼状肩胛:当副神经损伤致前锯肌瘫痪,向前平举上肢时肩胛骨下部翘起离开胸壁,呈"鸟翼"状,也可见于进行性肌萎缩的患者(图3-2、图3-3)。

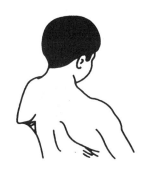 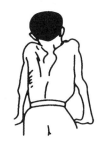

图 3-2　左前锯肌瘫痪的翼状肩胛　　　　图 3-3　进行性肌萎缩的翼状肩胛

（4）先天性高肩胛：肩胛骨高耸、短小，肩胛骨内上角可高达枕骨结节水平。若为两侧，颈项就显得非常短（图 3-4）。

（5）垂肩：患侧肩部比健侧明显低落。常见于肩关节脱位、肱骨外科颈骨折、肱骨大结节骨折、锁骨骨折。虽患者以健手托扶，但仍低于健侧。另外，腋神经麻痹和其他疾患，也有垂肩现象。

（6）肩锁关节高凸：当肩锁关节发生炎症或挫伤及半脱位时，肩锁关节高凸呈半球形。若锁骨肩峰端高度挑起，则是肩关节全脱位，不但肩锁韧带断裂，喙锁韧带也发生断裂（图 3-5）。

（7）胸锁关节高凸：当胸锁关节发生炎症、挫伤及半脱位时也可出现高凸，但不十分明显；若有明显高凸，则是胸锁关节脱位，这时受胸锁乳突肌牵拉，锁骨内端向前、向上移位（图 3-6）。

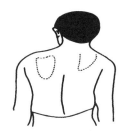 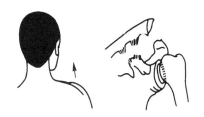 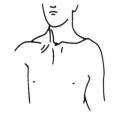

图 3-4　高位肩胛骨　　　图 3-5　肩锁关节高凸畸形　　　图 3-6　胸锁关节高凸畸形

（8）锁骨凸起：儿童的弓形高凸，多为不完全骨折；成人锁骨骨折则发生移位，呈孤立形高凸。

（9）肩胛冈上隆起：多见于冈上肌腱断裂，是冈上肌回缩形成的隆起。

3.肿胀　由于肩关节周围肌肉丰富，轻度肿胀常不易发现，检查时应注意两侧对比。

（1）肩部急性肿胀：见于急性化脓性肩关节炎、肩峰下滑囊炎。

（2）肩部前内侧与后外侧明显肿胀：见于肩关节周围软组织炎性病变。

（3）肩部前内侧肿胀：见于肩关节内积液。

（4）肩部后侧及上方肿胀：三角肌较饱满，见于三角肌下滑囊积液。

（5）肩部进行性肿胀：肿胀的同时伴有疼痛、局部组织变硬，有可能是恶性肿瘤，尤以肉瘤为多见。

（6）外伤性肿胀：任何外力造成的肩部损伤，均可出现不同程度的肩部肿胀，并且有瘀斑。

4.肌肉萎缩　肌肉萎缩是肩部疾患最常见的症状之一，一般多见于疾病的晚期。应仔细观察三角肌、冈上肌、冈下肌、胸大肌、斜方肌、背阔肌等有无萎缩。由于肩部骨折的长期固定，可发生失用性萎缩，或由于肩关节周围炎、肩部肿瘤、肩关节结核时肩部活动受限而致的肌肉萎缩。另外，腋神经损伤所致三角肌麻痹，肩部也出现萎缩。麻痹性与失用性萎缩可引起肩部运动功能障碍，或发生肩关节脱位。

（二）触诊

肩关节是人体活动性最大的关节,周围软组织结构十分复杂,是临床上软组织病变的多发部位。触诊时触摸各肌肉附着点及其肌肤是非常重要的,并注意有无压痛、肿物及条索等病变。

（三）叩诊

上臂轴性叩击痛:患者肘关节屈曲90°,检查者在鹰嘴下方向上叩击(直接或间接叩击法),由肘下沿肱骨纵轴向肩关节至肩峰传导,如某处有病变时,病变部位可出现疼痛。

二、肩关节功能活动检查

肩关节是人体活动性最大的关节。它的活动部分包括盂肱关节、肩锁关节、胸锁关节及肩胛胸壁关节和三角肌下关节(后两个关节不是解剖学的关节而是生理学上两个相互活动面的连接,也称为生理学的关节),上述任何一个关节发生病变都可影响整个肩部运动。检查肩关节的主要活动主要包括前屈、后伸、上举、外展、内收、外旋、内旋,组成肩关节的各个关节都要检查。

通过主动运动和被动运动的检查方法可判断患者是否有活动受限。主动运动,是患者通过自主运动肌肉来完成活动;而被动运动则是术者通过活动患者的肢体来检查活动范围。肩部活动的检查应双侧同时进行,以兹比较。如患者主动运动有困难,可做被动运动。如主动运动正常,则无须做被动运动。

（一）主动运动

站立时两臂垂直于身体旁的位置是0°,即中立位。正常的肩关节可以做以下各种活动。

1. 外展　在躯体侧方上抬手臂,正常可达90°,呈水平位,外展肌为三角肌中部和冈上肌。

2. 上举　正常可达到180°,上肢与头颈呈一水平直线,是前屈和外展的最后结果,上举肌为三角肌、冈上肌、斜方肌和前锯肌。

3. 内收　正常可达20°～40°,肘部接近躯干腹侧正中线,用手能触摸到对侧耳部。内收肌为胸大肌、背阔肌、大圆肌、三角肌(前部及后部肌纤维)、喙肱肌和肱三头肌(长头)。

4. 前屈　正常可达90°,水平位前屈135°,前屈肌为三角肌的前部、胸大肌、喙肱肌和肱二头肌。

5. 后伸　正常可达60°,水平位40°～50°,后伸肌为背阔肌、大圆肌、三角肌后部和肱二头肌(长头)。

6. 内旋　正常可达45°～70°,内旋肌为肩胛下肌、大圆肌、三角肌(前部纤维)、胸大肌和背阔肌。

7. 外旋　正常可达45°～60°,外旋肌为冈下肌、小圆肌和三角肌(后部纤维)。

（二）被动运动

主动运动不能或受限的患者,必须分别测定肩肱关节与肩胸关节的被动运动。在检查过程中,患者应完全放松,如果患者紧张、害怕或对检查不放心,其肌肉就会紧张,影响关节的活动,妨碍被动运动检查。检查被动运动时,检查者可一手检查,另一手固定肢体。运动受限可有不同的方向和程度,表示不同的临床意义。如肩周炎各个方向运动均受限,旋转运动受限明显,提示肩周炎;冈上肌腱损伤,肩外展60°～120°时,损伤处与肩峰相摩擦,引起疼痛,称为疼痛弧。新鲜骨折、脱位、肩袖损伤,患者只能进行极少的主动外展运动。

肩部主动运动障碍的原因很多,主要归纳为以下三类:①肌无力;②软组织挛缩(关节囊、韧带或肌肉);③骨性因素(关节骨性融合或骨赘)。仅主动运动受限,被动运动正常,多为肌无力所致;而主、被动运动均有障碍,则着重考虑其他两个因素。

(三)特殊检查

1.杜加斯(Dugas)征　又称搭肩试验或肩内收试验。患者肘关节屈曲,手放在对侧肩部,正常时肘关节能与胸壁相贴,为阴性。若肘不能贴近胸壁或肘能贴近胸壁而手不能搭在对侧肩部,或者两者均不能,则为阳性(图3-7)。见于肩关节脱位。

2.叶格森(Yergason)征　又称肱二头肌紧张试验。嘱患者屈肘90°,然后用力屈肘并外展前臂使上臂旋外,检查者给以阻力,如肱骨结节间沟部疼痛及有肱二头肌长头腱滑出为阳性(图3-8)。见于肱二头肌长头腱炎或肱二头肌长头腱滑脱。

3.汉密尔顿(Hamilton)征　又称直尺试验。正常时肩峰位于肱骨外上髁与肱骨大结节连线之内侧。检查时,用一直尺贴于患侧上臂外侧,使直尺靠近肱骨外上髁,然后向肩峰靠近,若直尺贴于大结节即为阴性,若直尺直接贴于肩峰,即为阳性(图3-9)。多见于肩关节脱位。

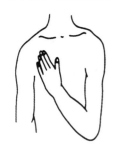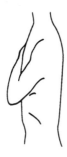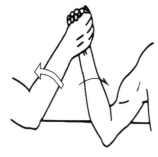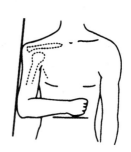

图3-7　杜加斯征阳性　　　　图3-8　肱二头肌紧张试验　　　　图3-9　汉密尔顿征阳性

4.道巴恩(Dawbarn)征　患肢上臂贴近胸壁侧面,肩峰前缘下方可有触痛,上臂外展,滑囊移行于肩峰下,触痛消失,为阳性。见于急性肩峰下滑囊炎。

5.落臂试验　检查时嘱患者站立,将患肢被动外展90°而后放松并嘱患者将患肢缓慢放下,若出现患肢突然直落于体侧,而不能缓慢放下,为阳性。见于肩袖损伤或冈上肌腱炎。

6.梳头试验　梳头的动作由肩关节前屈、外展和外旋综合完成。梳头时若肩部出现疼痛和运动受限或不能进行则为阳性。见于肩关节周围炎、腋神经麻痹、关节囊粘连等肩关节疾患。

7.疼痛弧试验　用于检查冈上肌肌腱炎。当肩关节主动或被动外展时,在60°~120°范围内由于冈上肌肌腱在肩峰下摩擦而产生疼痛为阳性,这个外展疼痛区称疼痛弧(图3-10)。肩锁关节病变的疼痛弧在肩关节主动外展150°~180°(图3-11)。

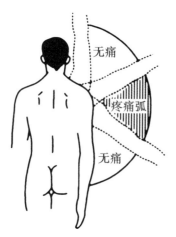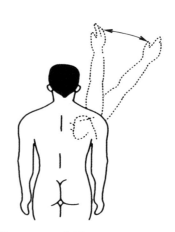

图3-10　冈上肌腱病变引起的肩外展疼　　　图3-11　肩锁关节病变疼痛弧
　　　　　痛弧(60°~120°)　　　　　　　　　　　(150°~180°)

8. 冈上肌肌腱断裂试验　检查时嘱患者外展患肢,当外展开始的 30°~60°,可看到三角肌用力收缩,但不能继续外展举起上臂,越用力肩越高耸;当被动外展上肢超过 60° 后,又可主动外展上举患肢,为阳性。见于冈上肌肌腱断裂或撕裂。

9. 反弓抗阻试验　检查时嘱患者坐位,并将患肢上举过头顶,患者由后向前做投掷动作,同时检查者以手拉住患侧手施加阻力,如肩部有疼痛为阳性。见于肩峰下滑囊炎。

10. 肩三角检查　正常时一侧的肩峰、喙突、大结节三点组成一等腰三角形(图3-12),且两侧对称。检查时仔细触摸,若三角形破坏时,与健侧不对称,即为阳性。表示有骨性关系改变。

11. 撞击试验　检查者一手固定肩胛骨,防止旋转,另一手抬起患侧上肢,做前屈及外展动作,使肱骨大结节与肩峰撞击,疼痛时为阳性(图3-13)。见于冈上肌肌腱炎等。

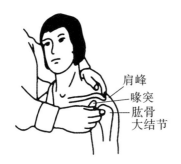

图3-12　肩三角检查

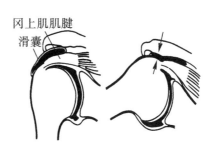

图3-13　撞击试验机制图解

12. 摸背试验　检查时嘱患者患肢后伸,手指尖向背部对侧肩胛骨触摸,正常时可触及肩胛下角以上,此为肩关节后伸、内旋活动,肱二头肌长头腱鞘炎时,此活动明显受限(图3-14)。

13. 惧痛试验　检查时患侧上肢放在外展外旋位,做投掷姿势,此时肱骨头向前与前关节囊相压撞,如盂唇有病变,则肩剧痛,有不稳定趋势(图3-15)。如果患者患有其他肩关节前部病变,比如肌腱炎或滑囊炎,患者会抵抗前臂向后的运动以避免疼痛。

14. 肩胛胸壁关节检查　患者放松肩部肌肉,检查者一手顶推患者肩胛骨外侧缘,另一手在其内侧缘由皮外插到肩胛、胸壁之间隙,触及有无突起、压痛,以及肩胛骨之活动,如手指不能插入,且有压痛与活动受限,即为阳性(图3-16)。见于肩胛骨与胸壁之间有粘连性病变。

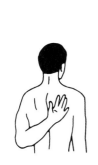

图3-14　摸背试验

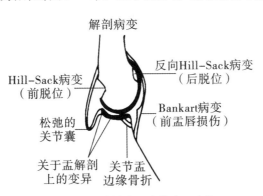

图3-15　肩前方不稳的病理变化

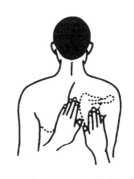

图3-16　肩胛胸壁关节检查

15. 肩关节稳定检查

(1)站立位检查:患者站立,腰向前屈 45°,臂部放松下垂,检查者一手固定肩胛颈部,另一手从后方将肱骨头向前压,可查出肩前方不稳(图3-17)。肩稍屈曲向下,向后推肱骨头,可检查肩后方不稳(图3-18)。将肱骨头向下牵拉时,可查出肩下方不稳(图3-19)。

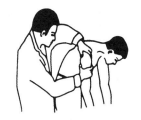 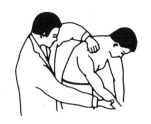 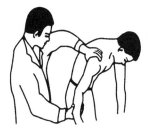

图 3-17　前屈 45°,臂放松下　　图 3-18　前屈 45°,臂放松下　　图 3-19　检查下方不稳
　　　　　垂,检查前方不稳　　　　　　　　　垂,检查后方不稳

（2）卧位检查:患者仰卧于诊查台边缘,患肩外展 90°,检查者托住臂部,一手固定肩胛颈,另一手托住肱骨近端向前、后、下方加压,以检查各方向不稳的情况(图 3-20)。受损的一方肱骨头的活动度加大,并有滑出关节盂的感觉及疼痛。需双肩对比检查。前、后向移位,可用腋位 X 射线片记录,下方移位可用正位片记录。

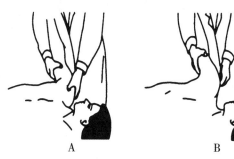

A.下压肱骨头检查后方不稳;B.从肱骨头后方向前压,以检查前方不稳。

图 3-20　仰卧位肩关节稳定检查

临床表现

肩周炎的临床特点是发病缓慢,逐渐出现肩关节疼痛与关节的活动限制。

一、发病率

50～60 岁发病率最高,40 岁以下很少见。男女之比 1∶3,左侧较右侧多,也有不少双侧同时患病,但在同一侧肩关节很少重复两次发病。临床观察发现,患有全身代谢性疾病、营养不良、心脏病、肺结核、肺肿瘤或精神病者,较正常人易患肩周炎。

二、症状

发病缓慢,大多无外伤。肩周炎的表现为一种特殊的临床过程,即病情进展到一定程度后既不再发展,继而疼痛逐渐减轻乃至消失,关节活动也逐渐恢复。整个病程较长,常需数月至数年之久。最初的症状是疼痛、肌肉无力、活动障碍。疼痛为最突出的症状,夜里加重,常因此影响睡眠或从梦中痛醒。此种疼痛可以引起持续性的肌痉挛。疼痛和肌痉挛可以局限在肩部,也可以向上放射至枕部,向下达腕部及手指;也有的以肩关节为中心向后放射至肩胛区,向前到胸部;也有的放射到三角肌、肱二头肌、肱三头肌,直达前臂的桡侧。

慢性肌痉挛引起的肌肉疼痛、压痛可以混淆诊断,如胸大肌痉挛可以似心脏病发作;斜方肌、三角肌、前臂伸肌痉挛可被认为颈椎病;背阔肌疼痛又可误作胸部或腋部疾病。要注意区分根性神经痛和肌肉的慢性痉挛性疼痛;前者呈刺痛,符合根性分布区域;后者模糊,不明确,没有特定分布范围,腱反射亢进而非抑制。

三、体征

(一)肩部活动严重受限

尤其是患肢需要外展、外旋时,患者常以耸肩协助完成,触诊时可感觉到肩胛骨随之向上运动,说明粘连已存在。检查肩关节活动时可用摸口及摸背两个常用动作判定。

1.摸口试验 正常手在肩外展上举时,中指尖可触至对侧口角。受限程度可分为:轻度,仅触及对侧耳翼;中度,仅触到顶枕部;重度,达不到顶枕部。

2.摸背或摸肩胛试验 为肩内收、内旋动作,正常中指尖可经背后触及对侧肩胛下角。轻度受限者可屈90°,中指能过背中线;中度受限者达不到背中线;重者仅能过同侧腋后线。

(二)肌肉萎缩

病程较长者,可出现患侧冈上肌、冈下肌和三角肌的肌肉萎缩,常以三角肌萎缩最明显,同时可有背阔肌等肩背部肌肉痉挛。

四、X射线表现

肩关节是人体活动度最大的关节,可以在3个轴面上运动,以满足人类活动的需要,同时也是稳定性相对较低的关节。这种功能是与其结构特点密不可分的,肩部除骨性结构外,周围包绕着许多肌肉、韧带、滑囊等软组织,其中关节周围的肌肉如肩袖肌群、三角肌、肱三头肌、肱二头肌等,在这些活动中起到非常重要的作用。肌肉的收缩、牵拉和舒张使肩部各种运动得以完成。由于频繁的活动,使肌肉易发生病变,肩部出现疼痛等临床症状及功能障碍体征。由于软组织在X射线片上显示不清,因此,其病变不易显示,多呈阴性,但如果病变长期、持续发展,可使局部软组织发生渗出、水肿或钙化等病理变化,使其正常的生理功能减弱或消失,从而通过不同体位的X射线片间接或直接表现出来。

退行性肩关节炎典型的X射线表现常见于肩锁关节,而盂肱关节仅显示轻微变化。X射线可显示肱骨大结节凹陷并硬化。沿肱骨解剖的关节囊附着部可出现囊性变及不规则骨硬化。于晚期,大、小结节骨萎缩,肱骨可向上方半脱位,关节间隙变窄,关节端边缘部骨刺形成,新骨形成很少,而以关节盂边缘硬化为最常见。

五、病理分期

根据本病的临床表现及病理变化,其发展过程可分为:急性期、粘连期和缓解期。

1.急性期 病期1~3个月,患者的主要临床表现是疼痛。其关节活动受限,是由疼痛引起的肌肉痉挛,韧带、关节囊挛缩所致,故肩关节尚能有相当范围的活动度。

2.粘连期 病期2~3个月,本期患者疼痛已明显减轻。临床表现为肩关节活动严重受限。肩关节因肩周软组织广泛粘连,活动范围极小,做外展及前屈运动时,肩胛骨随之摆动而出现耸肩现象。

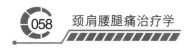

3. 缓解期　为本症的恢复期或治愈过程。本期患者随疼痛的消减,肩关节的挛缩、粘连逐渐消除而恢复较多的活动,但也有个别患者肩肱关节完全强直。

患者常因害怕损伤患处而将臂垂于体侧,令其作肩关节活动时,只能缓慢地逐渐进行。可有肌肉痉挛,尤其是斜方肌。病程长者冈上肌、冈下肌及三角肌可出现明显的肌萎缩。肱二头肌间沟大多有明显的压痛,用拇指推动肱二头肌可加重疼痛,说明其是疼痛的主要来源。若将肱二头肌置于张力位,例如,将上臂外展、外旋肩关节后伸,肩关节外旋肘关节伸直位;肩关节前屈内收;肘关节伸直位并对抗阻力时均可使疼痛加重。

检查盂肱关节活动时一定要固定肩胛骨。如果感到肩胛骨随之向外转动,说明肩关节已有粘连。在早期疼痛还可忍受时盂肱关节的活动可以不受限制,但也可有一些内外旋受限。举臂至头顶困难,梳头、穿脱衣服、系腰带等动作受限,但以外展、外旋、后伸障碍最显著,如肩关节外展时,出现典型的"扛肩"现象(图3-21)。

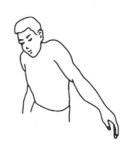

图3-21　肩周炎的"扛肩"现象

在粘连期盂肱关节的活动减少,甚至完全丧失肩肱节律,上肢呈悬垂内旋位,任何活动都会引起肩部疼痛。疼痛严重、肌痉挛明显者,可以出现血管痉挛。此时手轻度苍白、浮肿,腕及手指关节僵硬,有的出现反射性营养障碍。

诊断与鉴别诊断

一、诊断

结合病史和典型的肩关节疼痛、僵硬、主动及被动运动受限等特征,诊断该病并无困难,必要时还需要结合X射线检查,并与其他病症相鉴别。西医诊断标准主要有以下几个方面。

1. 好发人群　本病多见于50岁左右的人群,非体力劳动者好发。

2. 病史　肩部可有外伤、劳损,可有代谢障碍、内分泌紊乱或感受风寒湿邪的病史。

3. 疼痛　开始呈阵发性钝痛,以后逐渐呈持续性酸痛或刺痛,昼轻夜重,睡眠时常被痛醒;病程较长,疼痛可向颈、耳、前臂和手放射。

4. 压痛点　常见于喙突、肩峰下、结节间沟、肩后部、肩胛内侧缘等。

5. 肩部功能受限　以外旋、外展高举及背手的动作最为困难。

6. 肌萎缩　常见于三角肌、冈上肌、冈下肌等,腋窝的前后臂,胸大肌筋膜、背阔肌筋膜均呈痉挛僵硬状态。

7. X射线摄片检查　肩关节多为阴性,一般可无明显的骨质改变,少数病例可见如下表现。

(1)肩峰下脂肪线增粗、模糊或消失,阳性率为10%～15%。肩峰下脂肪线是三角肌筋膜上的一层很薄的脂肪层在X射线上的影像。它位于肩峰下滑囊和冈上肌肌腱的周围,呈一个三角形的透亮区,逐渐向下移行为一细线状的透亮影(宽度<1 mm)。在肩关节过度内旋位作X射线摄片,由于肩部肌肉滑囊的炎症水肿,可使脂肪线变模糊或消失。它往往于病程的早期出现。

(2)肩部软组织内可有钙化斑。其阳性率为4%。可位于关节囊、滑囊、冈上肌腱、肱二头肌长头腱、肩峰处。

(3)肱骨头关节面骨皮质坏死,骨质疏松,假性囊肿形成。出现率为32%。

(4)肱骨大结节骨皮质局限性密度增高(48%),松质骨密度减低(30%),骨赘形成。

(5)关节盂边缘模糊,不规则。出现率为50%左右。

(6)关节囊造影可见关节囊萎缩,关节囊下部皱褶消失。

二、鉴别诊断

1. 颈椎病

(1)颈椎病病变在颈椎,肩周炎病变在肩关节及其周围软组织。

(2)颈椎病的疼痛与颈神经根的分布一致,而肩周炎的疼痛与神经的分布不一致。

(3)颈椎病颈椎活动受限,而肩周炎肩关节活动受限。

(4)肱二头肌长头腱试验,屈肘90°前臂旋前位,患者用力旋后结节间沟处疼痛为阳性。肩周炎为阳性,颈椎病为阴性。

(5)肩周炎肩关节造影关节囊缩小。颈椎病(神经根型)关节囊无此变化。颈椎病X射线片显示滑膜关节和椎间隙变窄,颈椎生理前凸消失,受累的椎间隙变窄,相邻两个椎体的前缘和后缘有唇样增生。CT或MRI显示椎管狭窄,椎间孔缩小或椎间盘退变、膨出或突出,压迫神经根。

2. 肱二头肌长头腱鞘炎

(1)肱二头肌长头腱鞘炎肩部疼痛部位在前方,也可向三角肌或上臂放射,而肩周炎疼痛范围比较广泛。

(2)肱二头肌长头腱鞘炎压痛点在结节间沟内的肌腱及腱鞘处;而肩周炎压痛比较广泛,如肩峰下、喙突下、结节间沟及肱骨大小结节等处。

(3)肱二头肌长头腱鞘炎多数患者肩关节活动无受限,少数患者肩关节上举及旋转受限。

(4)肩周炎肩关节造影显示肩关节囊缩小,而肱二头肌长头腱鞘炎肩关节囊无改变。

3. 肩峰下滑囊炎

(1)有外伤史,多为青年人。

(2)肩部疼痛主要在肩峰部,肩峰下有压痛,当肩关节外展超过120°时,滑囊移至肩峰下,原压痛点消失。

(3)肩关节前部明显肿胀,三角肌前缘处向外突出呈哑铃形。从三角肌后缘处加压时,三角肌前部膨出,反之亦然。

4. 冈上肌腱炎

(1)肩部疼痛在外侧,三角肌附着点和冈上肌止点处,可向肩部附近放射。

(2)上臂外展60°,肩部开始疼痛,当上臂外展上举至120°以后疼痛消失,60°～120°为疼痛弧,上臂由外展上举放下时,在120°～60°又出现疼痛。

(3)当冈上肌腱发生钙化时,肩部疼痛加重。冈上肌腱钙化时,X射线片可见冈上肌腱有钙化阴影,称钙化性冈上肌腱炎。

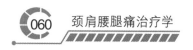

5.肩袖损伤

（1）肩袖损伤多发生在肌腱止点处,尤其是冈上肌止点处。

（2）中、老年有轻微外伤史,青年人有明显外伤史。

（3）受伤时可听到肩部有响声,肩顶部剧痛,6~12小时疼痛最剧烈。

（4）上臂外展上举60°~120°有疼痛弧,上臂由外展上举放下时,在120°~60°又出现疼痛。

（5）肩关节被动活动不受限。

（6）肩关节造影显示肩峰下滑囊与关节腔相遇,诊断肩袖完全性损伤。

治　疗

肩关节周围炎的治疗,可分为非手术疗法和手术疗法两大类。其中非手术疗法是治疗本病的主要手段。治疗中常用且疗效比较显著的非手术治疗方法主要有以下几种。

一、手法治疗

（一）方法一

1.治则　早期以舒筋通络、活血止痛为主,强调适当制动;后期应以舒筋通络、滑利关节、主动被动锻炼相结合为主。

2.穴位及部位　肩髃、肩髎、大椎、肩前、曲池、肩贞、膈俞、肩中俞、臂臑、巨骨、天宗、外关、外极泉、三角肌、冈上肌、上臂内外侧肌肉。

3.手法　拿揉法、点按法、推揉法、拿法、擦法、摇法等。

4.方解　取手阳明经穴肩髃以疏通阳明经气,疏风散寒,利节止痛;手少阳经穴肩髎以疏通少阳经气,散风利湿,利节除痹;二穴共用以舒筋通络、化瘀止痛,为主穴。取经外奇穴肩前以疏通经络,散寒除湿止痛。取手阳明经合穴曲池以疏通经气,利节舒筋,调理气血;配督脉与手足三阳经会穴大椎以疏风散寒,通经活血;配手太阳经穴肩贞、膈俞、肩中俞以疏通太阳经气,解表散寒,通络止痛;配手阳明经穴臂臑、巨骨以疏通阳明经气,通络活血;配天宗以通络止痛;配手少阳经络穴外关,以祛邪通络,利节止痛;配经外奇穴外极泉以活血通络止痛;点揉三角肌、冈上肌、上臂内外侧肌肉缓解病变肌肉痉挛,化瘀养血,促进病变组织的恢复。诸穴配伍,共奏祛风寒、除痹痛、利筋节之功效。

5.操作　患者取坐位或卧位。

（1）肩前,结合肩关节外旋、外展被动运动。肩外缘,结合肩关节后伸、内旋活动。肩后缘,结合肩关节前上举、内收等活动。

（2）揉肩井、天宗、曲垣、肩髃、肩贞、曲池等穴及用掌根按揉肩部肌肉。然后在肩前肱二头肌长短头、肩外三角肌、肩后冈上肌和冈上肌各痛点处施以揉接拨络及持顺手法以剥离肩部粘连,松解肩部肌肉。

（3）摇肩关节,如在急性期,摇的幅度要小,随着肩痛的缓解、功能的恢复而增加摇的幅度和力度。亦可合用后扳上提法。

（4）搓肩关节:一手按住肩前部,另一手掌按于肩胛骨部,相对用力以掌根鱼际揉搓肩关节。此外还需搓揉三角肌、前臂及上臂。

（5）抖上肢,依外展角度、功能活动程度而施行抖法。

（二）方法二

手法疗法是治疗肩关节周围炎的常规方法之一，经局部直接作用或经络系统及一些特定部位的刺激，有效地解除疼痛，恢复肩关节的功能。由于本病急性期主要以肩部疼痛为主，肩关节功能受限不严重，而慢性期则疼痛渐趋不明显，肩关节功能明显受限，故手法治疗亦应有所差异，具体操作如下。

1. 急性期

（1）按揉肩背部：患者取坐位，术者立于患者侧后，用手的掌根部自健侧起按揉颈肩、肩背部，并逐渐过渡至患侧颈肩、肩背部（图3-22），以使患者放松患侧的紧张或痉挛。

（2）拿揉肩部及上肢：术者立于患侧，一手握住患侧上肢腕部，用另一只手的拇指和其余四指拿住颈肩交汇处的肌肉，然后施以拿揉手法，即拇指和其余四指均呈旋转状，并逐渐向肩关节处移动，滑过肩关节后再依次向上肢的上臂、前臂移动（图3-23）。

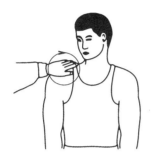
图3-22　按揉肩胛部

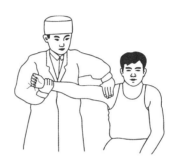
图3-23　拿揉肩部及上肢

（3）滚动肩部：术者以一手背的尺侧附着于患肩的前缘、外缘及后缘，然后施以屈腕和前臂旋转动作，并逐渐滚动前进。在施行滚法的同时，以另一手握住患侧的手腕或肘部，使患侧配合进行轻度的肩外展、内旋、外旋、后伸、上举等动作（图3-24）。

（4）指推理筋：术者立于患者患侧，一手扶住患者的肩峰处，用另一手的拇指着力于肩周肌肉或肌腱的起点，然后沿着这些肌肉或肌腱的走向，均匀和缓地向前推动拇指（图3-25）。

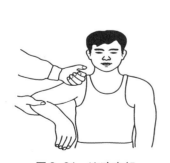
图3-24　滚动肩部

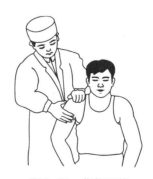
图3-25　指推理筋

（5）外展摇肩：术者立于患者患侧，一手扶住患肩上肢的腕部，牵引上肢外展，然后两手握住腕部，以肩关节为轴心，进行旋转划圈活动，幅度由小而大，反复多次。最后，一手握住患侧腕部，另一手拿捏患肩及上肢肌肉（图3-26）。

（6）摩擦肩周：患者取坐位，术者立在其侧，以一手自患侧颈部沿肩峰与肩胛区反复摩擦5～10分钟，再自患肩上部向肘部、腕部向下摩擦，以皮肤微红为度（图3-27）。

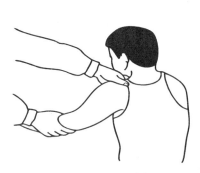

图 3-26 外展摇肩

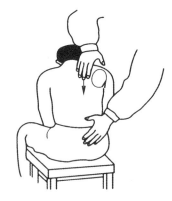

图 3-27 摩擦肩周

（7）按揉压痛点：患者取坐位，术者立于一侧，根据压痛点的位置不同，操作手法也有不同。

1）喙突处压痛点：一手握住患侧手部，使患肩外展、外旋，另一手以拇指从喙突至上臂的内上方弹拨，并用拇指按揉。

2）肩后部压痛点：术者一手握患侧肘部将上臂内收，另一手拇指在肩后部从冈上窝至上臂后侧进行按揉。

3）大结节压痛点：术者一手握住患侧腕部将其外展，另一手拇指从冈上窝至肱骨大结节进行拨筋，继而按揉。

4）结节间沟压痛点：术者一手握患侧腕部将患肩后伸，另一手拇指沿结节间沟进行拨筋，进而按揉。

5）肩胛骨内缘压痛点：术者一手握患侧前臂使患肩内收，另一手拇指沿肩胛骨内缘从上到下进行拨筋，继而按揉。

（8）弹拨三角肌：患者取坐位，术者立于一侧，一手将患侧腕部或肘部握住，并使之外展，另一手的拇指和其余四指对称捏住肩部的三角肌、肱二头肌肌腱进行弹拨 3～5 次。

（9）点按腧穴：患者取坐位，术者立于一侧，一手将患侧前臂握住使之内收，另一手以拇指点按肩贞、臑俞、天宗、曲垣；然后将上臂外展，点按肩髃；曲肘点按曲池、手三里、养老等穴。

（10）牵拉抖动患肩：患者取坐位，术者立于一侧，双手握住患侧腕部使之外展，患者以身体自重作固定，术者用力牵拉患侧上肢，并一松一拉 5～7 次后，再抖动患侧上肢。

（11）搓动上肢：患者取坐位，术者立于后外侧，两手分别以掌面夹住上肢近端，然后两手一前一后搓动上肢，并逐渐向远端移动，直至腕部，反复数次。

（12）叩击肩背部：患者取坐位，术者立于其后，两手合十，五指分开，然后叩击肩峰至颈部 2～3 分钟。术毕，两手虚握，交替捶叩患侧肩背部 2～3 分钟。

2. 慢性期 由于慢性期的临床特点是以肩关节功能活动受限为主，推拿治疗时应在前述有关手法的基础上，着重施以松解粘连，活动牵拉肩关节的手法为主。

（1）推扳肩周肌肉：患者取坐位，术者立于其后，先用双手将斜方肌拉向下方，再将肱二头肌腱和三角肌拉向下方，提拉胸大肌，最后将冈下肌、小圆肌、大圆肌向下推扳（图 3-28）。

（2）扩胸：患者取坐位，两上肢屈肘上举，使两肩呈外展状态。术者立于其后，用双手托其两肘，腹部抵患者背部，托两肘向后做扩胸动作（图 3-29）。

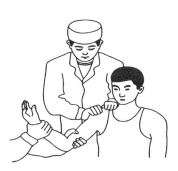

图 3-28 推板肩周肌肉

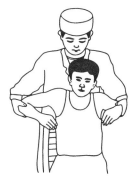

图 3-29 扩胸

（3）抱肩向前牵引肩关节：患者取坐位，双手臂紧抱双肩。术者立在其后，用腹部顶住患者背后，紧握患者双手腕，用力向后牵拉（图 3-30）以使肩关节向前牵引。

（4）挤压肩部肌肉：患者取坐位，术者蹲于患肩一侧，患者将患肢搭在术者肩上，术者双手四指交叉放于肩顶，以双手掌根放置于肩前、肩后，抱住患肩，用力夹持挤压肩部肌肉，并向上滑行，与此同时，将患肢徐徐向上抬起（图 3-31）。

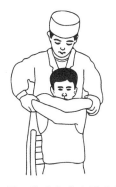

图 3-30 抱肩向前牵引肩关节

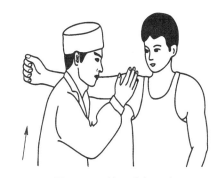

图 3-31 挤压肩部肌肉

（5）环转肩部：患者取坐位，术者蹲于患肩一侧，患者将患肢放在术者肩上，术者的双手前后环抱患肩，用力抱紧。此时术者用身躯带动患肢，以肩关节为轴心，作逆时针、顺时针的旋转。如肩关节活动功能受限程度不很严重，术者可立在患侧稍后方，一手扶住患者，另一手托住肘部，以肩关节为轴心做环转运动，幅度由小到大。然后术者一手托起前臂，使患者屈肘，患臂内收，患侧之手搭在健侧肩上，再由健肩绕过头顶到患肩。

（6）牵拉后扳肩关节：患者取坐位，术者站在患者健肩稍后方，以一手扶住健肩，另一手握住患侧腕部，防止患者上身前屈，从背后将患肢向健侧牵拉，逐渐用力，加大范围，以患者能忍受为度。

（7）牵引肩关节：患者取坐位，术者立于患肩一侧，然后一手握于患肩肩峰上，另一手则握住患肩腕部，协助肩部作前屈、后伸、内收、外展等活动。

（8）提抖肩关节：患者取坐位，术者立在患肩外侧，用双手握住患肢腕部稍上方，将患肢提起，用提抖的方法向斜上牵拉，活动幅度逐渐加大，力量也由小而大。

（9）搓动患肢。

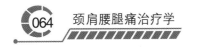

二、物理治疗

（一）拔罐

1. 火罐　取肩贞、肩前、天宗，以及压痛点。根据不同部位肌肉的厚薄，选择大小合适的火罐，用镊子夹住点燃的酒精棉球，伸入罐内旋转 2～3 圈，立即拿出，随即将罐扣住治疗部位，留罐 5～15 分钟，隔日 1 次，10 次为 1 个疗程。

2. 刺络拔罐　取肩髃、肩髎、肩井、天宗、肩贞。每次选 2～3 穴，以梅花针叩刺或以三棱针点刺所选腧穴，然后火罐拔吸 10～15 分钟。隔日 1 次，10 次为 1 个疗程。

3. 药罐　取压痛点，以及肩髃、肩髎、肩贞、臂臑、肩前等穴。煮罐所用药物处方：白芷 12 g、威灵仙 12 g、桑枝 9 g、细辛 9 g、乳香 6 g、没药 6 g、千年健 6 g、透骨草 9 g、伸筋草 9 g。将上述药物煎煮至沸腾，然后投入大小不等的竹罐煮 5～8 分钟，迅速夹出，使口朝下，甩净水珠，迅速投入另一手持的毛巾中将水吸干，立即将干热的竹罐扣在所选腧穴处，每次选 5～7 穴，留罐 10 分钟，每日 1 次，10 次为 1 个疗程。

（二）刮痧

取天柱、颈夹脊、定喘、肩井、附分、魄户、膏肓、天宗、肩贞、肩髃及压痛点。患者取坐位，术者立于患肩后方，在上述穴位及连线处涂以红花油，一手扶住患肩，另一手持刮痧板自天柱沿颈夹脊向下刮至定喘穴附近，再由定喘处刮至肩井穴处，再从附分由上向下刮至膏肓处，从膏肓处再刮至天宗穴处，再刮拭肩前、肩后、外侧，重点在肩贞、肩髃、压痛点处刮，均刮至皮肤变潮红为度，每周 1 次，5 次为 1 个疗程。

（三）经皮神经电刺激治疗

近年来国外推崇经皮神经电刺激（TENS）疗法。李仲廉采用 TEHNS 疗法，将电极置于最明显的痛点及配合同侧合谷穴，选用 D-D 波幅，电刺激 30 分钟，有明显的疗效，但常需反复治疗才能使效果持久。

三、药物治疗

（一）中药治疗

总的原则为补气血、益肝肾、温经络、祛风湿，在临床实际中辨病结合，辨证施治。

1. 年老体弱、血亏较重者　可用当归、鸡血藤汤加减。方剂组成：当归、熟地、鸡血藤各 15 g，白芍、丹参各 9 g，桂圆肉 6 g。

2. 以疼痛症状为主，粘连较重者　可选用伸筋草加减。方剂组成：地龙 500 g，制马钱子、红花各 350 g，汉防己、乳香、没药、骨碎补、五加皮各 150 g，粉碎为末装入胶囊，每囊 0.15 g，每次 5 粒，每日 3 次，15 天为 1 个疗程。休息 5 天，开始下 1 个疗程。

3. 更年期患肩周炎者　可服调整内分泌处方。方剂组成：金银花 30 g，薏米 25 g，当归、炒白芍、党参、桔梗、白芷、厚朴、云苓、法半夏、干姜、桂枝、麻黄、苍术、枳壳、陈皮、红花、大贝母、防风各 10 g，川芎 8 g，水煎服，每日 1 付，连用 5 付。

4. 有卒中后遗症半身不遂合并肩周炎者　可酌用如下配方：熟地、续断、当归、寄生各 60 g，胆星、乳香、没药、姜活、独活、赤芍、红花、生姜、栀子、秦艽、姜黄、郁金香各 30 g，人参、制马钱子各 15 g，小白花蛇 3 条，共为细末作蜜丸。每次 10 g，每日 2 次，1 付药为 1 个疗程。

以上所列包括全部临床实际情况，应当根据实际灵活采用和加减，如果外感史明显，符合风寒湿痹可选"三痹汤""独活寄生汤"等。中成药如养血荣筋丸、补肾强身片、小活络丹、大活络丹等酌情选用。除了内服中药外,对急性疼痛可配合外敷中药的方法或外贴伤湿止痛膏、宝珍膏、祖师麻等。笔者常用外敷处方组成:胡椒、红花各 30 g,五加皮、干姜各 60 g,共研细末以陈醋拌为糊状,敷于患肩,每日 2 次,每次 2 小时,可较快缓解疼痛。

(二)西药治疗

疼痛较剧可给予阿司匹林 300 mg,每日 3 次;或吡罗昔康 20 mg,每日 1 次;或强筋松 0.2 g,每日 3 次,吲哚美辛 25 g,每日 3 次;均饭后服用。亦可选用曲马多、奥沙新片。一般不主张使用麻醉性镇痛药。

四、针灸治疗

针灸疗法是治疗肩关节周围炎有效的方法之一,尤其对病程较短、临床表现以疼痛为主的早期患者,疗效更为显著。即便是病程较长者,若配合其他疗法,也能取得较好疗效。常用的方法如下。

(一)体针

1.毫针　取肩髃、天宗、肩髎、巨骨、肩前、肩贞、臑俞、压痛点、曲池、合谷、四渎、阳池(图 3-32)等处。

嘱患者取坐位,上臂处于外展位,肩髃、肩髎可向极泉方向针刺 2~3 寸;巨骨、天宗须上臂内收,可针 0.5~0.8 寸;肩前、臑俞、肩贞亦须内收上臂,可直刺 1.0~1.2 寸;曲池需立拳屈肘,直刺 0.8 寸左右,有针感下行;合谷直刺 0.8~1.0 寸;四渎、阳池针 0.5~0.8 寸。每次取 3~5 穴,留针 30 分钟,每日 1 次,10 次为 1 个疗程。

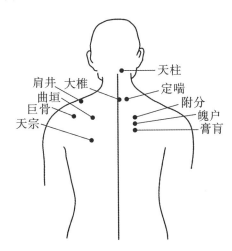

图 3-32　背部常用腧穴

2.梅花针　取 $C_{5\sim7}$、$T_{1\sim4}$ 的患侧,肩关节周围。肩部活动障碍者加肩胛冈上、下、$T_{5\sim10}$ 的患侧,用梅花针以中度或重度叩刺位于上述区域的痛点或压痛点,以皮肤微出血为度,隔日 1 次,5 次为 1 个疗程。

(二)灸法

1.艾条灸　取肩髃、肩髎、天宗、曲垣、肩贞、臑俞、肩前(图 3-33)。

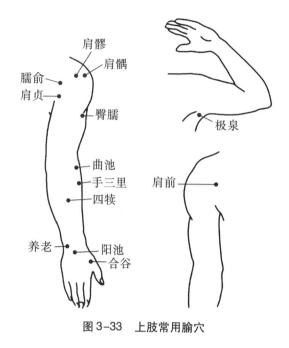

图 3-33　上肢常用腧穴

每次选 3 ~ 5 穴,点燃艾条,以适中距离悬灸于穴位上方,灸至皮肤潮红为度,每日 1 次,10 次为 1 个疗程。

2. 隔姜灸　取肩髃、肩髎、曲垣、天宗、臂臑、肩井、曲池等穴,选取合适的体位,然后将姜洗净切成厚约 1 ~ 2 mm 的薄片,并用针扎眼若干放置在穴位上,将艾炷制成如枣核大,置于姜片上点燃,燃尽再换另一个,每次施灸 5 ~ 10 壮,每日或隔日 1 次,10 次为 1 个疗程。

3. 温针灸　取肩髃、肩贞、肩髎、臂臑、曲池、天宗、养老。每次选取 3 ~ 5 穴,选好合适的体位,根据不同腧穴的不同针灸要求,将针刺入所选腧穴,然后在针柄上插一块长约 2 cm 的艾条段,点燃,燃尽后可再换一次。亦可术者手持艾条,熏烤穴位,均以局部皮肤出现潮红为度,每日 1 次,10 次为 1 个疗程。

五、穴位注射

取肩贞、臑俞、天宗、压痛点、肩前。

令患者取坐位,除压痛点外,余穴每次取 2 穴,穴位常规消毒后,用盛有药物(1% 的普鲁卡因 10 mL、泼尼松龙 25 mg)的注射器(5 号针头)刺入穴位,然后轻提注射器,推入药物。每穴 1.5 ~ 2.0 mL,每 5 天 1 次,10 次为 1 个疗程。

六、针刀治疗

它对于松解粘连、缓解肌肉痉挛、僵硬可有立竿见影的效果,其治疗关键是寻找准确的剥离点。通常是寻找最敏感的压痛点,在压痛明显的滑囊、腱鞘及肌肉紧张、肌筋膜粘连等处进针刀,沿肌纤维走行纵行剥离粘连的组织并注意避开重要的血管与神经。如配合使用肩关节周围的神经阻滞疗法,可加速痊愈。小针刀疗法的缺点是只限于病灶局限的病例。

七、其他

亦可用神经阻滞疗法、运动疗法。

运动疗法对肩关节周围炎的治疗是十分必要的,通过锻炼帮助恢复肌力,改善肌萎缩,使已发生粘连的肩关节得以逐步伸展。常用的运动锻炼方式有棍棒锻炼、滑轮过绳锻炼、火棒锻炼、徒手锻炼等。

八、预防及预后

据多年的临床实践体会,在治疗肩周炎患者时应特别注意以下几点。

1. 早期防在先　也就是疾病的初期,肩部开始有不适感或活动轻度受限时,就应积极进行治疗,鼓励患者多做肩关节活动,特别是多做大幅度的活动,以预防关节粘连和肩部软组织紧张、挛缩,必要时可服用温经散寒类中药。尤其是近50岁或50岁以上者,尤应注意预防。

2. 后期治宜缓　本症是慢性疾病,如果肩关节活动已经受限,进入发展期和冻结期,治疗宜缓不宜急,以敷药和适当的功能锻炼为主,内服药为辅。手法治疗应循序渐进,不可急于求成,切忌使用任何粗暴的手法,若是自行锻炼,也要适可而止,不可强行牵拉肩关节。

3. 恢复功在练　肩关节恢复功能的关键在于练,在于关节本身的活动,即在动中求活,在动中"解冻"。

虽然肩周炎随着病程的发展有自愈的倾向,但是如果能配合以上疗法,那么对肩周炎的治愈将是一个促进的作用。临床治疗效果的好坏,可以根据以下标准评估:①临床痊愈,症状全部消失,肩关节活动范围恢复正常;②显效,症状缓解明显,肩关节活动范围改善明显;③有效,症状基本缓解,肩关节活动范围部分改善;④无效,和治疗前相比较,各方面均无改善。

第四章　肱骨外上髁炎

目标导航

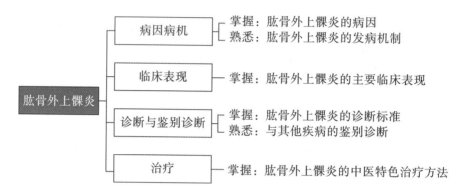

	病因病机	—— 掌握：肱骨外上髁炎的病因 熟悉：肱骨外上髁炎的发病机制
肱骨外上髁炎	临床表现	—— 掌握：肱骨外上髁炎的主要临床表现
	诊断与鉴别诊断	—— 掌握：肱骨外上髁炎的诊断标准 熟悉：与其他疾病的鉴别诊断
	治疗	—— 掌握：肱骨外上髁炎的中医特色治疗方法

　　肱骨外上髁炎是肘部最常见的慢性损伤性疾病之一，是肱骨外上髁部伸肌总腱处的慢性损伤性肌筋膜炎。它是由于急、慢性损伤造成肱骨外上髁周围软组织疼痛、乏力为主的一组症候群，多见于前臂用力的劳动者及网球运动员，故又称网球肘。

病因病机

一、病因

　　1.急性损伤　当前臂处于旋前位时，腕关节突然猛力背伸，致使前臂桡侧腕伸肌处于强力收缩状态，导致肌肉起点附着处因受强力牵拉而部分撕裂，骨膜下出血、血肿，继之渗出、粘连，局部纤维组织机化、钙化，从而导致骨质增生，形成筋束或筋结，对肌腱造成反复经常性刺激引发此病。

　　2.慢性劳损　多见于长期从事某些特殊工作的中年人，如木工、瓦工、网球及乒乓球运动员。由于长期从事屈腕、旋转、伸腕、伸指的活动，肌肉长期劳累且经常处于紧张状态，使伸腕伸指肌腱起点受到反复牵拉刺激，引起肱骨外上髁处骨膜、滑膜和肌腱的慢性无菌性炎症，渗出、粘连，产生疼痛。

二、病机

　　病理检查时可触及此伸肌总腱的起止部周围有瘢痕组织形成。伸肌总腱深处有一根无名的细小神经血管束从肌腱处穿过腱膜及深筋膜到皮下。该神经血管束在穿过肌筋膜处受到瘢痕的卡压，产生无菌性炎症(图4-1)。

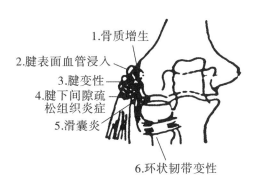

1.骨质增生
2.腱表面血管浸入
3.腱变性
4.腱下间隙疏松组织炎症
5.滑囊炎
6.环状韧带变性

图 4-1　肱骨外上髁炎病理改变

当年龄增长,纤维结缔组织开始退行性变,弹性减退时,则损伤的机会大为增加。神经血管束受到挤压的刺激若超过生理允许范围时,使神经支发生创伤性炎症,表现为慢性炎症,久之,神经血管束与肌腱裂孔发生粘连,症状加重。不断的疼痛与挤压刺激使血管经常处于痉挛状态,以致血管壁增厚,甚至使血管栓塞,栓塞的血管完全承受了来自腱膜或肌腱的挤压,起了支撑保护神经支的作用,故症状缓解。

本病属祖国医学肘部伤筋范畴。扭、捩、劳伤,加之风寒邪侵袭,气血凝滞,发生筋粗、筋挛、疼痛等症。

临床表现

肘关节外侧疼痛,可向前臂外侧放射,持物、扫地、拧毛巾等动作均可出现症状并加重疼痛。有的症状轻微,时隐时现,数月后可自愈。较重者反复发作,疼痛为持续性,握物无力,甚至持物脱落。肘关节的活动正常,局部无红肿。前臂旋前伸肘时因疼痛而受限。

一、症状与体征

(1)有明显损伤和劳损史。
(2)前臂桡侧肌肉处于紧张状态(轻度浮肿)。
(3)前臂乏力,握物无力,手掌向下不能负重平举,以致影响体力劳动。

二、检查

1.压痛点　肱骨外上髁上方压痛,为桡侧伸腕长肌起点损伤;肱骨外上髁上压痛,为桡侧伸腕短肌起点损伤;桡骨小头附近压痛,可能为环状韧带损伤;桡侧伸腕肌上部广泛而明显压痛则可能为神经血管束受挤压。

2.网球肘试验阳性　前臂稍弯曲,手半握拳,腕关节尽量屈曲,然后将前臂完全旋前,再将肘伸直。如在肘伸直时,肱桡关节的外侧发生疼痛,即为阳性。

3.伸肌紧张(抗阻力)试验阳性　患者握拳屈腕,检查者以手按压患者手背,令患者抗阻力伸腕,如腕外侧疼痛为阳性。

诊断与鉴别诊断

一、诊断

(1)肘部损伤病史及前臂伸肌群反复牵拉刺激的劳损史。

(2)诉有肘外侧疼痛:肘外侧疼痛呈持续渐进性发展,在做某些方向性动作时疼痛加重,如拧衣服、扫地、端水壶、打羽毛球等。疼痛有时可向前臂、上臂放射。但在静止时,疼痛减轻,或无症状。

(3)常因疼痛而使腕部活动受限,前臂无力,握力减弱,甚至持物落地。

(4)肘外侧、肱桡关节处、环状韧带部有明显压痛,多无肿胀。

(5)抗阻力试验阳性。

(6)肘关节正侧位 X 射线片上,偶有肱骨外上髁部钙化斑及轻度骨膜反应。

二、鉴别诊断

1. 骨化性肌炎　疼痛部位广泛,伴有功能障碍,X 射线可确诊。

2. 高尔夫球肘(学生肘)　肘痛部位在肱骨内上髁,为屈肌群劳损引起。网球肘痛在外侧。

3. 肱桡滑囊炎　肘部外侧疼痛,活动时疼痛加重,疼痛部位在肱桡间隙,局部肿胀,可有囊性肿物,有压痛,向前臂及腕部放射。

治　疗

一、手法治疗

(一)方法一

1. 治则　理气通络、疏经镇痛。

2. 穴位及部位　阿是穴、曲池、手三里、合谷、外关,肱骨外上髁,上肢外侧肌肉。

3. 手法　点按法、指推法、按揉法、弹拨法、拿法、揉法、擦法。

4. 方解　阿是穴是为邪气所在之处,由此攻病驱邪外出,而"邪去正自安"。直接作用于患病部位,有温通经脉、行血散瘀、疏经活络之效,因此,可使患部气血正常运行,经络通畅而痛止,是为主穴。曲池为手阳明大肠经之合穴,主要具有清热消肿、疏经通络、宣通气血之功效。阳明经为多气多血之经,《马丹阳天星十二穴治杂病歌》云:"曲池拱手取,屈肘骨边求;善治肘中痛,偏风手不收,挽弓开不得,筋缓莫梳头……"手三里、合谷也为手阳明大肠经腧穴,阳明经为多气多血之经,可疏解阳明经经气,有滑利关节的作用。外关为手少阳三焦经络穴,可疏通表里两经经脉,以止痛。拿肱骨外上髁、上肢外侧肌肉缓解病变肌肉痉挛,化瘀养血,促进病变组织的恢复。诸穴合用可化解肱骨外上髁炎症,促进病变组织的修复。

5. 操作

(1) 舒筋通络:患者取坐位或仰卧位,术者用轻柔的手法从肘部沿前臂痛侧治疗,重点操作肘外侧,同时适当配合前臂的内旋、外旋。用拇指按揉曲池、手三里、外关、尺泽、列缺、合谷。用三指拿桡侧伸腕肌。手法宜缓和。

(2) 活血祛瘀,松解粘连:用拇指在肱骨外上髁、肱桡关节间、桡骨小头处行推、拨、按揉手法,并沿伸肌肌纤维作上下的平推法以理筋活血,垂直肌纤维方向作缓慢而深沉的左右分筋弹拨,以松解粘连。

(3) 屈伸旋转,拨筋整复:以右侧肱骨外上髁炎为例,术者右手握住其腕部,使掌心向上,左手拇指按住胀痛点,余四指在肘内侧。拿住腕部使患肘旋前、旋后,同时左手拇指在痛点做揉捻、按压、拨动,然后在拔伸下使肘关节伸直时,肘有清脆的对缝声。

(4) 舒张肌筋:用鱼际揉、擦前臂,搓抖上肢,局部可配合湿热敷。

(二)方法二

强刺激背部压痛点疗法。

1. 背部压痛点定位　患者健侧卧,患侧上肢用力伸向前,目的是将肩胛骨最大限度地拉向外方,使上背部肌肉充分伸展。术者示指端自肩胛骨内上角沿肩内缘在背部上下滑按。多数病例在肩胛骨内角附近或内下方可查到软组织的异常变化,或有结节,或有条状物,或有陷下感。少数病例术者指下无异常感觉,但所有的病例在此部位均可查到明显的压痛点,与健侧对比,患者自觉有显著差异,即可定位。

2. 手法操作　术者站在其背后或顶侧,以指端附着于阳性反应物或异常压痛点处,沿肌纤维横切面方向往返拨动,刺激量宜强,以临界难以忍受为度。频率每分钟 60 次,10 次左右间歇 5 秒。共刺激 15～20 分钟,以患者自觉被刺激部位压痛或减轻或麻木为最佳。其后于肘部做常规手法约 5 分钟。

3. 治疗后反应及处理

(1) 反应:治疗后,被刺激部位一般都有较明显的自觉痛或活动痛,甚至持续 2～3 天。还有些病例可见局部皮肤瘀血斑,皮下软组织肿起,按之剧痛。据观察,出现此种情况,有助于疗效的提高。

(2) 处理:次日复诊时,若反应未消失,以穴位刺激为重点。点按上颌骨、外关、手三里、天鼎穴,各 3～5 分钟;再次就诊,若反应已消失,仍采用首诊的治法。如此循环,10～15 次为 1 个疗程。随着背部压痛程度的减轻或消失,肘痛也将逐渐减轻或消失。

二、物理治疗

(一)穴位药罐离子导入

用 2% 普鲁卡因 2 mL 和 25 mg 醋酸氢化可的松混合液浸透负压罐内海绵衬垫,放置于肘髎穴,将唧筒插入灌顶接口,抽去罐内空气使负压罐牢固吸附于皮肤上,移去唧筒,连接离子导入仪阳极(主极)。阴极(辅极)导入液选用陈醋,操作同上,吸附于手三里穴。调整离子导入仪频率和强度,以患者局部有轻微麻木、痛感为宜,每次治疗 20 分钟,隔日 1 次,海绵衬垫每次一换,10 次为 1 个疗程。

(二)超声波

治疗时将涂有液体石蜡为耦合剂直径 2 cm 的声头,直接紧贴于局部压痛点适当加压,缓慢以圆圈移动治疗,输出频率 800 kHz,连续波,功率 $0.5～0.7$ W/cm²,15 分钟/次,1 次/天,12 次为 1 个疗程。

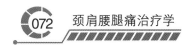

(三)体外冲击波

采用国产 JDP-VB 型体外震波碎石机。患者取舒适体位,治疗部位以局部压痛点为治疗中心,治疗电压 12～13 kV,冲击次数 45 次/分,持续 10～15 分钟,每周 1 次,3 周为 1 个疗程。治疗过程中不服用任何辅助药物。

三、针灸治疗

(一)针刺

患者坐于桌前,置患肘关节于桌上,充分暴露肘关节和疼痛部位。术者在压痛点及疼痛区域做好标记,局部常规消毒。首先选用细火针,右手持火针柄,左手持酒精灯,将酒精灯靠近患者,把火针在酒精灯上烧红发白,对准压痛点速刺 2～3 针,入皮深度约 0.5 cm,随后用酒精棉球压迫点刺部位。然后换用中等粗火针,在疼痛区域作快速浅刺,每 1 cm 点刺 1 针。隔日 1 次,2 次为 1 个疗程。注意操作时要保护血管及神经,动作要快,用力要均匀,针后 2 天内勿洗澡,局部发痒者,不能用手搔抓,以防感染。

(二)艾灸

1. 部位　患侧肱骨外上髁至桡骨颈间找出最明显的压痛点,即阿是穴。

2. 方法与疗效　将斑蝥与雄黄按 1∶3 比例混匀研末装瓶备用。使用时以斑蝥粉少许调入适当蜂蜜(如绿豆大小)呈厚糊状备用。把调好的药物敷于阿是穴上,然后用胶布固定,8～24 小时起疱后揭去胶布。水疱小者 5～7 天后自行吸收,大者可用消毒三棱针穿刺排液,并用消毒纱布覆盖。

四、封闭治疗

醋酸泼尼松龙或醋酸氢化可的松 12.5 mg,加 1% 普鲁卡因 2～4 mL,做局部痛点封闭。

五、针刀治疗

对症状严重的肱骨外上髁炎患者,可采用针刀治疗,一般平行肌纤维方向进刀,纵行疏通剥离数刀,常可获得一定疗效。

六、综合治疗

1. 手法推拿　患者取坐位,术者坐于患侧,以正红花油为介质擦于手臂部。先沿外上髁向前臂点按、揉拿手法理筋 2～3 分钟,以加速血液循环;然后分推、弹拨外上髁 10 余次;然后一手握住前臂,另一手握住肘后方,将肘部向前推,前臂向后按,在患者能忍受疼痛的程度下持续 1～2 分钟;最后用擦法,擦肘外侧外上髁及前臂伸肌群从而达到舒筋活络、解除粘连、消除炎症的效果,隔 5 天施术 1 次。

2. 功能锻炼　推拿后第 2 天即可进行相应的功能锻炼:局部涂上红花油或使用药枕,用健侧的拇指指腹按揉患处 3～4 分钟,屈肘做画圆运动,前臂旋前、旋后约 10 分钟;接着前臂旋前,将肘关节旋至过伸位 4～5 次,最后用手掌上下揉擦外上髁 4～5 分钟。早晚行功能锻炼 1 次,循序渐进。上述综合治疗 10 天为 1 个疗程,2 个疗程后评定疗效。

第五章　胸椎小关节紊乱

目标导航

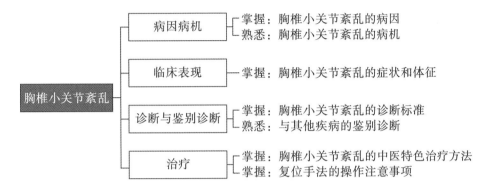

胸椎小关节紊乱
- 病因病机 ── 掌握：胸椎小关节紊乱的病因
　　　　　　　熟悉：胸椎小关节紊乱的病机
- 临床表现 ── 掌握：胸椎小关节紊乱的症状和体征
- 诊断与鉴别诊断 ── 掌握：胸椎小关节紊乱的诊断标准
　　　　　　　　　　熟悉：与其他疾病的鉴别诊断
- 治疗 ── 掌握：胸椎小关节紊乱的中医特色治疗方法
　　　　　掌握：复位手法的操作注意事项

　　胸椎小关节紊乱，又名胸椎小关节错缝或胸椎小关节错位，是指上一胸椎的下关节突与下一胸椎的上关节突所构成的椎间小关节，在外力作用下，发生不能复位的错移，导致疼痛及功能障碍。

　　胸椎有12节，椎体之侧后部有一对肋凹和肋骨小头相连，形成肋椎关节，肋骨还与胸椎横突肋凹形成肋骨横突关节。胸椎后关节错移时，亦可使肋椎关节、肋横突关节错位。胸椎上关节突的关节面朝后而偏向外上，下关节突的关节面朝前而偏向内下，关节稳定，活动度极小，所以胸椎小关节错缝临床并不多见。

　　胸段脊髓发出12对神经，从同序胸椎下缘穿出，分成前支与后支。前支除第1胸神经参与臂丛外均不成丛，称为肋间神经，走行于肋沟内。后支进入背部，分成内侧支与外侧支，支配背部的部分肌肉及项、背、腰的皮肤感觉。

病因病机

　　胸椎的连接是比较稳定的，并且活动度小，在一般的情况下不易引起损伤。但由于胸椎周围的软组织比较薄弱，当遇到强大的暴力时，则可发生胸椎小关节的错移。如胸椎过度前屈或在前屈位背部突然遭受外力的打击，可使患椎的上关节突的关节面向前旋转错移，下关节突关节面向后旋转错移。如胸椎过度后伸或在后伸位胸前突然遭到外力打击时，患椎的上关节突的关节面向后旋转错移，下关节突关节面向前旋转错移。如胸椎遭到强大的旋转外力时，可将椎间小关节从侧方扭开，使其小关节的关节面发生侧向错移。当幼儿从床上坠下时，一侧肩部先着地，使身体产生侧向扭转；学员或运动员做前滚翻或后滚翻时，用力不慎或过猛，或姿势不对，一侧肩部先着地，身体发生侧向歪斜等，均可发生胸椎小关节的错缝。错缝发生后，关节滑膜如嵌入错缝的关节腔内，则阻

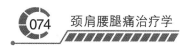

碍关节的复位。

慢性劳损者无明显外伤史,由于胸椎间盘退变变薄,椎间隙变窄,胸椎后关节的关节囊、韧带松弛;长期在不协调姿势下工作、学习,使背脊部软组织经常处于过度收缩、牵拉、扭转而发生慢性劳损。由于这些软组织的紧张、痉挛等外平衡的不协调,促使内平衡不协调,而致胸椎后关节发生错位。

外伤后未经及时治疗,风寒湿邪侵入背脊部的经络、肌肉,致肌肉痉挛,气滞血瘀,日久胸脊椎的内外平衡失调,后关节发生错位。

临床表现

一、症状

本病好发于从事搬运工作的人,多发于 $T_2 \sim T_7$。按其表现为不同程度的急慢性脊背疼痛、肋间神经痛和胸腹腔脏器功能紊乱的临床特点,分为以下 3 型。

1. 后支型　因挤压或用力过猛的扭挫伤,甚至咳嗽、打喷嚏等均可引起关节移位,出现急性疼痛,轻者局部疼痛和不适;或由于日常生活习惯喜卧位,长时间看书报、电视,高枕和长期从事前屈位的体力劳动者,形成慢性胸背酸痛、发凉恶寒;或由于旋转或仓促间伸腰挺胸时,突然出现胸背剧痛,不敢活动、深呼吸或大声说话。

2. 前支型　承后支型的致病因素出现前型,表现为"岔气"、肋间神经痛、季肋部疼痛和不适、胸腹部有压迫感,以及相应脊神经支配区组织的感觉和运动功能障碍。

3. 交感神经型　由于小关节紊乱及软组织的无菌性炎症,刺激或压迫交感神经节后纤维,致相应内脏自主神经功能紊乱而出现相应内脏感觉异常。临床表现为受损交感神经支配区特异性疼痛综合征(顽固难忍的疼痛、疼痛广泛扩散及对各种刺激感受异常等),血管运动性、汗液分泌性及其他分泌性紊乱,营养障碍等。

由于内脏神经支配紊乱,可出现内脏活动障碍,表现为心律失常,呼吸不畅,胃脘胀、闷痛,腹胀,食欲缺乏,胃肠道无力或胃肠蠕动亢进等。在慢性期可因内脏营养障碍而发生各种内脏器质性病损。

二、体征

查体受损胸椎棘突有压痛、叩痛和椎旁压痛,棘突偏离后正中线、后突隆起或凹陷,受损椎旁软组织可有触痛和触及痛性结节或条索状物。因临床上该症易被内科医生误诊为心血管、呼吸系统、消化系统器官的"冠心病""神经官能症""更年期综合征""胃痛"等,故检测时可同时做有利于鉴别相应内脏功能异常的辅助检查,如心电图、钡餐、胃镜、B 超、肝功能等。

诊断与鉴别诊断

一、诊断

根据受伤史、临床症状及体征、X射线检查可明确诊断。

1.病史　多有明显外伤史或长期不良姿势病史。

2.背部疼痛　如负重物,有时疼痛向前胸、腰部放射,胸背部受到震动时疼痛加剧。

3.触诊　患椎棘突、椎旁压痛,邻近肌肉痉挛,部分患者出现棘突偏歪或后突隆起,棘上韧带有剥离感。

4.X射线检查　胸椎正侧位片示,病程短者无阳性表现,病程长者有椎体退行性变或胸段脊椎代偿性侧凸或后凸畸形。并可排除胸椎结核、肿瘤、压缩性骨折、强直性脊柱炎等。

二、鉴别诊断

1.胸椎骨折　常见于中下部胸椎,X射线显示一个或几个胸椎上缘压缩变形,有时合并附件骨折。

2.背肌筋膜炎　多无明显外伤史,背部疼痛常与天气变化有关,夜间、早晨疼痛较甚,背部肌肉僵硬发板,有广泛压痛,X射线检查多无阳性体征。

3.胸椎肿瘤及结核　无外伤史,起病缓,病程长,多伴全身症状。结合实验室检查及X射线检查较易鉴别。

治　疗

本病的治疗是以手法为主,辅以药物及其他疗法。

一、手法治疗

(一)方法一

1.治则　舒筋通络,理筋整复,滑利关节。

2.取穴及部位　阿是穴、背部夹脊穴、大椎、肩井、天宗、陶道、身柱、灵台、至阳、委中等穴,背腰部。

3.手法　㨰法、点揉法、推揉法、按法、压脊法等。

4.方解　阿是穴,是风寒湿瘀邪之所在,直接作用于患病部位,可"邪去正自安",以温通经脉、行血散瘀、舒经活络,促进患部气血正常运行,经络通畅而痛止。背部夹脊穴位居患部,有通经活络、调节督脉的功效,二穴共用有通络止痛、行血祛瘀、养筋利节、调整脏腑机能紊乱的作用,是为主穴。陶道、身柱、灵台、至阳属督脉位居病部的腧穴,可起疏通经络、消肿止痛、益气通督的作用。大椎属于督脉经穴,督脉为阳脉之海,总督一身之阳气,又为手足三阳经与督脉交会穴,内可通行督脉,外可流走三阳,为调整全身机能要穴,有振奋阳气、疏散风寒、驱邪外出之作用。天宗系手太阳小肠经肩胛部腧穴,具有散风祛湿、舒筋利节、活络止痛的功效。委中为足太阳膀胱经合穴,古有"腰背委中求"之语。可疏通太阳经经气,具有疏经通络、散瘀活血蠲痹痛的作用。以上七穴共用可起养筋活血、消肿止痛、调节脏腑功能的作用,为辅穴。肩井是足少阳胆经腧穴,又为手少阳、足阳明与阳维脉的交会穴,一穴而通诸阳经脉,所以具有疏通经络、祛风止痛、理气散瘀等功效,是为佐使。诸穴共用通经活络,理筋整复以缓解脊背部的急慢性疼痛;滑利调整胸椎紊乱的小关节以恢复脊神经支配区组织的感觉和运动功能障碍。

5. 操作

(1)患者俯卧位,胸部垫枕如"T"形,术者㨰法作用于胸部棘突和背伸肌,以放松紊乱的胸椎周缘之软组织。

(2)用拇指按揉上胸段夹脊穴、阿是穴及棘上有韧带剥离之处,然后双掌重叠用掌根部着力自上而下依次按压胸椎棘突,即发生"咔、咔"的响声,此时患者顿感诸症明显缓解。

(3)用拇指按揉大椎、肩井、天宗、陶道、身柱、灵台、至阳、委中等穴位及棘上有韧带剥离之处,以疏通督脉及足太阳膀胱经,通经活络,振奋阳气。

(4)患者俯卧,术者立于患者身侧,将病变一侧棘突旁的皮肤抓提起来,运用提法自中线操作至肩胛部,如此反复3~5次。然后在另一侧操作。

(5)双掌叠放,置于胸椎棘突上,每个部位作有节律的上下震颤3次,力量由轻到重。可闻及脆响。依次由身柱至中枢止。

(二)方法二

理筋复位。

1. 胸椎对抗复位法 亦称坐位膝顶扳法。患者坐位,令其两手交叉扣住,置于项枕部。术者在其后面,用双手从患者腋下伸过,抱住两肩部前侧,同时术者用一侧膝部顶住患者棘突部处,嘱患者身体稍前倾,术者两手同时作向后上方提伸与膝部前按顶对抗扳动,即可听到"咔嗒"的响声。在用力扳动时嘱患者放松背肌作深吸气,切忌屏气。

2. 俯卧扳压法 患者俯卧床上,双上肢前伸攀住床头,一助手用双手握住双踝上方,缓缓用力向下用力牵引。术者立于侧旁,用两手拇指触摸定准棘突侧偏部位,双掌重叠按于患处,待助手与患者配合恰当时,即用力推按侧偏棘突。用力方向应为前内上方。术者亦可用一手的小鱼际或拇指抵按在侧偏的棘突上向中心用力推之,另一手置于患者对侧肩前部向后扳伸,两手配合用力扭转患者脊柱上胸段,使其复位。

注意事项:①新伤重者卧床休息1周,配合内服药物或外敷膏药。②陈旧伤者休息宜长并避免搬提重物等过度用力,可配合中药内服以补筋壮骨。

(三)方法三

舒筋解挛、整复筋位。

1. 㨰背

(1)棘突:以掌指关节着力,沿患部棘突、棘突间隙作㨰法2~3分钟,有行气止痛作用。

(2)背伸肌:以小鱼际或掌指关节着力,沿患侧背伸肌作㨰法2~3分钟,有舒筋解挛的作用。

2. 揉背

(1)指揉棘突:双手示中环指末节指腹着力,沿棘突、棘突间隙作揉法2~3分钟,有调和气血的作用。

(2)掌根揉背伸肌:双手分别置于健、患侧背伸肌处,以小鱼际掌根着力,由上至下,揉背伸肌2~3分钟,有和血、舒筋、解挛的作用。

3.点穴　两中指呈叠指状,依次按揉大椎、陶道、身柱、灵台至阳穴,配合镇定,有行气止痛的作用。

4.振脊　双掌叠放,置于胸椎棘突上,作有节律的上下震颤。震颤结束时,骤然发力按压,可闻及脆响。依次由身柱至中枢止,有整复筋位、骨缝的作用。

5.扳肩　患者俯卧。术者一手掌根按压胸椎棘突,另一手置于肩前,双手对向用力,扳肩向上,使胸椎过伸和旋转,有整复骨缝、筋位的作用。扳肩时,肩部之手不变;按压棘突之手,随扳肩进行,逐渐下移,由身柱移至中枢止。

6.拍背　以虚掌拍打患侧背伸肌,自肩胛部拍打至肩部止,持续拍打2分钟,有舒筋活络作用。

(四)方法四

1.牵引按压法　患者俯卧,术者站于患侧,以双手拇指沿其棘突两侧肌肉,尤以患侧为主从上往下点按3~5分钟,使局部痉挛充分松解。然后令患者双手抓住床头,一助手立于床尾,两手分握患者两踝关节上方,缓慢用力做水平牵引。术者右手掌大鱼际内缘压按于患椎棘突上,左手掌叠放其上,牵引下嘱患者做慢深呼吸。在患者呼气之末瞬间,术者以腕关节的弹力顺势迅速向下或向歪侧的对侧方向用力晃动按压,连续2~3次,如闻及清脆的"咔嗒"响声,则复位成功。

2.坐位扳肩顶推胸椎法　患者端坐,术者站其背后,以右膝关节前面顶住患椎的棘突,双手扳住患者两肩,嘱其放松,膝部突然用力向前顶推,同时双手用力向后上提拉患者双肩,若听到清脆响声,即示复位成功。上述手法要求连续、准确、协调,顶推和扳拉同时进行,配合巧妙,勿施暴力,适用于上段胸椎小关节紊乱症患者。

3.坐位脊柱旋转复位法　患者端坐,术者站其身后,助手帮助固定骨盆。嘱患者前屈脊柱30°,向左侧弯45°,术者从患者前侧用左手扶住其右肩向左扳,使脊柱向左旋转,旋转力正好作用于患椎,同时右手拇指用力向右拨正偏歪棘突。然后,同法反方向施术。本法适用于下段胸椎小关节紊乱症的患者。

4.膝顶提扳法　患者正坐,术者站于其后,在局部痛点区域揉、擦、搓、按、弹、拨数次;嘱患者十指互扣置于枕后部,头微屈,胸稍前倾,背部放松,术者一膝部紧抵于胸椎压痛点最明显处,双手分别从患者腋下穿出重叠环抱于相对称的前胸肋骨及胸骨边缘上,膝部与手同时缓慢用力向后上方提端牵引,再嘱患者深吸气至最大限度时,术者膝与手借巧劲向前后方向骤然顶扳,即可闻及"咔嗒"声响,即提示复位成功。

5.按压复位法　患者俯卧于硬板床上,胸前垫一软枕,双手抓住床头,助手握住两踝作对抗拔伸。若患者是因前屈位受伤引起发病,则术者立于患者俯卧位的左侧,一手掌根按压患者略向后突的棘突,另一手掌重叠于其上,在助手拔伸的同时,术者双手用力向下按压,感到棘突有移动,即示复位成功。若患者是因过伸位受伤引起者,术者将双手掌分别置于患椎上下的棘突处,在助手拔伸的同时,术者双手分别向头尾部用力向下按分椎。若因旋转力而引起者,术者两手拇指找到患椎棘突偏歪部位,确定好用力方向,在助手拔伸的同时,用力将偏歪的棘突向中线推送,复位后,施以手法在局部进行按摩。

(五)方法五

舒筋通络、整复错位。

1.常用穴位　背部压痛点之穴位(如T$_5$棘突下或旁,分别是神道及华佗夹脊)及两侧足太阳膀胱经的穴位,如心俞、督俞、膈俞、阳陵泉。

2.常用手法　丁氏揉法、揉法、扳法、擦法、湿热敷。

3.治疗步骤

(1)按揉法:施于以上诸穴,每穴5秒,反复3~5遍,以放松紊乱的胸椎周缘之软组织。

（2）丁氏揉法：施于患处 5~10 分钟，以进一步放松胸椎周缘的软组织。

（3）胸椎按压整复术：嘱患者放松，呼吸自然，术者以两手相叠在紊乱之胸椎部做复位性按压，可闻得"咔嗒"之声。

（4）扩胸整复术：嘱患者坐位，双手十指交叉置于枕后部，术者两手握住患者之肘尖部，同时用膝抵住患者的紊乱处，作两臂向后、膝用力向前顶压的整复手法，此时亦可闻得患处"咔嗒"之声。术后局部可作按揉放松手法。

（六）方法六

理筋整复、舒筋通络、滑利关节。

1. 主要手法　揉法、揉法、按法、压脊法、扳法、擦法。

2. 取穴及部位　阿是穴、背部夹脊、肩井、天宗、委中等穴，背腰部。

3. 操作

（1）患者俯卧，胸部垫枕如"T"形，术者先用揉法、揉法在背脊部操作。

（2）用拇指按揉上胸段夹脊穴、阿是穴及棘上有韧带剥离之处，然后双掌重叠用掌根部着力自上而下依次按压胸椎棘突，即发生"咔、咔"的响声，此时患者顿感诸症明显缓解。

（3）继之按揉肩井、天宗，在上背部沿督脉及足太阳膀胱经循行部位施用擦法。

（4）患者俯卧，术者两手掌分别放在扭错处背伸肌之上，向上推挤耸起皮肤，同时用其他四指将耸起的皮肤轻轻抓起，然后两手掌适当用力向上耸推，可明显听到关节复位的声响，推耸后症状缓解，轻松舒适。

（5）患者俯卧，术者立于患者身侧，将病变一侧棘突旁的皮肤抓提起来，运用提法自中线操作至肩胛部，如此反复 3~5 次。然后在另一侧操作。

（6）患者坐位，两手十指交叉放于枕后部，术者立于患者身后，一脚在凳子上，用膝髌部顶住胸椎偏外一侧的棘突旁，双手从患者腋下向上穿出，紧握患者两前臂近腕端，术者两前臂背侧托抵住患者腋下部，然后术者两臂在做作用力向后向上的提拉动作的同时，膝髌部用力向前向健侧顶推，往往当即听到"咔嗒"一声，随后立即松手，用掌根部轻轻按揉痛处。

注意事项：在上胸椎施第 6 法时，应该让患者挺胸，整个上身略向后倾倒；同时由于术者的膝髌骨部不能顶住患椎棘突旁，故术者的另一只脚可踏在另外适当高度的凳子上。在下胸椎施第 6 法时，应该让患者上身略向前屈，患者所坐凳子的高度，应以术者膝部能够顶住患椎为宜。治疗后最好让患者平卧休息几分钟。在行第 6 步操作时，术者双臂的拉力与膝髌部的顶力要掌握得当，手法要快，力不宜过大，以防损伤骨周软组织。在行第 2 步操作时，患者肩背部肌肉要放松，不可屏气，术者手法的作用部位、方向要力求准确。注意保暖，避免风寒侵袭。患者经常做扩胸锻炼，对防治此病有一定好处。

（七）方法七

1. 旋转复位法　主要适用于有胸椎棘突偏歪者。患者端坐方凳上，两脚分开与肩等宽。以棘突向右侧偏歪为例。助手面对患者站立，两腿夹住患者左大腿，双手压住左大腿根部，维持患者坐位。术者正坐患者之后，以手从患者胸前向左伸，扳握患者左肩上方，右肘部卡住患者右肩。左手拇指推住向右侧偏歪之棘突。然后让患者做前屈、右侧弯及旋转动作，待脊柱旋转力传到左手拇指时，拇指用力将棘突向左上方顶推，可感到指下有椎体轻微错动，并伴有响声，表示关节错缝已复位（图 5-1）。

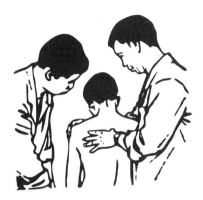

图 5-1　旋转复位法

再用拇指从上至下作理筋动作,将棘上韧带理顺。然后用拇指从上至下顺次按胸椎棘突,检查偏歪棘突是否已纠正、上下棘间隙是否等宽。

如果胸椎小关节错缝后,棘突向左偏歪时,复位方法同上,位置和操作方向相反。

2. 掌推复位法　根据胸椎小关节错缝发生的原因不同,复位的手法也不同。患者取俯卧位,胸部垫一薄枕,双手抓住床头,助手握住两踝作对抗牵引。

如果患者是因前屈位受伤引起的胸椎小关节错缝,术者站立于床旁,一手掌根部按压患椎略后突的棘突,另一手掌重叠于其上。在助手牵引的同时,术者双手用力向下按压。可感棘突移动,表示已复位。如果胸椎小关节错缝是过伸位受伤引起者,术者将两手掌分别置于患椎上下的棘突处,在助手牵引的同时,术者两手分别向头尾部用力推动,可使错缝的小关节复位(图 5-2)。如果胸椎小关节错缝是因旋转力不当者,术者两手拇指放于患椎棘突偏歪部位,确定好用力方向,在助手牵引的同时,用力将偏歪的棘突向中线推送,即可复位。在复位的过程中,大部分患者可听到"咔嗒"的复位声。复位后,即可起床活动。如复位后,患椎处仍有筋结或有条索状物等异常改变,可进行局部按摩,以理顺筋络、疏通气血、缓解肌肉痉挛而止痛。

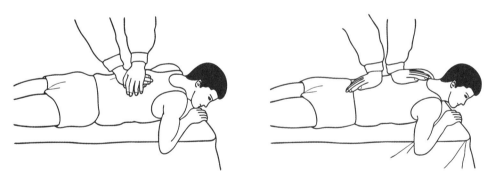

图 5-2　掌推复位法

3. 注意事项

(1)理筋复位手法是本病的主要治疗手段,疗效显著,应尽早施行,防止迁延成慢性损伤。手法轻重可根据患者情况而定,力量要适中,切忌使用暴力。老年性骨质疏松、胸椎肿瘤或结核患者,手法应慎用或禁用。

(2)胸椎小关节错缝,复位后即可正常活动,不需专门固定;病程较长者,复位后应仰卧硬板床休息 2～3 周。复位后应避免较重的体力劳动,伤处要防寒保暖。

(3)复位后可用狗皮膏局部外贴,或用伤科外洗方在患处湿热敷。

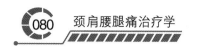

(4)手法治疗后,可适当进行腰背肌功能锻炼,增强对外来暴力的抗御能力。

二、药物治疗

内服药以舒筋活血止痛为主,可选用和营止痛汤加减,或骨折挫伤散内服。外可贴风湿跌打膏等。

三、穴位注射法

1. 部位　阿是穴。

2. 操作　手法复位后,用 5 mL 注射器及 5 号针头,吸取 2% 利多卡因 2 mL,加泼尼松龙混悬液(25 mg/mL)2 mL 进行穴位注射,每次依具体情况选 1~2 穴,每穴 2 mL。每 3 天治疗 1 次,7 次为 1 个疗程。

也可热敷、理疗等,均有一定疗效。

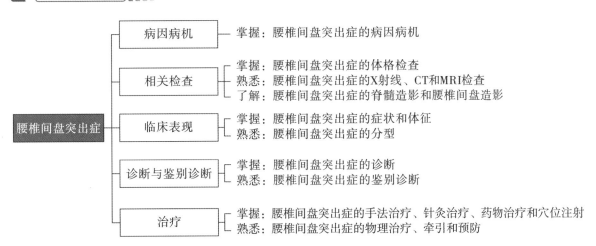

腰椎间盘突出症(LIDH)是腰痛常见原因之一。腰椎间盘突出症是在腰椎间盘退变的基础上,因纤维环破裂,髓核突出,压迫神经根,引起腰腿痛和神经功能障碍。腰椎间盘突出症在中医学没有相应的病名,根据其临床表现,本病属中医学"腰腿痛""痹症"范畴。近年来,中医学对本病从理论探讨、试验研究及临床研究方面作了大量的工作,在临床治疗上,除传统的药物内治、外治、推拿和针灸等方法治疗腰椎间盘突出症的研究进展外,尚有与西医学及现代科学相结合而创造出来的中药离子导入、小针刀疗法、硬膜外中药治疗等新疗法的出现。这些新疗法的产生,不仅使中医治疗腰椎间盘突出症的临床疗效显著提高,而且大大丰富了中医治疗学的内涵。

病因病机

一、原发病因

中医学认为,腰为肾之府。故腰椎间盘突出症一病与肾关系最为密切。肾主骨,生髓,通于脑。这从生理上说明脊柱的生理、病理与肾有着必然的联系。

《诸病源候论·腰痛候》认为,凡腰痛病有五:一曰少阴,少阴肾也,七月万物阳气伤,是以腰痛;二曰风痹,风寒著腰,是以痛;三曰肾虚,役用伤肾,是以痛;四曰肾腰,坠堕伤腰,是以痛;五曰寝卧湿地,是以痛。《丹溪心法·腰痛》指出,腰痛主湿热,肾虚,瘀血,挫伤,有痰积。上面这些论述概括了腰痛的病因。

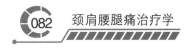
《诸病源候论·腰痛候》还对腰痛病机作了分析,认为除卒然伤损于腰而致的"腰痛"外,其余腰痛皆与"肾气虚损"有关,如"风湿腰痛候"为"劳伤肾气,经络即虚,或因卧湿当风,而风湿乘虚搏于肾经,与血气相击故腰痛"、"卒腰痛候"为"夫劳伤之人肾气虚损,而肾主腰脚,其经贯肾络脊,风邪乘虚,卒入肾经,故卒然而患腰痛",指出即使是突然腰痛,本源仍与肾虚有关。《杂病源流犀烛·腰脐病源流》则明确指出,"腰痛,精气虚而邪客病也……肾虚其本也,风寒湿热痰饮,气滞血瘀闪挫其标也。"

二、继发病因

(一)瘀血

瘀血形成主要原因有四:一是正气虚衰,气虚运血无力,血脉瘀滞;二是肝气郁结,气滞血瘀,或肝火内郁,灼伤津液,血液黏稠,滞而不畅,而为血瘀;三是跌仆损伤,瘀血留滞经络;四是寒湿之邪侵袭,留滞经脉,凝滞气血,发为瘀血。

瘀血作为病理产物和继发病因,阻滞经络气血,筋骨失于正常气血的濡养,进一步导致腰椎的退变。

此外,腰椎手术之后,亦可导致气滞血瘀,络脉阻塞,余邪留滞,致使腰椎原发病因未尽而瘀血又生,造成久病不去。

(二)痰湿

人到中年之后,由于精血的损耗,各脏腑功能均有不同程度的衰减。若脾胃失于健运,水湿内停,聚而为痰湿,所谓"脾为生痰之源"是也;肾气虚损,气化失职,津液输布不能,关门不利,津液代谢失常,内停而化为痰饮;若肝肾阴虚,阴不制阳,阳亢化热,亦可炼液为痰;肝失疏泄,津液代谢的气机失常,停聚体内而化生痰湿。

痰湿留滞经络,血流受阻,而生瘀血;瘀血留滞经络,遏阻气机,津液失于输布,则聚生痰湿。痰瘀乃成互结交阻之势,相兼为患,致使病情十分复杂。

若气滞化火,与痰湿相结,则化生痰火、湿热;若肝阳化风夹痰湿上行,则风痰上逆。痰湿阻滞气血,则筋骨、肌肉失于濡养而加剧腰椎的退变;痰湿留滞肌肉、筋骨间,则阻滞气血的濡养,而四肢、腰部麻木、强直、沉重乏力;若湿热遏阻阳明,或灼伤肺气,则可成痿证。

相关检查

一、体格检查

(一)直腿抬高试验

直腿抬高试验阳性是本病的重要的体征之一。在正常情况下,下肢抬高可达90°以上,年龄大者,角度略下降。因此,抬举角度越小其临床意义越大,但必须与健侧对比。当取蹲位或卧床后,症状逐渐消失。此由于腰椎间盘突出压迫神经根,可造成神经根的充血、水肿等炎症反应和缺血。巨大型或游离型突出也使椎管狭窄,因此,当行走时,椎管内受阻的椎静脉丛逐渐充血,加重了神经根的充血程度,引起疼痛加重。双侧者一般以60°为正常和异常的分界线,小于60°为阳性,小于30°为强阳性,60°~90°为弱阳性。有时可出现假阳性或假阴性,如缺乏锻炼的人腘绳肌紧张,正常时直腿抬高试验达不到90°;而练武者及体操运动员,即使已患椎间盘突出症,其直腿抬高往往也可达90°,故临床检查时应细心加以分辨。

(二)直腿抬高加强试验(Bragard征)

在上述直腿抬高试验的同一高度,再将踝关节用力被动背屈,使受累神经根进一步受牵拉,如神经根放射痛更为加剧,即为阳性。或在直腿抬高到一定高度至下肢放射痛时,将下肢稍降低使放射痛消失,此时将踝关节被动背屈,如又引起放射性下肢痛,也是阳性。此试验有助于鉴别直腿抬高受限是由神经根或是由髂胫束及腘绳肌紧张所引起。因为踝关节背屈时可增加坐骨神经和腓肠肌的紧张,对髂胫束和腘绳肌则无影响。

(三)健腿抬高试验(Fajerztain征)

直腿抬高健侧肢体时,健侧神经根袖牵拉硬膜囊向远端移动,从而使患侧的神经根也随之向下移动,当患侧椎间盘突出在神经根的腋部时,神经根向远端移动受到限制则引起疼痛。如突出的椎间盘在肩部时则为阴性。检查时患者仰卧,当健侧直腿抬高时,患侧出现坐骨神经痛者为阳性。

二、影像学检查

(一)X射线检查

侧位片显示腰椎生理前突减少、消失或后突,患椎间隙前后等宽,后宽前窄或前后均变窄,椎体后缘骺样增生等。正位片显示腰椎侧弯,弯曲度最大点常与突出椎间隙相一致。

1. 正位片 腰椎间盘突出时,正位片腰椎可呈侧弯。侧弯多见于$L_{4\sim5}$椎间盘突出,而$L_5 \sim S_1$椎间盘突出,则很少或没有侧弯。侧弯可凸向患侧,也可凸向健侧。这需看突出的髓核与神经根的关系。髓核位于神经根内侧,则腰椎侧弯凸向健侧;髓核位于神经根外侧,则腰椎侧弯凸向患侧。此规律多适于$L_{4\sim5}$椎间盘突出,而$L_5 \sim S_1$椎间盘突出有脊柱侧弯时,仅有2/3病例符合此规律。观察椎间隙可示左右不等宽,侧弯时凸侧的椎间隙增宽。但是这种左右间隙的改变或上下椎间隙不等宽的改变,并无诊断意义,实际上仅反映了腰椎保护性姿态。

关于腰椎正位片中腰椎棘突偏斜,在诊断腰椎间盘突出症的意义,存在着不同的认识。有人认为腰椎棘突偏斜,仅是腰椎间盘突出症的一个体征,而且还将它作为分型的依据。

2. 侧位片 与腰椎间盘突出症相关的表现有4种。

(1)有椎间盘病变的上下腰椎相邻后缘的钙化增生,常表示有陈旧性椎间盘损伤或突出,有的可显示突出钙化影。

(2)腰椎曲度变直,相应椎间隙前窄后宽也是代偿性体位所致。

(3)椎体旋转移位而有椎体重叠影,后关节间隙增宽,关节面增生、硬化,可因对腰痛的代偿性反应、骶棘肌痉挛、后关节骨性退变所致。中央型突出压迫两侧及马尾而呈后弓畸形。

(4)椎间隙狭窄:下腰椎退变包括椎间隙尤其是下两个椎间隙狭窄及其上下椎体的骨赘,不一定在突出水平,但明显狭窄多为髓核突出。

(二)脊髓造影

脊髓造影是诊断腰椎间盘突出症的一项重要检查方法,依其所用造影剂不同,可分两种:脊髓油溶性碘剂造影和水溶性碘剂造影。

由于脊髓油溶性碘剂造影的某些缺点,水溶性碘剂脊髓造影成为应用最为广泛的诊断腰椎间盘突出症的造影方法之一。水溶性碘造影剂比重近似于脑脊液,能使蛛网膜下腔内的神经根和根袖得以充盈,更好地显示神经根,提高诊断的正确性。

目前所应用的水溶性碘造影剂安全、可靠、可吸收无刺激,无须将造影剂抽出,不会产生油溶性

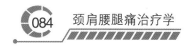

碘剂造影后常见的蛛网膜炎,且造影方法较简便,于蛛网膜下腔注入水溶性碘造影剂后,拍摄腰椎平片观察。直接征象为向椎管内呈丘状突起的椎间盘阴影,或为软组织肿块影;硬膜囊压变形或移位,椎间盘与硬膜囊之间的脂肪组织层不对称或消失。神经根增粗、受压或淹没,继发征象如黄韧带肥厚、椎体后缘骨质增生、小关节增生、侧隐窝狭窄、椎板增厚、中央椎管狭窄等。

(三)腰椎间盘造影

1. 椎间盘造影的适应证

(1)疑为椎间盘突出,但脊髓造影或其他造影阴性。脊髓造影的诊断率只有70%左右,特别对极外侧型椎间盘突出,或椎管侧隐窝外侧的突出,更易漏诊。

(2)症状性椎间盘退变。临床上出现腰椎间盘突出症的症状,腰椎平片示多个腰椎间盘退变。此时做腰椎间盘造影,可确定引起症状的椎间盘。

(3)腰椎间盘突出症术后症状持续存在,此时若做脊髓造影或硬膜外造影,因为椎管内瘢痕、粘连形成,可出现假阳性。而做椎间盘造影,不仅可观察原手术部位的情况,还可观察邻近椎间隙的情况。

(4)确定正常椎间盘。在行脊柱融合术时,需要融合的上下椎骨椎间盘应是正常的椎间盘。若没有融合的椎间盘已有退变,则融合后会发生严重的损伤,导致退变性假性滑脱。此外,若行3个椎间关节融合,手术非常困难,效果也欠佳。故对多个椎间盘退变的患者,禁忌做融合术。

(5)髓核化学溶解疗法,在髓核内注入木瓜凝乳蛋白酶以前,需先注入造影剂行椎间盘造影,以确定椎间盘的病理情况。

2. 椎间盘造影的禁忌证　局部皮肤有疖、痤疮等感染病灶,或有碘过敏者。临床上检查考虑是巨大型腰椎间盘突出,做椎间盘造影可导致椎管阻塞,此种情况宜首选脊髓造影。腰椎间盘突出症已出现马尾综合征,以及不能排除椎管内肿瘤或感染的病例。

3. 造影形态　正常髓核的形态为圆形或卵圆形,在X射线片无论前后位或侧位,都有清晰的边界。在拔出穿刺针后,腰椎极度伸屈运动,造影剂也不会从针道渗出,但在椎间盘病变时则显示有异常情况。

(四)CT检查

脊髓造影结合CT扫描对神经根和硬膜囊的压迫显示更加明确,但是要掌握好CT扫描的时间,一般在造影后10~12小时最佳。

对腰痛的检查,CT可显示有无椎间盘膨隆和突出,侧隐窝、神经根受压和椎管局部容积。由于硬膜囊不能充分延伸到椎间孔,脊髓造影不能使该段显示,而CT可发现椎间孔处神经根受压等改变。$L_{4\sim5}$特别是$L_5\sim S_1$间隙硬膜囊向后倾斜,硬膜囊前间隙较大,有些患者有椎间盘膨隆或突出,脊髓造影可能查不出,而CT可尽量避免此漏诊。CT结果为假阳性、假阴性也多。

近年来应用CT检查脊椎与椎管内病变逐渐增多,高分辨率的CT检查图像,可清楚地显示椎间盘突出的部位、大小、形态和神经根、硬脊膜囊受压移位的形象,同时可显示椎板及黄韧带肥厚、小关节增生肥大、椎管及侧隐窝狭窄等情况。在CT图像上椎间盘突出表现为以下几个特点。

1. 椎间盘后缘变形　正常情况下椎间盘后缘与椎体骨性断面的边缘平行,髓核突出的患者,椎间盘后缘有一局部突出,根据局部改变的性质,可区分椎间盘破裂与弥漫性膨出,后者是退行性变的一种征象。

2. 硬膜外脂肪消失　正常下腰椎区域,尤其是硬脊膜囊变小的$L_{4\sim5}$和腰平面,通常有丰富的硬膜外脂肪。正常的硬膜外透亮区其形态和大小对称。椎间盘破裂时,突出髓核呈软组织密度,替代了低密度的硬膜外脂肪。在椎间盘破裂的平面,两侧相比密度不对称。

3. 硬膜外间隙中的软组织密度　突出的髓核密度高于硬脊膜囊和硬膜外脂肪,硬膜外间隙中的软组织密度影代表突出的碎片的大小和位置。当碎片较小而外面有后纵韧带连着时,其软组织块影与椎间盘影相连续。当碎片已至后纵韧带外面,且与椎间盘失去连续性和从纤维环破裂处游离时,可出现类似的情况。根据椎间盘破裂的部位,软组织密度可能位于中线或后外侧缘,若破裂完全发生在外侧缘,则软组织密度位于椎间孔内。当突出的碎片较大时,在病变椎间盘平面以外的层面上也可显示软组织密度。根据游离方向,碎片可能位于椎间盘下方的椎体后缘,或位于紧靠椎弓根的侧隐窝内,也可能位于椎孔内,颇像增大的神经节。

4.硬脊膜囊变形　硬脊膜及其内容物的密度低于椎间盘。在上部腰椎区域,整个骨性椎管全部由脊膜囊占据。脊膜囊缘和椎间盘边缘之间由于密度差的关系分界清楚,界面形态与骨性关节缘,在上部腰椎体后缘通常是凹陷的,L$_4$平面呈直线,在腰平面微凸。当椎间盘突出时,硬脊膜囊也可变形。在下部腰椎区域,硬脊膜囊并不充盈整个骨性椎管,也不与椎间盘后缘接触,仅当椎间盘突出相当大,足以将硬膜外脂肪堵塞并压迫脊膜囊壁时,光滑圆形的脊膜囊轮廓出现变形。突出的碎片可能压迫神经根,但仍然很少或不引起脊膜囊变形。

5.神经根鞘的压迫和移位　正常情况下的神经根鞘在硬膜外脂肪对比下表现为软组织密度,其位于骨性椎管的后侧、椎弓根的内侧、在椎弓根稍下方的平面上,当碎片向骨性椎管后侧突出时,将根鞘向后推移。常见根鞘与突出的碎片无法区分,这本身就是神经根受压的一种征象。

6.突出的髓核钙化　在长期突出的患者,突出的软组织密度内有衰减值增高的区域,碎片与椎间盘面板边缘可以相连续。

CT对椎间盘突出症诊断准确率为80%～92%。CT检查的X射线照射量小,可列为基本无害的诊断手段。

CT诊断椎间盘突出症,主要是观察椎管不同组织密度的变化。表现为硬膜外脂肪组织消失,椎间盘组织从后方压迫硬膜囊或从后外侧压迫神经根,硬膜囊向一侧扭转,神经根向不同方向移位。大的椎间盘突出,神经根影由突出椎间盘影所覆盖,硬膜囊受压变扁和椎间盘钙化。用水溶性造影剂作脊髓造影与CT检查结合(CTM),能提高诊断的准确性。在CTM检查时,上述征象更为明显。

大多数椎间盘突出症,椎间盘压迫神经和硬膜囊在同一平面,在游离型椎间盘突出症时,也可发生于椎管内的其他部位。此种情况MRI检查可以提供更有价值的信息,包括椎间盘碎片的定位、大小及其来源。CT除观察椎间盘对神经的影响外,亦可观察到骨性结构及韧带的变化。前者能清晰地了解到腰椎管的容积、关节突退变、侧隐窝狭窄等,后者可观察到黄韧带的肥厚与后纵韧带骨化等。而MRI则对神经根与硬膜囊的显示较CT更为清晰,可清楚地显示神经根的形态、与突出椎间盘的关系、硬膜囊与突出椎间盘的关系、硬膜囊及神经根的形态改变、受压情况等。

CT诊断椎间盘突出症正确率为80%～92%,MRI的正确率为88.2%。CTM检查时,诊断的正确率有较大的提高。对于诊断特殊类型的椎间盘突出症,如极外侧型突出或椎间孔部突出,有特别重要的价值。

(五)MRI检查

MRI是影像学中的重大进展,在非侵入性和无放射性损害方面是以往任何检查手段无法比拟的。直接组织结构影像又较CT更为确切和具有真实感。

从MRI上所表现的信号,大体上分为高、中和低强度。通常在T$_1$加权条件下,骨皮质、韧带、软骨终板和纤维环为低信号强度;椎体、棘突的松质骨因多量骨髓组织,故表现中等信号。椎间盘介于两者之间;脂肪组织和血管为高强度信号,脊髓和脑脊液次之。T$_2$加权对椎间盘组织病变显示更明显,在T$_1$加权图像上显示较均匀信号减低,T$_2$加权图像上信号反而加强。由于T$_2$加权脑脊液信号强而发亮,椎间盘突出压迫硬膜囊显示更加清楚。

正常椎间盘信号较为均匀一致,与相邻椎体有清楚的条带状低信号线包绕椎间盘。中央偏后

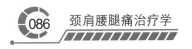

部为髓核,其信号强度明显高于前后部。偏于椎间孔侧的切层上,其内容纳高强度信号的脂肪和圆点状或条状信号的神经根截面形成明显对照。

MRI对诊断椎间盘突出症有重要意义。通过不同层面的矢状像及所累及椎间盘的横切位缘可以观察病变椎间盘突出形态及其与脊髓关系。在T_1加权矢状面上突出椎间盘呈半球状,舌状向后方、侧方突出,其组织的信号强度呈现与该变性椎间盘相等的信号强度。在T_2加权像中心可见变形的髓核的高强信号组织,横切面上见中心突出者压迫脊髓或马尾组织。而边缘性者则突向椎间孔,使椎间孔狭窄并压迫神经根。移位者在矢状像上见突出椎间盘组织与原椎间盘脱离,位于原椎间盘下方,呈碎环状,内部信号强度类似原椎间盘信号强度。

临床表现

一、症状

1. 腰痛 95%患者有此症状,一类以持续性腰部钝痛为多见,平卧位减轻,端坐、站立则加剧,一般情况下可以忍受,并允许腰部适度活动及慢步行走,此主要是机械压迫所致,持续时间少则2周,长则可达数月,甚至数年之久;另一类疼痛主要为腰部痉挛样剧痛,不仅发病急骤突然,且多难以忍受,非卧床休息不可,此主要是由缺血性神经根炎所致,即髓核突然突出压迫神经根致使根部血管受压而呈现缺血、瘀血、缺氧及水肿等一系列改变,可持续数天至数周,卧硬板床、硬膜外封闭等可缓解症状。

2. 坐骨神经痛 95%的腰椎间盘突出发生在$L_{4\sim5}$或$L_5\sim S_1$椎间盘,故患者多有坐骨神经痛。坐骨神经痛多为逐渐发生。疼痛多为放射性神经根性痛,部位有腰骶部、臀后部、大腿后外侧、小腿外侧至跟部或足背部。少数病例可由下向上放射。患者为了减轻疼痛,减轻坐骨神经受压所承受的张力而取弯腰屈髋屈膝位。因此,患者主诉站立疼痛重而坐位时轻,多数患者不能长距离步行,但骑自行车远行时则无明显的困难,因为取此位置时,可使神经根松弛,缓解疼痛。有关的实验结果证实,在腰椎前屈时,椎管内容积增大。当咳嗽、打喷嚏、排便等腹压增高时,则可诱发或加重坐骨神经痛。少数病史较长者,可有坐骨神经伴腹股沟区疼痛,此是交感神经受刺激引起的牵涉痛。腰椎间盘突出症的患者,在突出后期常表现为坐骨神经痛重于腰背痛或仅有坐骨神经痛。

3. 下肢放射痛 腰椎间盘突出症患者多数开始有腰痛,不久腰痛减轻,下肢出现放射痛,这是因为当髓核进一步突出后,原来处于紧张状态的纤维环破裂,使其上的痛觉神经纤维张力减低,故疼痛减轻;也可因髓核进一步突出,经过后纵韧带直接压迫神经根,故腿痛加重。轻者表现为由腰部至大腿及小腿后侧直达足部的放射性刺痛或麻木感,一般可以忍受;重者则表现为由腰至足部的电击样剧痛,且多伴有麻木感。疼痛轻者仍可步行,但步态不稳,跛行,腰部多取前倾状或以手扶腰以缓解对坐骨神经的张应力;重者需卧床休息,并喜采取屈髋屈膝侧卧位。凡增加腹压的因素均可使放射痛加剧。由于屈颈可通过对硬膜囊的牵拉使脊神经刺激加重,以致头颈部喜仰伸位。放射痛多为一侧,少数中央型或游离型者表现为双下肢症状,严重者压迫马尾而表现为马鞍区麻木、大小便失禁等。

4. 间歇性跛行 当患者行走时,随行走距离增多,引起腰背痛或不适,同时感患肢出现疼痛麻木加重,当取蹲位或卧床后,症状逐渐消失。此由于腰椎间盘压迫神经根,可造成神经根的充血、水肿炎症反应和缺血。巨大型或游离型突出也使椎管狭窄,因此,当行走时,椎管内受阻的椎静脉丛逐渐充血,加重了神经根的充血程度,引起疼痛加重。

5.肌肉瘫痪 腰椎间盘突出压迫神经根严重时,可出现神经麻痹、肌肉瘫痪。较多见的为 $L_{4\sim5}$ 椎间盘突出,L_5 神经麻痹所致的胫前肌、腓骨长短肌、伸长肌和伸趾长肌麻痹,表现为足下垂。至于 $L_5\sim S_1$ 神经麻痹所致小腿三头肌瘫痪较少见,但肌力弱仍然常见。

6.主观麻木感 病程较久的患者,常有主观的麻木,多局限于小腿、足背外侧、足跟和足底外侧,多与前者伴发,单纯表现为麻木而无疼痛者仅占5%,此主要是脊神经根内的本体感觉和触觉纤维受刺激之故。

7.马尾综合征 中央型腰椎间盘突出,当突出巨大时,常压迫突出平面以下的马尾。马尾通常包括 $L_3\sim S_1$ 的神经根,因此,支配盆腔内脏兼(或)会阴部的传出兼(或)传入神经纤维发生病变,出现圆锥综合征。要把马尾损害与圆锥损害区分开来在临床上有相当大的困难。马尾的病变通常不仅仅影响骶髓节段,而且也同样影响大量腰骶神经纤维。早期表现双侧严重坐骨神经痛,会阴部麻木,排便、排尿无力。有时坐骨神经痛可交替出现,时左时右,随后坐骨神经痛消失,而表现双下肢不全瘫痪,如不能伸趾或足下垂,同时双下肢后外侧会阴部痛觉消失,大小便功能障碍,多表现为急性尿潴留和排便不能控制。在女性患者可有假性尿失禁,男性患者出现阳痿。

8.圆锥综合征 当高位腰椎间盘突出时,骶部脊髓 $S_{3\sim5}$ 节段和尾髓1节段的病损表现典型的综合征。躯体症状包括会阴及肛门周围的皮肤感觉缺失。如果 S_2 受累,大腿后部将出现麻木,即表现为马鞍区麻木。有骨盆出口处的肌肉软瘫,包括肛门外括约肌、膀胱括约肌及坐骨海绵体、球状海绵体肌。球海绵体反射可通过刺激阴茎龟头体而诱发。其表现为触到阴囊后内尿道收缩或肛门外括约肌收缩。由于节前副交感神经的损害而引起的征象,包括膀胱括约肌的松弛性瘫痪(无膀胱充盈感觉、无痛)和不能自动排空。由于肛门括约肌的控制功能相应丧失,在腹压增大时出现大便失禁,不能自主排便、阴茎勃起和射精能力的完全丧失。

二、体征

1.步态 症状较轻者的腰椎间盘突出症患者,其步态可无任何改变。急性期或神经根受压明显者,可出现跛行、一手扶腰或患腿、怕负重及呈跳跃式步态等,而症状较轻者与常人无异。

2.腰椎侧弯畸形 多数患者向患侧凸(突出物位于神经根外侧),少数患者向健侧凸(突出物位于神经根内侧)。此外尚有腰椎生理前凸减少、消失,甚至后凸。

3.压痛点 在后侧椎旁病变间隙有深压痛,压痛点多在病变间隙的棘突旁。可向同侧臀部和下肢沿着坐骨神经分布区放射。深压痛刺激了骶棘肌中受累神经的背根神经纤维产生感应痛。$L_{4\sim5}$ 椎间盘突出压痛点较 $L_5\sim S_1$ 椎间盘突出更为明显。但也有部分患者可仅有腰背部压痛而无放射痛。

4.腰椎运动 腰椎间盘突出时,腰椎各方向的活动度都会减低。在腰椎侧凸时,腰椎向凸侧侧弯受限。腰椎的前屈后伸运动受影响。椎间盘突出的类型不同,其运动受限程度也不同。纤维环在未完全破裂时,腰椎后伸受限。因为腰椎前屈时,后纵韧带紧张及椎间隙后方加宽,使突出的髓核前移,从而减轻了对后方神经根的压迫,而在后伸时,后间隙狭窄而突出物更为后突,加重了对神经根的刺激与压迫。纤维环完全破裂时,腰椎前屈受限,因为腰椎前屈时,促使更多的髓核物质从破裂的纤维环向后方突出。

三、分型

(一)病理分型

1.腰椎间盘膨出 此指由于腰椎间盘退变,纤维环和髓核产生向后的位移,纤维环出现局限性隆起,但此时纤维环仍保持完整。如果膨出在相邻两个椎体髓环之间,一般可不引起症状;如果膨出于髓环之外,压迫神经根或因椎管狭窄而刺激压迫神经根时,则产生神经根症状。

2.腰椎间盘突出 此指髓核已发生严重的向后的位移,并突出于椎体之外,但又位于被严重损害而只有很少几层的纤维环之内。腰椎间盘突出可引起较为严重的临床症状,但临床症状不仅与突出物的大小有关,还与突出的方向、位置及椎管的大小和形状有关。

3.腰椎间盘脱出 此指髓核已经穿过破裂的纤维环,位于后纵韧带之下或游离于椎管中。当脱出的髓核位于后纵韧带下时,突入神经根的内外两侧,使神经根牵拉、紧张或直接压迫神经根;当髓核突破后纵韧带而完全游离于椎管内时,甚至可以进入椎间孔内,压迫神经根。当脱出物较大时,还可以压迫马尾而出现马尾综合征。

(二)临床分型

根据髓核突出部位与方向,可分为两大类型。

1.椎体型 指变性的髓核穿过纤维环,再穿过软骨板呈垂直或斜位进入椎体中部或椎体边缘的髓核突出。

(1)前缘型:髓核穿入椎体边缘,使该椎体边缘出现三角形骨块样改变,或出现椎体边缘游离骨块(此游离骨块又称"永恒性骨骺"),并迫使椎体变形或分离。此类有时在临床上又易于被误诊为椎体边缘骨折。此类型突出者可出现腰痛的症状,亦可无任何症状。

(2)下中型:髓核突入软骨终板下,致使局部松质骨骨折或局部骨小梁骨折坏死,在椎体中央或偏后处形成一直径在 5 mm 以下的蘑菇样突出(Schmorl 结节)。此类病例多无临床症状,少数可有局限性轻度腰痛。

2.椎管型 腰椎间盘突出症在临床上主要指此类型。此类型又称后型,指髓核穿过纤维环向椎管方向突出。

(1)后侧型突出:纤维环的后方最弱的部位即在椎间盘中线两侧,同时缺乏后纵韧带的加强。因此,为腰椎间盘突出最常见的部位,占80%以上。由于突出物偏向一侧,其压迫神经根引起的根性疼痛和感觉障碍发生在同一侧的腰及下肢部。

若髓核脱出游离于椎管内,不仅可压迫同节(内下方)脊神经根,亦可上移压迫上节神经根。此种类型亦称为"外侧型"。此类较少,只占2%~5%。

(2)中央型突出:髓核穿过纤维环后部中间突出,到达后纵韧带下,甚至穿过破裂的后纵韧带进入椎管。由于突出物居于椎管中央,不仅可以压迫神经根引起双侧根性症状,而且当突出物较大时,还可以压迫平面以下的马尾,而出现马尾综合征,如双侧坐骨神经痛(有时可交替出现)、会阴部麻木,排便、排尿无力,甚至出现双下肢不全瘫痪、假性尿失禁(女)、阳痿。

一般中央型突出又分为偏中央型突出和正中央型突出。以偏中央型突出为多,而正中央型突出较少。

1)偏中央型:髓核突出位于椎间盘后方中央偏于一侧(偏左或偏右),主要压迫一侧神经根及马尾,或两侧均受压,但一侧较轻而另一侧较重。

2)正中央型:髓核突出位于椎间盘后方正中央,一般突出范围较大,或纤维环破裂,髓核和纤维环碎块聚集在后纵韧带下或进入椎管,两侧神经根和马尾广泛受压。临床表现为广泛瘫痪和大小便功能障碍。也有的髓核突出较局限者,仅压迫马尾引起大小便功能障碍和鞍区感觉障碍,并无神经根刺激或压迫症状。

(3)椎间孔型突出:突出的椎间盘可向后经后方纤维环及后纵韧带突入椎间孔内,压迫神经根而产生相应的症状。根据临床症状和体征,可分为典型和非典型椎间盘突出。典型者一般发病时间短,处于急性期,症状体征较严重;非典型者一般病程较长,或经非手术疗法治疗或休息后,症状有所缓解。

根据椎间盘突出的还纳与不可还纳分类,如隆起型突出,突出物有时可自行还纳或经非手术疗法而还纳,症状即可缓解或痊愈,属可逆性椎间盘突出。破裂型、游离型、突出物纤维化或钙化,或与周围组织粘连等,突出物不能还纳,属不可逆性椎间盘突出,非手术疗法无效。

诊断与鉴别诊断

一、定性诊断

(一)病史

应系统而详细地询问,有相当一部分患者,仅从病史中的表现特点,就可诊断或考虑为腰椎间盘突出症。病史中应注意以下各项。

1.职业　以从事体力劳动者为多,对于从事体力劳动者,应了解其劳动方式,如搬运工人、煤矿工人的弯腰姿势、持续时间,汽车或拖拉机司机长途开车的年限等。这不仅对于诊断,而且对于探讨椎间盘突出症的发病原因和预防都有重要意义。

2.发病时间　相当多的腰椎间盘突出症病例有外伤史。有外伤史应了解受伤的具体方式,伤后至发病的时间等。

3.腰痛性质　了解为突发腰痛抑或逐渐腰背痛,腰痛呈钝痛、酸痛、锐痛等,腰痛与休息的关系,腰痛与体位变化的关系,腰痛与坐骨神经痛的关系等。

4.下肢痛的性质　了解下肢是否有放射痛,下肢痛的部位,下肢痛呈锐痛或为烧灼痛;下肢痛与体位变化的关系;下肢痛与咳嗽、排便等腹压增加的关系;下肢痛与卧床休息的关系;下肢痛与步行或其他活动的关系等。

5.其他特殊症状　如肢体发凉、下肢水肿等少见症状。

(二)体格检查

应参照临床表现体征中的项目选择检查。对于疑有其他疾病者,应作鉴别诊断的检查。

(三)腰椎穿刺和脑脊液检查

对于有较明显神经症状的腰椎间盘突出症患者,腰椎穿刺很有必要,因为某些椎管内肿瘤与椎间盘突出症的临床表现极为相似。腰椎穿刺应包括脑脊液测压、脑脊液常规及生化检查、脑脊液动力试验(Queckenstedt 试验和 Stooky 试验)。如果脑脊液动力试验有梗阻,则必须做椎管造影,并根据造影形态,确定梗阻部位和分析病变性质。如果出现 Froin 综合征,即出现脑脊液压力低、色黄、迅速凝固、蛋白质含量明显增高,则很可能为肿瘤。

(四)影像学检查

影像学检查系诊断腰椎间盘突出症的重要手段。正确的诊断又必须将临床表现与影像学检查结合起来,仅以影像学检查为依据或片面强调影像学检查的重要性是不正确的。仅有影像学检查证实而无相应的腰椎间盘突出症表现,不能诊断为腰椎间盘突出症。

二、定位诊断

通过病史的了解与细致的体检,不仅能做出腰椎间盘突出症的诊断,而且能基本上做出定位诊断。这主要是根据不同神经根在受突出椎间盘组织压迫下可产生特有的症状和体征。由于腰椎间盘突出症95%以上发生于$L_{4\sim5}$或$L_5\sim S_1$椎间隙,压迫了L_5或S_1神经根,故主要表现为坐骨神经痛症状。另有1%～2%腰椎间盘突出发生在$L_{3\sim4}$椎间隙,压迫了L_4神经根,可出现股神经痛症状。

1. $L_{3\sim4}$椎间盘突出　L_4神经根受压。出现骶髂部痛、髋痛、大腿前外侧痛及小腿前侧痛。小腿前外侧麻木,股四头肌无力,膝反射减弱或消失。

2. $L_{4\sim5}$椎间盘突出　L_5神经根受压。出现骶髂部痛、髋痛,向下放射至大腿和小腿后外侧面。小腿外侧或足背,包括外侧足三趾的麻木,偶有足下垂。膝反射、跟腱反射一般无改变。

3. $L_5\sim S_1$椎间盘突出　S_1神经根受压,出现骶髂部痛、髋痛,向下放射至大腿、小腿及足跟外侧。小腿及足外侧,包括外侧三足趾麻木。肌力减弱不多见,若有肌力改变,则表现为足的跖屈及屈趾无力。踝反射一般减弱或消失。

4. 中央型腰椎间盘突出　一般在$L_{4\sim5}$或$L_5\sim S_1$之间,压迫马尾,出现腰背痛、双侧大腿及小腿后侧疼痛,双侧大腿、小腿、足跟后侧及会阴区麻木,膀胱或肛门括约肌无力,踝反射、肛门反射消失。

依据上述,现将不同部位腰椎间盘突出症具有定位意义的症状及体征列表6-1、表6-2。

表6-1　不同部位腰椎间盘突出症的临床表现

椎间盘突出部位与受累神经	$L_{3\sim4}$之间 L_4神经根	$L_{4\sim5}$之间 L_5神经根	$L_5\sim S_1$之间 S_1神经根
疼痛部位	骶髂部、髋部、大腿前外侧、小腿前侧	骶髂部、髋部、大腿和小腿后外侧	骶髂部、髋部、大腿、小腿及足跟外侧
麻木部位	小腿前外侧	小腿外侧或足背,包括外侧三足趾	小腿及足外侧,包括外侧三足趾
肌力改变	伸膝无力	趾背伸无力	偶有足跖屈无力
反射改变	膝反射减弱或消失	无改变	踝反射减弱或消失

表6-2　中央型腰椎间盘突出症的临床表现

突出部位	一般部位在$L_4\sim L_5$或$L_5\sim S_1$之间
受累神经	马尾
疼痛部位	腰背部,双侧大、小腿后侧
麻木部位	双侧大、小腿,足跟后侧及会阴区
肌力改变	膀胱或肛门括约肌无力
反射改变	踝反射消失或肛门反射消失

三、鉴别诊断

1. 急性腰扭伤和小关节紊乱症　有明显外伤史,腰痛剧烈,活动受限,腰肌痉挛。有固定压痛点及下肢牵扯痛,但按压痛点时无下肢坐骨神经放射性疼痛,无感觉和反射性改变。局部痛点封闭可使症状消失。

2. 慢性腰肌劳损与增生性脊柱炎　这类疾病病程长,起病缓。压痛点广泛,无下肢放射性疼痛。腰部肌肉僵硬、酸痛,与劳累、气候变化关系密切。直腿抬高多不受限。

3. **腰椎结核** 也可产生腰痛和坐骨神经痛,有时难以鉴别。但结核一般有午后低热、腰部强直、红细胞沉降率快、乏力、盗汗等症。X射线检查可见椎间隙变窄,椎体边缘模糊不清,有骨质破坏、寒性脓肿等。

4. **马尾部肿瘤** 它与中央型腰椎间盘突出相比,发病较慢但持续加重,且疼痛夜间较甚。脊柱不侧凸,无下腰椎活动受限。脑脊液检查蛋白质含量增高。脊髓造影可见倒杯状阴影,并可明确病变部位。

5. **椎管狭窄症** 本病可引起神经根压迫症状,表现为神经性间歇性跛行,站立行走时症状加重,卧床、下蹲时症状减轻。直腿抬高多不受限。无知觉改变。X射线平片可见椎板间隙减小,关节突肥大而靠近中线,椎管的矢状径和冠状径缩短等。必要时行脊髓造影和CT扫描以明确诊断。

6. **脊柱肿瘤** 有良性与恶性之分,临床表现因肿瘤所在部位及性质而异。一般肿瘤多持续破坏骨质,显示进行性马尾和神经根的压迫症状,腰痛和坐骨神经痛也是进行性加重,且患者日渐消瘦。凡属恶性者其疼痛严重。X射线片显示骨质破坏和病理性骨折。

7. **腰骶部先天性畸形** 腰椎骶化、骶椎腰化或L_5横突肥大可使一侧横突与髂骨形成假关节而产生相应的疼痛与功能障碍。多为隐痛,活动后加重。X射线检查有助诊断。

8. **神经根管狭窄症** 此症患者有真性坐骨神经痛。X射线侧位片有椎间隙严重狭窄及椎体滑动,CT扫描能明确诊断。对腰椎间盘手术后还有坐骨神经痛者,应高度怀疑此病。

9. **梨状肌综合征** 此病患者有真性坐骨神经痛。肛检时,在病侧可摸到紧张的梨状肌,压痛明显,压痛点在后髂峰上,即尾骨的中点与大粗隆连线的中点。梨状肌紧张试验(患者仰卧):令患者将病侧大腿尽量内收,小腿内旋则痛;用长针头局部封闭压痛点,疼痛立即解除(图6-1)。

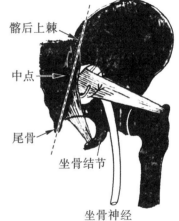

髂后上棘
中点
尾骨
坐骨结节
坐骨神经

图6-1 梨状肌的定位示意

治 疗

一、手法治疗

(一)方法一

1. **治则** 舒筋解挛、祛瘀通络、松解粘连、整复畸形。

2. **取穴及部位** 腰阳关、大肠俞、阿是穴、命门、肾俞、环跳、居髎、承扶、风市、委中、阳陵泉、承山、昆仑等,患侧骶棘肌部、臀大肌部,督脉与足太阳膀胱经腰以下。

3. **手法** 㨰法、掌推法、点按法、点压法。

4. **操作**

(1)患者俯卧位,术者用掌根平推法交替沿腰部督脉与足太阳膀胱经循行部位,自上而下反复治疗数次。有下肢放射痛者,㨰法沿大腿后侧至小腿承山穴。

(2)患者俯卧位,术者用拇指以按揉法推拿腰椎各棘突间,患侧骶棘肌、臀大肌、下肢后侧及外侧坐骨神经通路上及其周围等部位,以放松肌肉、解除痉挛,手法由轻到重,反复数次。

（3）患者俯卧位,术者以拇指点压阿是穴、腰阳关、命门、肾俞、环跳、居髎、承扶、风市、阳陵泉、委中、承山、昆仑、太溪穴。

（4）患者俯卧位,术者双手拇指指腹,像拨琴弦样自外向内弹拨病变节段上下棘突的华佗夹脊穴、腰椎横突部、髂嵴边缘肌肉附着处、大腿外侧足少阳胆经走行路线,以患者肌肉变软为度。

（5）患者俯卧位,拿下肢后、外侧肌肉,结束手法治疗。

（二）方法二

1. 推拿治疗腰椎间盘突出症的机制

（1）整复理筋,重建力学平衡:外伤、劳损、不良姿势、风寒湿邪侵袭人体,使人体正常的力学结构失去平衡,包括脊柱、骨盆、髋、膝、踝关节及肌肉、韧带、关节囊等软组织之间的平衡状态。用手法治疗可以消除软组织的异常应力,恢复椎间关节、骶髂关节与髋关节的正常解剖功能位置,重建软组织和脊柱的力学平衡,达到"顺则通,通则不痛"的作用。

（2）舒筋活络,流通气血,消炎止痛:人体的肌肉附着点及肌腱、韧带、关节囊等软组织受损伤后,必然产生损伤性无菌性炎症,发出疼痛信号,继而引发反射性肌肉痉挛。炎症、疼痛、肌痉挛三者形成恶性循环。推拿手法可以促进炎症组织的血液循环,利于炎症的消除,提高损伤部组织的痛阈,并解除肌肉的痉挛,打断三个环节的恶性循环,起到治疗作用。

（3）调和营卫,祛风散寒,消痛除痹:卫气营血对人体起着重要的保护作用,营卫失调,卫外不固,风寒湿邪就会乘虚而入发为痹病,手法推拿作用于体表腠理,起到"按之则热""热则不痛"以及调和营卫、祛邪外出的作用。

（4）激发经气,调和阴阳,改善内脏功能:推拿手法作用于特定的软组织压痛点或相应的脊椎节段腧穴处,激发"经气",产生相应的生理信息,通过神经或经络传导至相关的脏器,调整脏器失常的生物信息,改善脏器功能。一般而言,较强的推拿手法可引起中枢兴奋、周围神经兴奋,副交感神经处于优势状态,于是达到调和阴阳、改善内脏功能的作用。

2. 推拿手法及操作　在手法治疗腰椎间盘突出症时必须注意以下几个方面:①手法正确纯熟,做到均匀、持久、有力、柔和、深透,要"柔中有刚、刚柔相济"。②腰椎间盘突出症的发生和经筋关系密切,经筋具有"起、结、聚、布"的特点,且循行和本经路线一致,故在临床上应注重对足太阳膀胱经、足少阳胆经及其经筋部位的施治,所以软组织推拿手法就显得十分重要。正确的软组织推拿手法是取得临床疗效的基础。③腰椎间盘突出症从根本上说是机体生物力学异常改变的结果,改善脊柱的平衡尤为重要,重视脊柱正骨推拿手法的运用,是取得推拿疗效的关键。但决不可因此而忽视软组织推拿手法,符合要求的推拿手法操作应是软组织推拿手法脊柱正骨推拿手法的有机结合。

（1）掌推腰背部:患者取俯卧位,术者站立其患侧,手指伸直,以掌根部着力于体表,用肘关节屈伸运动,带动掌面在患者腰背部沿足太阳膀胱经循行路线自上而下做单方向掌平推法10~15次（图6-2）。手法要求先轻后重,沉缓有力,先推健侧,后推患侧。本法具有较好的理气、活血、解痉的作用。

（2）滚腰背部:患者取俯卧位,术者站立其患侧,肩关节放松,肘关节微屈,呈14°左右,肘部距胸壁一拳左右,手指自然弯曲,手背沿掌横弓排列成弧面,以手掌小鱼际接触患者体表,前臂前摆旋后,腕关节逐渐掌屈前移,带动手背弧面向前滚动,至第二、三掌骨间隙接触患者体表,此时腕关节掌屈约80°,继而前臂后摆旋前,腕关节逐渐背伸后移,使手背弧面向后方滚动,直至手尺侧缘接触体表,此时腕关节背伸约40°。动作要协调而有节律,频率约为每分钟120~160次,在患者腰背部做滚法5~8分钟（图6-3）。

　　要求操作时以患者腰部前凸最低点为界,以右侧为例,最低点以上用右手做滚法,最低点以下用左手做滚法,手法操作的关键在一个"松"字,肩关节放松、腕关节手背保持弧形,避免和患者体表之间产生相对拖动、跳动或空转。

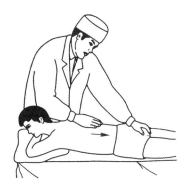

图6-2　掌推腰部

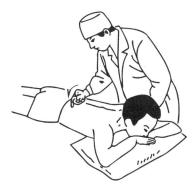

图6-3　滚腰背部

　　在滚法操作的后半程,可配合腰部被动运动。以右侧为例,左手一面做滚法,右手同时抱住患者大腿前面将患肢缓慢抬高,使患者腰部背伸。开始时,幅度要小,逐步增大,至患者觉有疼痛时,再做一轻巧、短促而有控制的后伸扳动,要求"轻巧、短促、随发随收",连续做3～5次(图6-4)。

　　(3)滚臀部:患者俯卧位,术者站立患侧,以滚法操作于患侧臀部臀大肌、臀中肌、梨状肌等部位3～5分钟(图6-5)。操作的后半程一手一边做滚法,另一手一边被动运动患肢,做外展内收的动作,要求同腰部被动运动操作要领。

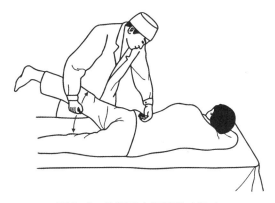

图6-4　滚腰配合腰部被动运动

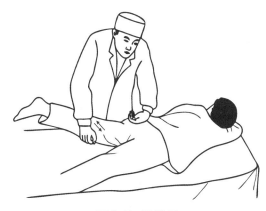

图6-5　滚臀部

　　(4)滚下肢:患者俯卧位,术者站立患侧,以滚法操作于患侧下肢后侧及外侧(做下肢外侧时,可令患者下肢外展略外旋,膝关节屈曲,踝部搭在另一下肢腘窝部)坐骨神经通路上及其周围3～5分钟(图6-6)。

　　(5)弹拨夹脊穴:患者俯卧位,术者站立患侧,双手拇指重叠(一般右手在下,左手拇指掌面叠加在右手拇指背侧横纹处),虎口张开,像拨琴弦样自外向内弹拨病变节段上下棘突旁开0.5～1.0寸的华佗夹脊穴约1分钟,手法要深沉,力量透达深层,以患者有较强烈的酸胀感为佳。如患者腰背部僵硬,肌张力较高,可适当延长本操作时间(图6-7)。

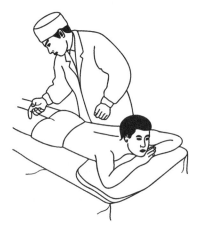

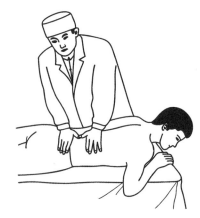

图 6-6　擦下肢　　　　　　　　　　　　图 6-7　弹拨夹脊穴

　　(6)弹拨腰椎横突部:患者俯卧位,术者站立患侧,双手拇指叠加,自外向内弹拨腰椎横突部(约相当于足太阳膀胱第 1 侧线处)2 分钟左右。以患者感到较强烈的酸胀为佳。

　　(7)弹拨髂嵴部:患者俯卧位,患侧下肢外展略外旋,膝关节屈曲,踝部搭放在另一下肢腘窝部,术者站于患侧,双手拇指叠加,沿弧形的髂嵴边缘肌肉附着处做弹拨法 1 分钟,以患者感到较强烈的酸胀为佳。

　　(8)弹拨大腿外侧:接上式,术者双手拇指叠加,在患肢大腿外侧足少阳胆经走行路线上自上而下做弹拨法,以患者感到较强烈的酸胀为佳。

　　(9)掌揉腰背:患者俯卧位,术者站于患侧,腕关节略背屈,手指自然弯曲,以掌根部着力于患者体表,前臂主动摆动自上而下,做环旋揉动,揉动频率为每分钟 120 ~ 160 次,时间约 2 分钟(图 6-8),要求轻快柔和,压力不可过大。

　　(10)肘压环跳穴:患者俯卧位,术者站立健侧,屈肘以肘关节部上臂下端背侧为接触面,在股骨大转子高点与骶管裂孔连线的外 1/3 与内 2/3 交界处的环跳穴按压约 1 分钟,以患者有较强烈的酸胀感或有向下肢放射感为佳(图 6-9)。

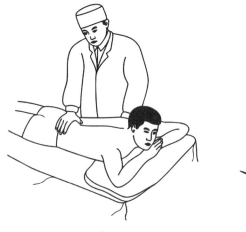

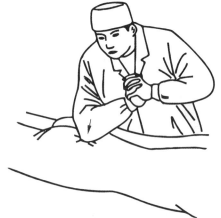

图 6-8　掌揉腰背部　　　　　　　　　　图 6-9　肘压环跳穴

　　按压的同时可结合揉法变成按揉法操作,力量要比掌揉法深沉。并可用拇指叠加弹拨环跳穴周围的梨状肌、臀中肌肌束 5 ~ 10 次。

（11）肘压承扶穴：患者俯卧位，术者站立患侧，屈肘以肘关节部前臂上端按压臀横纹中点的承扶穴约1分钟。

（12）弹拨按揉委中穴：患者俯卧位，术者站立患侧，一手握住患肢踝部，使患肢屈膝90°，用另一手拇指横向拨动位于腘横纹中央的委中穴约半分钟，以患肢有较强烈的酸胀感或有下肢触电样放射感为佳（图6-10）。

（13）弹拨按揉小腿外侧部：患者俯卧位，术者站立患侧，以单手拇指螺纹面自腓骨小头前下方凹陷处的阳陵泉穴开始沿足少阳胆经循行到外踝高点上3寸的悬钟穴弹拨按揉约1分钟，以患肢有较强烈的酸胀感为佳，重点在阳陵泉穴（图6-11）。

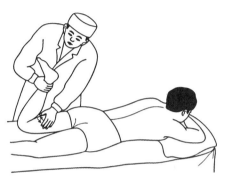

图6-10　弹拨按揉委中穴

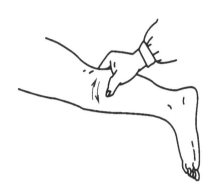

图6-11　弹拨按揉小腿外侧部

（14）弹拨按揉小腿后侧部：患者俯卧位，术者站立患侧，以单手拇指螺纹面自委中穴开始沿足太阳膀胱经循行到跟腱处，弹拨按揉约1分钟。以患肢有较强烈的酸胀感为佳，重点在腓肠肌两肌腹之间凹陷处顶端的承山穴（图6-12）。

（15）拿下肢：患者俯卧位，术者站立患侧，双手并排虎口张开，五指伸直，以平坦的指腹着力，拇指位于下肢外侧，其余四指位于下肢内侧和拇指相对，保持手指伸直位逐渐内收用力夹捏下肢皮肤和皮下组织（以夹捏组织愈多愈佳），然后腕关节背伸，提起所夹捏组织，拇指和其余四指松开，让所夹捏组织逐渐从手指间滑出，自下肢上部开始而下，动作连绵不断，力量由轻到重、由重到轻，一直到跟腱移行处，约拿3遍（图6-13）。

（16）拿昆仑、太溪：患者俯卧位，术者站立足跟侧，以右手虎口张开，大拇指螺纹掌面对准外踝高点和跟腱之间凹陷处的昆仑穴，食、中指二指螺纹面对准内踝高点和跟腱之间凹陷处的太溪穴，拇指和示、中指相对用力，捏拿二穴。以患者有较强烈的酸胀感为佳（图6-14）。

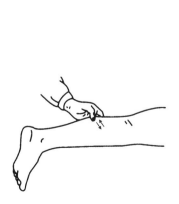

图6-12　弹拨按揉小腿后侧部

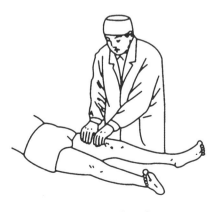

图6-13　拿下肢

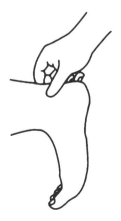

图6-14　拿昆仑、太溪

（17）掌擦涌泉：患者俯卧位，术者站立患侧，以右手掌根紧贴足弓皮肤[涌泉位于足底（足趾）前 1/3，足趾跖屈时的凹陷处]，稍用力下压并做直线往返的摩擦动作，以透热为度（图 6-15）。

（18）横擦腰骶部：患者俯卧位，暴露腰骶部皮肤，术者站立患侧，在腰骶部皮肤上涂薄薄一层冬青油膏，腕关节伸直，以小鱼际部着力，做直线往返摩擦。注意术者不可进气，压力不宜过大，以局部皮肤不起皱褶为宜，往返应在同一直线，距离尽可能拉长，频率为每分钟往返 100 次左右，以透热为度（图 6-16）。

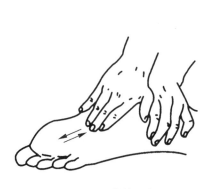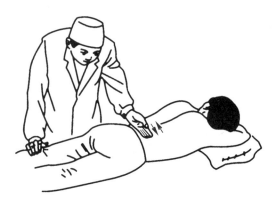

图 6-15　掌擦涌泉　　　　　　　　　　图 6-16　横擦腰骶部

（19）掌拍腰背部：患者俯卧位，术者站立患侧，五指并拢掌心凹陷成虚掌，腕关节放松，肩关节放松，以腰带肩，以肩带肘，以肘带腕，轻快地击打患者体表（图 6-17）。

（20）斜扳腰椎：患者健侧卧位，患侧在上，健侧下肢伸直，髋关节略后伸，患侧下肢屈髋、屈膝，术者站立其健侧，肘部弯曲，用一肘部前臂上端搭在患侧肩前方向外推动，另一肘部上臂下端搭在臀部向内扳动，调整患者肩部与臀部的位置，使患者腰椎逐渐旋转，扭转中心正好落在病变腰椎节段上。当将脊柱扭转至弹性限制位时，术者可感到抵抗，适时作一突发有控制的扳动，扩大扭转幅度 3°～5°，常听到"咔嗒"声响，一般表示复位成功（图 6-18）。

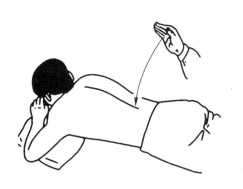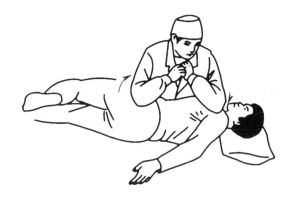

图 6-17　掌拍腰背部　　　　　　　　　　图 6-18　斜扳腰椎

注意切不可使用暴力，扳动要"轻巧、短促、随发随收"，关节弹响虽常标志着手法复位成功，但不可追求弹响。

腰椎定位旋转扳法：若患者单个棘突偏歪，可采用本方法。以向右扳动为例，患者取坐位，骑跨在治疗床头（或坐于凳上，助手站于患者前方，两腿夹患者左腿，双手压住左侧大腿根部，以稳定患者坐姿），术者站立其侧后方，左手拇指抵住偏凸之棘突，右手从患侧腋下穿过，反扣患者颈项部，使患者腰部缓慢前屈，至左手拇指始感觉指下棘突欲动时，控制此前屈角度，反扣颈部之手令患部向右缓慢旋转,至脊柱扭转弹性限制位,感觉到有阻抗时,右手继续右旋,左手拇指向左侧推顶偏凸棘突,作一突发扳动,扩大扭转幅度3°~5°,常可听到"咔嗒"声响,左手拇指可感到棘突有跳动感(图6-19)。注意事项同"斜扳法"。

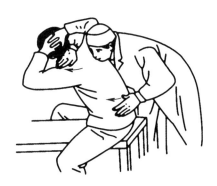

图6-19　腰椎定位旋转扳法

(21)摇腰部:患者仰卧位,屈膝屈髋,双下肢并拢,术者站立其侧,一手固定患者膝部,另一手固定两踝部,环转摇动腰部(图6-20)。

(22)被动前屈腰部:患者坐位,双下肢伸直,术者站立其侧,一手推扶患者背部,另一手托住患者伸直的双上肢,协同用力,缓慢使患者腰部前屈,以患者所能承受为限,重复3~5次(图6-21)。

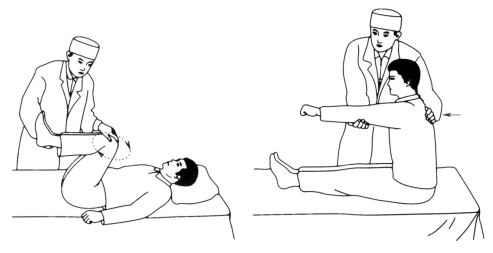

图6-20　摇腰部　　　　　　　　图6-21　被动前屈腰部

3. 推拿疗法的注意事项

(1)推拿结束后,令患者仰卧位卧床休息15分钟左右。

(2)早期宜绝对卧硬板床休息,可用腰围固定。

(3)减少腰部活动,注意腰部保暖,愈后加强腰背肌功能锻炼。

(4)中央型腰椎间盘突出者,慎用推拿,若轻型可做推拿治疗,但禁止做腰椎扳法。

(5)推拿治疗为首选方法,但可配合针灸、理疗等以加强疗效。

4. 推拿疗法的适应证和禁忌证

推拿疗法对腰椎间盘突出症有较好的疗效,只要手法运用得当,一般适宜行推拿治疗。施行手法时应做到全神贯注,意到手到,由浅入深,由轻到重,缓中有力,外柔内刚。一般而言,推拿疗法无副作用,其慎用及禁忌证有:①中央型腰椎间盘突出症;②严重腰椎管狭窄症;③严重脊柱骨质疏

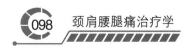

松;④合并有精神失常、严重高血压、心脏病;⑤严重饥饿、过度疲劳、低血糖、低血压等;⑥局部有皮肤病。

(三)方法三

脐周按摩疗法:令患者排出大小便后,帮助其仰卧于治疗床上,双侧腿尽量屈曲,松开衣带露出脐部。术者立于患者右侧,用大头针或无油圆珠笔芯探查脐周,发现压痛点时,重新探查一次作对照,防止感觉上的偏差。确定痛点后,先行整个下腹部轻轻按摩,以降低腹壁肌群紧张度。嘱患者自然呼吸,排除紧张心理。采用右手中指按摩,约1分钟后对敏感区进行有节律性冲击振动,每次不超过20分钟,每日1次,7次为1个疗程。

二、物理治疗

(一)中药离子导入疗法

1. 方药配制　桃仁、干姜、防风、伸筋草、杜仲、乳香、赤芍、红花、桑寄生、威灵仙、没药、鸡血藤各50 g加水4 L,浸泡4小时后水煎至4 L,将药液倒出,加入陈醋1 L,瓶装备用,用时加温至40 ℃。

2. 操作

(1)将纱布垫放入加温的药液中浸湿,稍拧干,敷贴于下腰部,连接治疗仪正极,负极用生理盐水浸湿放于臀部或小腿疼痛明显之处,然后盖以塑料布,用沙袋、绷带或借患者身体重力将电极加以固定。

(2)检查电疗机各指针、旋钮均在正确位置后,先开总开关,后开分开关,徐徐转动电位器逐渐增大电流量,参照患者的感觉将电流量控制在5~15 mA之内。

(3)每次治疗20~25分钟,每日1次,10次为1个疗程,一般治疗3~5个疗程,每疗程间隔4~7天。

3. 禁忌证　高热、恶病质、心力衰竭、湿疹及对直流电不能耐受。

(二)中药汽疗仪雾化透皮法

1. 主要药物

(1)寒湿证:羌活、防风、独活、秦艽、川乌草、细辛。

(2)湿热证:防己、杏仁、滑石、连翘、生山栀、石膏。

(3)瘀血证:川芎、木香、当归、红花、细辛、制乳香。

(4)肝肾两虚证:仙茅、淫羊藿(仙灵脾)、制马钱子、附子、旱莲。

2. 使用方法　根据中医辨证分型选方,将药放置于中药汽疗仪药物雾化器中并加适量水,关闭器盖,启动电源,使药物达100 ℃,产生含药雾化气使治疗舱内达到40 ℃。让患者进入治疗舱内,保留头部于舱外,关闭舱门,按体位调节键,使患者达到舒适的体位,温度、时间根据患者的体质及耐受能力调节设计好,自动控制时间和温度。一般控制在40~45 ℃之间,1次/天,治疗15~25分钟/次,连续治疗5次,休息2天,30天为1个疗程。

(三)拔罐疗法

拔罐疗法有疏通气血、消散瘀滞、温通经络、祛湿祛风、散寒活血、舒筋止痛等作用。

1. 拔火罐的方式

(1)留罐:在治疗部位上留置一定时间,一般留罐10~15分钟,大而吸力强的火罐5~10分钟,小而吸力弱的时间宜长些。

(2)闪罐:火罐吸住后,立即拔下,反复多次,以皮肤潮红为度。

(3)走罐:在治疗部位和火罐口的边缘,薄薄地涂一层凡士林等油类或水,火罐吸住皮肤后,一手扶罐底,另一手扶罐体,在皮肤上、下、左、右慢慢移动,到皮肤潮红或出现瘀血时止。

(4)针罐:即扎上针后再拔罐,以增强疗效。

2. 禁忌证 ①年老体弱、消瘦,以及皮肤失去弹性。②全身性剧烈抽搐。③妊娠。④患有出血性疾病。⑤水肿。⑥恶性肿瘤,以及局部皮肤有破损之处。

3. 注意事项

(1)火罐口不能过热,防止烫伤。

(2)如皮肤起疱或破皮,应注意护理,预防感染。

(四)泉浴疗法

泉浴疗法,主要指温泉浴,广泛而论则包括其他矿泉浴。用于腰椎间盘突出症主要是指温泉浴。中医学认为,温泉水味辛而有微毒,外浴可以温通经络、活血化瘀、舒筋强骨、祛风除湿、通痹止痛。因此,在腰椎间盘突出症的康复治疗中是一种很好的疗法。

1. 水温 37~42 ℃为好。

2. 沐浴方法 采用全身浴,时间为 15~30 分钟。

3. 疗程 20~30 天为 1 个疗程,每日 1 次,6 天后休息 1 天。两次疗程中间应有 1~2 周的时间间隔。

目前有些有条件的医疗单位使用药浴或蒸汽药浴的方法治疗腰椎间盘突出症取得了较好的疗效。其药物的使用,可按照辨证施治的原则,比泉浴疗法更切合临床,亦更方便。

三、针灸治疗

针灸治疗腰椎间盘突出症,可缓解和消除疼痛,亦可促进神经根水肿和炎症的吸收,是中医学综合治疗中一种重要的辅助疗法。但单纯用针灸治疗本病,往往难以治愈,尤其是对有明显神经根和脊髓压迫症状者,需及时配合推拿等方法治疗。

由于腰椎间盘突出的部位不同,且突出方向不同,造成腰部,尤其是下肢部疼痛、感觉及功能障碍分布区域也不同。因此,针灸治疗本病,应在病因辨证的指导下,按经络辨证施治。一般,中央型腰椎间盘突出时,腰腿部症状主要表现在足太阳膀胱经循行部位,足底、会阴部症状与足少阴肾经、足厥阴肝经关系密切。侧突:$L_{3\sim4}$椎间盘突出时,腰部症状主要表现在足太阳膀胱经循行部位,臀及下肢症状主要表现在足少阳胆经、足阳明胃经,小腿感觉和功能障碍与足少阴肾经、足厥阴肝经关系密切;$L_{4\sim5}$椎间盘突出时,腰部症状主要表现在足太阳膀胱经循行部位,臀及下肢症状与足少阳胆经关系密切,足趾部症状与足厥阴肝经有关;$L_5\sim S_1$椎间盘突出时,腰、臀、腿、足部症状主要表现在足太阳膀胱经、足少阳胆经。选穴时,不仅要注意臀、下肢、足部的有关经脉,而且在腰背部选穴时亦要注意有关经脉、脏腑腧穴的选用。

针刺治疗本病,当以舒筋活血、通络止痛为法。

(一)针刺

1. 毫针

(1)取穴。

1)中央型腰椎间盘突出。主穴:肾俞、白环俞、膀胱俞、腰俞、环跳、承扶、殷门、委中。配穴:上骨、关元俞、腰阳关、秩边、承山、昆仑、阿是穴。

2)$L_{3\sim4}$椎间盘侧突。主穴:肾俞、白环俞、大肠俞、腰俞、环跳、承扶、委中、阳陵泉、足三里。配穴:秩边、腰阳关、条口、悬钟、丘墟、足临泣、阿是穴。

3)$L_{4\sim5}$椎间盘侧突。主穴:肾俞、白环俞、中膂俞、腰俞、委中、环跳、风市、阳陵泉。配穴:腰阳关、中渎、膝阳关、外丘、悬钟、丘墟、足临泣、三阴交、商丘。

4）L₅~S₁椎间盘侧突。主穴:肾俞、关元俞、气海俞、腰俞、环跳、委中、阳陵泉。配穴:腰阳关、承扶、殷门、承山、昆仑、风市、悬钟、丘墟。

（2）方法:每次选用 3~5 个穴位。急性期每日针治 1 次,症状好转,可隔日针治 1 次。

（3）手法:除急性损伤外,肾俞使用补法。其余穴位可用强刺激或中等刺激,使针感向远端放射。其中,肾俞为直刺并微斜向椎体,深 1.0~1.5 寸;环跳穴直刺,针尖向外生殖器方向,深 2.0~3.5 寸,使局部酸胀并向下肢放射;委中穴直刺 0.5~1.0 寸,使针感向足底放射;督脉穴针刺,以气至为度。

（4）辨证施治。

1）寒湿阻络。

治则:散寒祛湿,温经通络止痛。

处方:主穴+腰阳关。

操作:腰部腧穴用提插捻转补法并加灸,余穴均用提插捻转泻法,以得气为度,留针 20~30 分钟。

2）湿热阻络。

治则:清热利湿,舒筋活络,通经止痛。

处方:主穴+膀胱俞、阴陵泉、三阴交。

操作方法:针用提插捻转泻法,得气为度,留针 10~20 分钟。

3）瘀血阻络。

治则:活血化瘀,通经活络,理气止痛。

处方:主穴+病变节段夹脊、三阴交。

操作:委中穴用三棱针点刺放血,余穴用提插捻转泻法,留针 30 分钟。

4）肾气不足。

治则:滋补肝肾。

处方:主穴+命门、太溪、三阴交。

操作:针用提插捻转补法,阳虚者,肾俞、命门加灸。

2.梅花针　属《黄帝内经》中"毛刺""扬刺"和"半刺"之法,其主要刺激部位为皮部,通过皮部以激发经气,调和气血,通经活络,促进机体功能恢复正常。

（1）取穴:T₁₀~L₅夹脊、阿是穴周围、疼痛循经部位。

（2）操作方法:右手持针柄,用环指和小指将针柄末端固定于手掌小鱼际处,针柄尾端露出手掌 1.0~1.5 cm,再以中指和拇指夹持针柄,示指按于针柄中段,运用腕关节弹力,均匀而有节奏地弹刺,落针要稳准,针尖与皮肤呈垂直角度,提针要快。不能慢刺、压刺、斜刺和拖刺。频率每分钟 70~90 次,痛点阿是穴重叩,使局部皮肤发红或微出血。叩后可拔火罐,拔出少量瘀血疗效更佳。

（3）注意事项:操作前应注意检查针具,凡针尖有钩毛或缺损、针尖参差不齐者,应及时修理,注意严格消毒,以防感染。局部皮肤有破损或溃疡者,不宜用本法。

3.耳针

（1）取穴:腰椎、骶椎、臀、坐骨、膝。

（2）操作方法:一般取坐位,病重体弱者可取卧位,选用 26~30 号,0.3~1.0 寸长的不锈钢毫针,一般以 28 号 0.5 寸毫针为佳,碘酒、酒精常规消毒。术者用左手拇指、食指固定耳郭,中指托针刺部位的耳背,以右手拇、示、中三指持针刺入皮肤 2~3 分,若局部无针感,可调整毫针方向,每次选 2~3 穴,用中强刺激捻转数秒后,留针 30 分钟,留针期间隔 5~10 分钟捻转一次,每日或隔日治疗一次。也可用埋针法埋针 3~7 天,起针后,注意消毒。

此外,亦可用王不留行籽类药物进行耳穴贴压。每日按压数次,每次 2~3 分钟,5~7 天换穴。

（3）注意事项：耳针治疗腰椎间盘突出症，即时止痛效果较好，但因刺激过强，应防止晕针现象出现，严格消毒规程，防止耳郭皮肤感染和软骨膜炎的出现，耳部有显著皮肤病者不宜针刺。

4.头皮针　对脑源性疾病、神经系统疾病效果较好。

（1）取穴：对侧下肢感觉区、足运感区。

（2）操作方法：患者取卧位或坐位。术者手持毫针，与头皮呈15°角快速刺入皮肤穿透帽状腱膜下层后，将针体平卧，沿特定线刺入。进入一定深度后快速捻转，不提插，频率每分钟约200次。持续捻2～3分钟，留针5～10分钟后再重复捻转。在捻转同时患者可活动肢体，有的患者会在患部出现热、胀、抽动等感应，或疼痛减轻、消失。

（3）注意事项：针刺操作要严格消毒，防止感染，起针后按压针孔，防止出血。

5.腕踝针

（1）取穴：下6。

（2）操作方法：皮肤常规消毒，取患侧穴，针体与皮肤成30°角，快速进针，针体应在皮下浅表层，针尖朝上，针深一般为1.4寸。腕踝针一般无针感，不提插、捻转，留针30分钟，隔日1次，10次为1个疗程。

（3）注意事项：腕踝针进针时应无针感，若患者出现酸、麻、胀、沉、痛等感觉，说明针入筋膜下层，应退至皮下，调整针尖方向。

6.电针

（1）取穴：同毫针。

（2）操作方法：取患侧肢体1～3对穴。首先使针刺得气后，一般使用疏密波，如疼痛症状明显时，也可使用密波，调节电流量时应从小到大，注意观察患者耐受情况，不可突然加强，以免发生意外。腰部穴位电流输出量宜小，每日治疗一次，每次10～15分钟。

（3）注意事项：每次治疗前应检查电针器输出是否正常，治疗后须将输出调节全部退至零位，随后关闭电源，撤去导线。

7.缪刺疗法

（1）取穴：患侧环跳。

（2）操作：令患者俯卧或侧卧，侧卧位时，患肢屈曲在上，健肢伸直在下。用不锈钢毫针0.3 mm×75 mm，取穴定位后，行皮肤常规消毒，垂直快速刺入皮肤后，深刺达7 cm左右，行提插、捻转，提插幅度约1 cm，捻转幅度在180°，待酸胀得气后，患者有触电样发麻向下肢放射，继则小幅度雀啄提插2～3次，提插幅度约0.5 cm，以加强刺激，随后出针。

每日1次，连续治疗5次，停2天，共治疗20次，观察疗效。

（二）灸法

1.取穴　同毫针。

2.灸法　一般灸法皆可用。临床较常用艾条灸、艾炷灸、温针灸、温器灸。每次选3～5个穴位，灸10～20分钟或5～7壮，每日1次，10天1个疗程，间隔2～3天行第2个疗程。

3.禁忌　孕妇不宜在腰骶部施灸。

四、药物治疗

（一）中医治疗

1.中药内治法　药物内治法，为中医治疗本病主要的辅助疗法。内治法有辨证施治、专方辨证加减及单方验方三类方法。

（1）辨证施治：肾精亏虚乃本病的基本病理，故益肾养精、强筋壮骨乃基本治法。若久病偏于肾阴虚者应兼补肾阴;若偏于肾阳虚者,又当佐以温补肾阳;跌仆闪挫、瘀血内滞者,应急则治标、活血化瘀为主;寒湿内侵、经脉气血不利者,则祛除寒湿、宣通气血;若寒湿化热、壅滞经脉,又当清热利湿以变法治之。

(2)专方辨证加减:专方辨证加减用药可分两类:一类是将本病分虚、实两证,虚证为肾虚,实证为风寒、湿热内侵或闪肭锉气;另一类为一方通治,辨证化裁。

2.中药外治法　药物外治法治疗本病,虽为一种辅助疗法,但药物直接用于伤痛之处,有活血通络、驱除外邪、消肿止痛之功,不失为一种有效方法。针对本病,药物外治,主要有敷贴、热熨、洗法诸法。

(1)敷贴法。

1)腰痛散:吴茱萸、乌附片、肉桂、干姜、川芎、苍术、独活、威灵仙、地鳖虫、全虫、羌活各10 g,细辛6 g,红花15 g,冰片10 g,皂角刺9 g。

上药共为细末。选穴:腰眼、肾俞、肝俞、阿是穴,每穴用药粉10 g,用胶布固定。1日1次,1周为1个疗程。

本方有祛风除湿、温经通络之功。主要用于风寒湿邪内侵所致者。

2)代痛散:生川乌、生草乌各15 g,乳香、没药、何首乌各30 g,蟾酥9 g(火酒烊化)。

上药共为细末。用时用烧酒或姜汁调敷。

本方有活血、消肿、止痛之功。此药敷后,腰部有麻木感,其痛可立即减轻或消失。本方适用于跌损初期,疼痛较重者。

3)化坚膏:白芥子、甘遂、地龙肉各2份,威灵仙、急性子、透骨草各2.5份,麻根、细辛各3份,乌梅肉、生山甲各4份,血余、江子、全蝎、防风、生草乌各1份,紫硇砂1/2份,香油80份,东丹40份。

将香油熬药至枯,去渣,再慢火炼至滴水成珠时下东丹,将烟搅尽后再下紫硇砂。外敷患处。

本方有祛风化瘀、软坚化结之功。适用于本病后期,腰部软组织硬化或粘连者。

(2)热熨法。

1)青囊散:当归、草红花、骨碎补、防风、制乳香、制没药、木瓜、川椒、白芷、透骨草、羌活、独活、续断、怀牛膝、马钱子、干茄根各30 g,大青盐100 g。

上药共研粗末(10~20目),用60 ℃烧酒约60 g与药末拌匀后,分3份,用青麻布袋盛装。用法:用时放蒸笼蒸半小时,取一袋热敷于痛处。若烫甚,先用柳枝隔开皮肤,可耐受时接触皮肤。3个青囊轮番使用,每次1小时,每日2次。连续使用1周后,即弃此囊。如需第2个疗程,隔5~7天再依上法制用。

本方有祛风除湿、活血通络之功。可用于各类原因所致者,唯新伤者24小时内勿用。

2)腰痛渍:当归50 g,红花30 g,乳香20 g,没药20 g,川牛膝15 g。

上药入米醋300 mL内浸4小时后,放入锅中加热数十沸。选穴:腰眼、阿是穴。用纱布放药醋内浸透,趁热渍浸穴位,冷后换。一日1次,每次2小时以上。

本方主要用于跌仆闪挫或局部有瘀血者。

(3)洗法:洗法有药浴和熏洗2种。

1)药浴。

● 苍术120 g、艾叶400 g。

将药物装纱布内包裹,放热水浴池内30分钟后,浴洗20分钟。1天一次,10天为1个疗程。主要用于寒湿内侵者。

● 肉桂50 g、吴茱萸100 g、生姜150 g、葱头50 g。

上药纱布包裹,放入热水浴池30分钟后,浴洗20分钟,每日一次,用于肾虚者。

2)熏洗。

● 荆芥 100 g、防风 100 g、苏叶 50 g、麻黄 40 g、羌活 100 g、独活 100 g、秦艽 60 g、苍耳子 50 g、干姜 100 g、伸筋草 40 g、菖蒲根 500 g、葱白 300 g、细辛 30 g、苍术 100 g、川芎 80 g、白芷 40 g。

上药置锅中煮沸 15 分钟,使其温度保持在 45 ~ 55 ℃之间,熏洗腰臀部,每次 30 ~ 60 分钟,以大汗淋漓为度。

本方有祛风除湿散寒、温经活血止痛之功。主要用于寒湿内侵者。

● 风伤洗剂:柚叶、橘叶、骨碎补、松针、风不动、桑寄生、桂枝、土牛膝、穿地龙、忍冬藤各 9 g,侧柏叶 15 g。

水煎,加黄酒 60 g,熏洗患处。每日一剂,熏洗 2 次。

本方有祛风除湿、通络和营之功。适用于损伤后期,风湿入络,挛缩痹痛者。

(二)西医治疗

主要是止痛类药物,效果较好的有秋水仙碱,每日剂量 0.5 ~ 1.2 mg。

五、穴位注射

1. 取穴和药物　取健侧 L_4 夹脊穴、L_5 夹脊穴用维生素 B_1 100 mg 加维生素 B_{12} 0.2 mg 共 4 mL,每穴注射 2 mL。

2. 操作　令患者按照寻找夹脊穴压痛的坐姿,取穴定位后,用 5 mL 一次性无菌注射器,抽取药液,行皮肤常规消毒后,垂直快速刺入皮肤,进针深 2.0 cm ~ 2.5 cm,行小幅度雀啄抽插,提插幅度在 0.2 cm,得气后,如无回血则快速注入药液,令患者有明显酸胀感。

六、牵引治疗

骨盆牵引最常用。在医院有专用骨盆牵引带,在家可用旧短裤减去两腿,在两侧方各缝上一条较粗绳,床头加一竹竿,绳过竹竿,开始时每边各吊上 5 ~ 10 kg 重物,总重量不超过 20 kg;牵引时,将床脚用两个砖头垫高,牵引后可将砖头移开。每天牵引 2 次,每次 30 ~ 60 分钟。在门诊,让患者坐矮凳,术者站在其背后,双手搂住患者颌下及头枕部向上提,如此借助体重,可引起牵引作用;每周 2 ~ 3 次,也有一定疗效。若患者住院进行骨盆牵引,可每日 2 次,牵引的时间较长,对早期患者效果很好。此法对突出物在神经根外侧者效果好,若突出物在神经根内侧,则愈牵患者症状愈重,当然应停止牵引(图 6-22)。

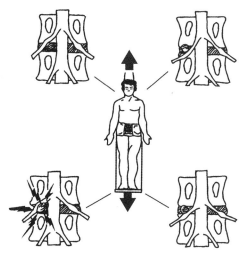

图 6-22　椎间盘突出的骨盆牵引示意

(一)持续牵引法

这是一个沿用很久的方法,有的用双下肢皮牵引法,也有用布带牵拉骨盆而达到牵引的目的。平卧时椎间盘的海拔较站立时为低,有一定的伸缩性,韧带及纤维环在牵引时,可以被拉长而使椎间盘扩大,所以牵引对回缩有一定的作用。这种持续牵引有一个优点,可迫使脊柱肌肉达到最大的松弛,而使韧带在无肌肉张力的保护下得到拉长,有利于突出物的回缩。使用的重量一般不要超过15 kg,这个重量患者可以长期耐受,而不致引起肌肉的痉挛,可使患者脊柱肌肉处于松弛状态,以达到韧带及纤维环部分被拉长的目的。这种方法的使用规定,也同卧板床3周的治疗一样。适用于早期和病情较轻的患者,疗效尚可,但满意效果也不过30%。同时这长达3周的卧床,以及不能下床大小便,常使患者难以忍受。牵引时患者应为头低足高位,用体重对抗牵引。此外,还可在$L_3 \sim L_5$之间的腰下部垫一个枕头,使腰脊柱呈后伸位,不仅有利于突出物的回缩,也有利于修复。持续而轻重量的牵引,治疗后患者也可仍存在慢性疼痛。至少说这种牵引不会使椎间松弛,腰椎不稳,而加重腰痛。总的说来,这种方法是非手术疗法中创伤较少且简单易行的方法,可以早期选用(图6-23)。

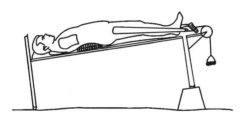

图6-23 持续牵引法

(二)两端牵引的肾垫复位法

将患者平放手术台上,腋部由两人牵引,两下肢由另两人牵拉作为反牵引,用力不必太大,然后将顶在$L_{3\sim4}$之间的肾垫摇高,再放低,反复多次,可能使椎间盘突出复位,而能得到突出物的回缩,是较任何后伸复位法更为有效的一种方法。但其仍像卧板床治疗方法一样有许多规定,是其不足之处。这种肾垫多次的反复升降,较一次强力的牵拉更为合理和有效。

另一种同样意义的方法,即苗馨华牵引法(图6-24)。患者仰卧,放在一个特别的架上,使腰呈后伸位。利用下肢力量作为牵引,治愈率可达63%。这种方法也是利用牵引的后伸复位法,以下肢重量作牵引力。

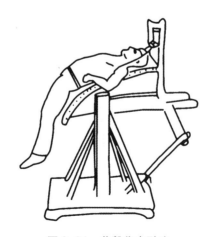

图6-24 苗馨华牵引法

(三)大力水平短暂牵引法

上面的牵引厚布带固定胸部,下面的固定在骨盆上,然后用螺杆牵拉骨盆的固定带,牵引力一般为40 kg,有的人使用了70~80 kg,持续20~30分钟。这种大力牵引可以将韧带拉松,而使椎体间隙加大,使突出的椎间盘回缩。患者在牵引刚结束之时,会感到腰部很舒适,腰痛可以减轻或消失,在门诊牵引后可站立和步行回家,但易复发。故应当住院治疗。大力牵引后,即刻平卧在板床上,数日后再进行一次,可以使一部分的患者症状消失。此法的缺点是治疗后常留有较前加重的腰痛,是由韧带变松弛所致。假若能在牵引时加一个肾垫,突出物回缩更为有效。但大力牵引常使腰肌呈紧张状,复位也并非太理想,从临床效果上看,这种方法的治愈率并不比持续的轻重量牵引为优。

(四)其他牵引疗法

可根据情况采用骨盆牵引(或加胸部对抗)或器械性牵引床牵引。骨盆牵引使用骨盆牵引带牵引,重量一般为5~10 kg,每日早晚各1次,每次0.5~1.0小时,3周为1个疗程。根据需要可连续进行2~3个疗程,每疗程间隔1周左右。骨盆牵引加胸部对抗的牵引方法,是为了增加牵引力度,在施行牵引的前10分钟内逐渐将重量最多增加至40 kg左右(要注意患者的耐受能力)。可持续牵引3周,但此法若在2周内无效,则不宜继续使用。器械牵引,因牵引器械的种类较多,使用方法有异,可根据牵引器械的不同使用。

七、预防

(一)未病先防

腰椎间盘突出症是在肾气虚损,椎间盘退变的基础上,风寒湿邪的侵袭和劳损的作用加剧了这一退变的过程并诱发腰椎间盘突出而发病的。

1. 调养肾气　腰椎间盘突出症的发生,多因劳伤致肾气虚损,肾精不能生髓,骨失濡养,故发生骨及椎间盘退变。因此,调养肾气,使肾精充养于髓,是防止骨质和椎间盘退变的根本所在。

劳伤,包括劳力、劳思、房劳三个方面。劳力损伤筋骨,《素问·宣明五气论》所说"久立伤骨,久行伤筋"即指此而言。劳伤筋骨,肝肾失调,精血失养,加剧了骨及椎间盘的退变,并在一定的条件下,诱发椎间盘的突出;劳思伤及心脾,气血不足,肾精失去后天气血的濡养,加剧骨和椎间盘的退变,一些非体力劳动者发生腰椎间盘突出症多与此有关;房劳是指房事过度而不节,使肾精亏耗,精不能生髓,骨失濡养而退变。了解以上发病的原因,就应当注意劳动保护,不要疲劳过度,不要损伤筋骨,注意劳逸结合;脑力劳动者,则应避免过度劳思,注意身体的锻炼;同时亦应注意节制性生活,防止房劳太过。

先天禀赋不足,虽然是生之具有的,但可以通过后天的培育,逐渐改善其不足。在腰椎间盘突出症中有许多是因腰椎管狭窄而造成的。由于腰椎管狭窄,即使是极轻的腰椎间盘膨出或突出,就会引起症状,并常引起顽固性疼痛或间歇性跛行,且较易出现马尾受压体征。对于有此类先天不足的人,在发现后,更要加强腰椎的保护,调养肾气,以免发生腰椎间盘突出症。

中老年人肾气渐衰是生理性的变化,虽不为病,但加强对中老年人的保护,防止外邪的侵袭及损伤,以及早衰是非常必要的。腰椎间盘突出症多发生于40岁以后,说明肾气早衰是腰椎间盘突出症发生的重要原因。

2. 运动锻炼　适当的运动锻炼是预防腰椎间盘突出症的重要方法。

脊柱是人体主要的负重部位。脊柱的稳定除靠椎间盘的连接外,尚有其前后有关韧带、肌肉、筋膜等软组织的联系和保护。在生理条件下,这些内外稳定因素可以代偿、互补,有利于脊柱的运动。在病理条件下,内外因素可以互相影响。椎间盘的退变,既是一种生理性的退变,又在各种因素作用下而发生病理性改变。椎间盘的退变造成脊柱内外稳定因素的失调,不仅进一步破坏了脊柱的稳定,也加剧了脊柱内外韧带、肌肉的退变和病理性改变(炎性产物、炎性粘连、炎性水肿等),使韧带和肌肉失去了既往的弹性和保护作用,即失去了其在脊柱活动中的协调与稳定平衡的作用。脊柱内外稳定平衡的破坏和失调是腰椎间盘突出症的根本原因。

运动锻炼可以促进脊柱及其周围组织的血液循环和代谢,加强对代谢产物及某些因素造成的局部的炎性反应及炎性产物的及时排除,保证其正常的生理功能。进行有序的、适当的运动锻炼,还可以增进脊柱内外肌肉、韧带的活力,减少其疲劳,从而加强脊柱的内外稳定性,有效地防止腰椎间盘突出症的发生。

预防腰椎间盘突出症的形体锻炼,重在腰背伸肌、臀肌、腹肌的锻炼,并配合股、膝、腘等部位肌肉的锻炼,及平衡运动的锻炼。有条件时尽量适当地进行一些体育活动,如游泳、跑步及各种球类活动等。现在许多家庭已经有了家庭用健身器,对于形体的锻炼、防止腰椎间盘突出症有积极的意义。但在形体锻炼时亦应注意,锻炼时的运动量要因人而异,不可"使极尔",即不可过量,但应持之以恒。

3. 工作劳动防护　在工作劳动中,要尽量避免非生理性体位活动。在工作中,有时难免处于非生理性体位中,应注意劳动保护,如及时改变各种环境和条件,注意劳逸结合,在每日工作前后做一些如工间操、简易太极拳或其他简易的形体锻炼,及时缓解因工作体位形成的肌肉疲劳。对于长期处于坐位工作的人,尤其要注意腰痛的发生,因卧、站、坐三种姿势中,以坐位姿势对腰部负荷为最大。长期处于坐位姿势的人,要定时改变坐位的姿势,如站立做一些腰部的活动。在弯腰移动重物时,不要勉强用力,或尽量采取屈髋、膝关节,避免两膝伸直位弯腰。其他如抬、拉、推、跳、爬、登、滑等各种动作中,都应加强保护意识,避免对腰、臀、腿部肌肉、骨骼、韧带的损伤。

(二)既病防变

1. 早期诊断,早期治疗　当发现椎间盘退变时,能对椎体的稳定机制进行防护性治疗,不仅可以预防椎体失稳,也使椎间盘的退变和椎体失稳间的恶性循环被截断,遏止椎间盘的退变进程。

腰椎间盘突出症的早期诊断,无论对于临床疗效,还是预后都是非常重要的。病程和疗效间有着密切的关系,病程越短,疗效越好,反之越差。患者病程长的原因大多为两种,一是患者未能及时就诊;二是在就诊时未能及时明确诊断,以致误治、失治。

腰椎间盘突出症,在髓核突出的初期,这种幼弱型的突出组织,可通过休息、推拿等治疗方法使其还纳到原来的位置,同时,及时地通过治疗可以消除损伤性炎性反应,改善局部血液循环,改变神经根的嵌压状态,从而减轻和消除临床症状。反之,如果错过了这一治疗时机,就有可能使突出的髓核与椎管内的结缔组织、神经根发生粘连(纤维化、钙化),此时将难以改变突出物的方向或使之还纳复位,难以改变神经根的受压状态,其治疗效果和预后都是显而易见的。

2. 先安未受邪之地　腰椎间盘突出症是在腰椎间盘及相关韧带、小关节等退变的基础上发生的。腰椎间盘退变就会继发椎体失稳,椎体失稳和椎间盘退变之间就形成恶性循环,最终导致腰椎间盘突出。如果在发现腰椎间盘退变时就对腰椎的防护性机制进行防护性治疗,就可以使椎体结构保持稳定平衡,不仅可以预防椎体失稳,也可以截断椎体失稳和椎间盘退变间的恶性循环,遏止椎间盘的退变进程,预防腰椎间盘的突出。全面了解腰椎间盘突出症的发生、发展规律,对其可能或必然出现的病变采取必要的预防性治疗措施,有着积极的临床意义。

3. 愈后防变　在临床治愈后,其腰腿痛等临床症状得以改善或消失,但应认识到其病理学基础并未得以根本性改变,仍存在复发的潜在因素,在一定的诱因下存在着复发的可能性。临床医生常常比较重视疾病发生时的症状治疗,而易于忽视对临床治愈后的复发应采取的防治措施。

　　这是腰椎间盘突出症在临床治愈后复发率较高的主要原因之一。腰椎间盘突出症临床治愈后的防变,应从生活起居、防御外邪、劳动保护、运动锻炼、药物防治等多方位调整预防。

　　预防工作应从学校、家庭、工作和职业前训练开始,使每一个工作人员了解正常的脊柱生理、正确的劳动姿势,注意劳动保护,避免加速腰椎间盘退变和在腰椎间盘退变基础上的损伤。

第七章　腰椎管狭窄症

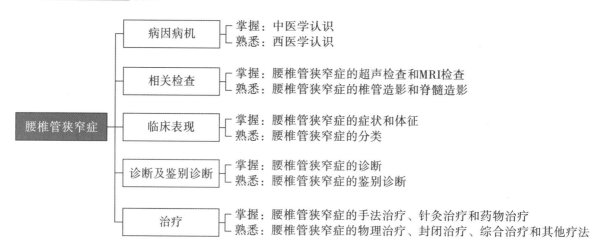

任何原因引起的椎管、神经根管、椎间孔的任何形式的狭窄,导致神经根或马尾压迫,造成一系列临床症状,统称为腰椎管狭窄症。腰椎管狭窄症多为后天所致,与骨的发育不良、骨质退化、韧带钙化、腰部外伤或腰椎手术后粘连有关。腰椎椎管狭窄症是导致腰痛或腰腿痛的常见病之一。这种狭窄可以仅仅局限于一个单独的运动节段(指两个相邻的椎体及其椎间盘、椎间关节和支持性韧带等),也可影响两个或两个以上运动节段。

病因病机

一、中医学认识

(一)肾气虚亏

《素问·六节藏象论》说:"肾者主蛰,封藏之本,精之处也。"《素问·金匮真言论》说:"夫精者,生之本也。"即指出了肾藏精,主生长,发育与生殖。而《素问·宣明五气篇》说:"肾主骨",指出人体骨骼的生长发育与肾气的充实或亏虚关系密切。肾精不足,无以充养骨髓则可致骨骼发育不良,且骨髓空虚则出现腰腿足痿弱不能行动。目前临床所见先天性或发育性腰椎管狭窄症即与先天肾气不足有很大关系。另外,《素问·上古天真论》中指出:"女子七岁,肾气盛,齿更,发长;二七⋯⋯四七,筋骨坚,发长极,身体盛壮⋯⋯丈夫八岁,肾气实⋯⋯四八,筋骨隆盛,肌肉满壮⋯⋯七八,肝气衰,筋不能动,天癸竭,精少,肾脏衰,形体皆极;八八,则齿发去"。说明随着年龄的增长,人体筋骨也渐发生退变。《诸病源候论·腰痛候》中说:"夫腰痛,皆由伤肾气所为。"可见,中年以后,由于肾气衰退和慢性损伤,可造成退变性腰椎管狭窄症。

(二)风寒湿邪侵袭

风寒湿等外邪侵袭人体,可致经络闭阻,气血运行不畅而出现肢体重着疼痛,屈伸不利。《灵枢·五变篇》说:"粗(腠)理而肉不坚者,善病痹。"《诸病源候论·风痹候》说:"痹者,风寒湿三气杂至,合而成痹,其状肌肉厚,或疼痛,由人体虚,腠理开,故受风邪也。"外邪侵袭,经络痹阻不通,可引起腰腿痛,故风寒湿邪侵袭与腰椎管狭窄症有一定关系。《素问·调经论》指出:"寒湿之中人也,皮肤不收,肌肉坚紧,荣血泣,卫气在,故虚。"说明素体虚弱为感受外邪致经络痹阻的内在因素。

由上可见,腰椎管狭窄症的发生主要与肾气虚亏,风寒湿邪侵袭致气滞血凝,经络不通有关。而腰为肾之府,遭受外伤或慢性劳损也可致气滞血凝、营卫不得宣通而发腰腿痛,或麻木不仁。

二、西医学认识

(一)黄韧带肥厚

黄韧带是中央椎管后外侧壁和神经根管后壁的重要组成部分,正常主要由弹性纤维构成,连接相邻椎骨的椎板和椎间小关节,大致可分为两部分:内侧部位于椎板之间,参与构成中央椎管的后壁和后外侧壁,该处韧带自上一椎骨椎板的前下缘连接到下一椎骨椎板的后上缘;外侧部向外延伸融合于椎间小关节囊前份,逐渐变薄,参与组成中央椎管侧壁、侧隐窝和椎间孔的后壁。黄韧带的厚度无疑会影响到椎管孔径的大小。慢性损伤和退行性变,可使黄韧带发生弹性纤维退变、胶原纤维增生、软骨样化生,形成条状、一个或多个结节状钙化或骨化,从而形成瘢痕并增厚达 6 mm 以上,是引起腰椎管狭窄症最常见的原因。顾正明等将黄韧带肥厚按部位分成三种类型:内侧部肥厚、外侧部肥厚和弥漫性肥厚。内侧部肥厚为主时,中央椎管矢状径变小;外侧部肥厚时,常导致神经根管狭窄;弥漫性肥厚使中央椎管矢状径和横径均狭小,同时也使神经根管狭小。临床上以弥漫性肥厚和外侧部肥厚为多,单纯内侧部肥厚者少见。

(二)椎小关节增生

椎弓的发育异常,常伴有小关节改变。正位 X 射线片可见小关节突内聚,左右间距变小。通过测量两侧上关节突间距、下关节突尖间距或椎板关节突间隙的宽度,可估计椎孔的形状,是诊断椎管狭窄症的指标之一。脊柱的长期负重、损伤和退行性变,可导致小关节突增生肥大,密度增高,严重时呈杵状或球状。同时,椎小关节面边缘致密硬化,间隙变窄、模糊、毛糙,偶尔小关节囊发生骨化。所有这些因素,均可导致神经根管和(或)椎孔的变形和狭窄。

在正常情况下,上关节突位于神经根入口处侧后方,当有增生时,则侵犯侧隐窝和椎间孔,使神经根受卡压。临床上,上关节突增生常伴小关节面的改变,以及黄韧带外侧部的肥厚,造成神经根管型狭窄较常见,而下关节突增生则多与黄韧带肥厚、椎板增厚及上关节突增生同时发生,从而导致中央椎管和神经根管狭窄。有的尚伴有退变性腰椎侧弯和滑椎等动力学因素,加重椎管狭窄程度。

(三)椎板增厚

椎板从形态上可分为三部分,内侧部即棘突根部,外侧部即关节突根部和中间部。后者中高处的厚度一般为 6 mm 左右,超过该值即为椎板增厚。椎板外侧部是椎孔形态构成的重要组成部分,该处增厚可导致骨性侧隐窝变窄。中间部和内侧部增厚则使椎孔矢状径变小,首先侵犯背侧硬膜外间隙,静脉丛受压闭塞,脂肪组织减少甚至消失,导致椎管容量减少,造成中央型椎管狭窄,使

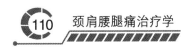

椎管内处于高压状态。单侧椎板增厚,由于脑脊液对增高的椎管内压有一定的缓冲作用,硬囊受压后变形,被推向对侧。双侧椎板增厚则呈环形缩窄,马尾和神经根受压,引起神经组织缺血并产生炎症反应,导致硬囊矢状径和横径变小,神经根水肿、粗钝。

(四)椎弓根发育性变短及肥厚

骨性侧隐窝和椎间孔上半形成的脊神经沟,是神经根管的骨性基础。侧隐窝的存在与否,决定于椎孔的形状,而椎弓根纵向长度是后者的决定因素之一。骨性侧隐窝位于椎板关节间区和椎弓根之下,其前后径相当于椎骨上切迹前后径,而椎间孔的前后径则相当于椎骨下切迹前后径。从 L_1 到 L_5,侧隐窝逐渐明显,前后径也逐渐变小,所以骨性侧隐窝的狭窄主要压迫参与坐骨神经组成的 L_4 和 L_5 脊神经根。从 L_1 到 L_5,椎间孔前后径也越来越小,而反映其水平长度的椎弓根厚度却越来越大,由此,椎弓根间距变窄,椎间管变得越来越细长。由于椎弓根是骨性侧隐窝和椎间管的重要组成结构,所以它的发育性变短或肥厚,必将导致脊神经沟狭窄及椎管中矢状径和侧矢状径变小,神经根受卡压后其鞘袖闭塞,椎管造影时呈残根型或不显影。

(五)骨赘增生

椎骨骨赘增生可分为三度。Ⅰ度为轻度:椎体边缘少量的骨性突起,小关节面边缘毛糙,但其大小和形状无明显改变。Ⅱ度为中度:椎体边缘较多的骨性突起,呈唇状增生,但椎体外形无明显改变,小关节突呈扇形增生,其相邻椎小关节间隙仍可辨认。Ⅲ度为重度:大量新骨形成,椎体肥大变形,相邻椎体间可见骨桥。椎体后外角骨赘常易侵犯神经根通道。小关节变形如莴笋状,肥大的小关节突向椎体上面,甚至与椎板形成假关节。骨赘增生程度通常随年龄的增长而增加,所以老年骨赘增生者多且重。退行性骨赘增生导致的神经组织受压,多为发生在两侧方的神经根管型狭窄。而椎体后缘的骨赘则导致硬囊腹侧受压。

(六)后纵韧带肥厚、钙化和骨化

后纵韧带肥厚、钙化和骨化,多见于颈段,但腰段也不少见。文献报道较多的是后纵韧带骨化(OPLL)。正常腰段椎体后缘略有凹陷,为适应这一生理情况,后纵韧带在椎体后缘平面最窄最厚,较为坚实,而在椎间盘水平变宽,此种解剖学上的特征,造成腰段脊椎常出现桥形 OPLL。此种病理改变多发生于椎间隙水平,即与椎间盘相对应之韧带环处。在平片上,这些改变常易漏诊。如果在椎间孔水平发现黄韧带骨化或前纵韧带、棘间韧带及小关节囊有骨化影,需注意观察有无后纵韧带骨化。一般认为,骨化的后纵韧带较坚硬,因而相应节段的椎间盘较稳定,不易脱出。但有时在后纵韧带骨化下方与非骨化的交界处也可发生椎间盘脱出。脊柱的屈伸运动使脱出的椎间盘反复摩擦后纵韧带,引起微小出血及变性,加之后纵韧带及椎体后缘的骨膜因反复多次轻微的损伤,发生出血,加速变性,在修复过程中也可出现瘢痕性肥厚、钙化或骨化。此时若伴发椎体后缘骨赘或黄韧带肥厚及小关节增生等一种或多种病变,则可导致严重的椎管狭窄。

目前,一般从病因上将腰椎管狭窄症分为三类,即先天发育性、后天获得性和混合性。临床上以退行性腰椎管狭窄症,特别是累及下腰段者为多,可能与该段活动度大,易受创伤和慢性劳损较多有关。在退行性变化中,以黄韧带肥厚和小关节增生肥大为主要的病理改变,多数为混合存在。最终导致中央椎管及神经根管同时存在狭窄的混合型最多,神经根管型狭窄次之,而中央型椎管狭窄则多见于先天性发育性椎管狭小,在退行性变化导致的腰椎管狭窄中较少见。

相关检查

一、超声检查

对于腰椎管狭窄症的超声检查,常用的方法有经腹部途径和经背部途径,两种途径各具特点。经腹部途径对于显示椎管的横断面形态,病变的空间位置,侧隐窝、神经根、椎间盘、黄韧带等与椎管的关系清晰、直观;而经背部途径则可显示椎管长轴的整体形态结构。因此,笔者认为,单用一种途径探查,有其局限性和一定的缺陷,若将两种探查途径结合使用,充分发挥各自途径的特长,进行对照比较,则是提高病变检出率和诊断准确性的一种有效手段(表7-1)。

表7-1 椎管狭窄常见3种病因

名称	临床表现	超声表现	脊髓造影
腰椎间盘突出症	后天性,青壮年多见,多有外伤史,剧烈腰腿痛,患者腰部僵直,脊柱侧弯,直腿抬高试验阳性	单一局限性椎间隙椎管前后径小于正常,椎管前壁出现压迹,一侧神经管内出现点斑团状强回声	椎管内出现造影剂充盈缺损或梗阻
黄韧带肥厚	后天性,主要表现为长期、反复多次腰腿痛,部分患有间歇性跛行,病变节段腰部压痛,下肢感觉减退	多个腰椎管节段椎管内径减小,椎管后壁增厚,后壁回声欠光滑	多个腰椎管节段椎管后壁出现锯齿状压迹
先天性骨性狭窄	先天性,早期不引起任何症状,中年后伴随腰椎退行性变、骨关节病发生,引起神经根压迫症状	椎管形态失常,椎管前后径 ≤ 10 mm,左右径 ≤ 15 mm	椎管内径减少,椎管间隙变窄

腰椎管狭窄症超声检查病变部位的确定,常用的方法是以纵切显示腰骶关节,并以腰骶关节为标准以此类推,同时参照脐平面相当于 $L_{3\sim4}$ 椎间隙,两髂嵴连线相当于 $L_{4\sim5}$ 等体表骨性标志。腰椎骶化、骶椎腰化是造成临床上定位错误的主要原因,因此,必要时须参考X射线摄片联合定位,来提高定位的准确性。另外,超声检查应全面细致,不要满足于某一椎间隙病变的检出而遗漏其他椎间隙的病变。腰椎管狭窄症患者术前应用超声定位,将病变部位直接标志于体表,不仅可以避免临床辅助检查与手术者之间的定位差错,而且对于临床医生术前设计手术方案、提高治疗效果均有直接的帮助。

腹部横切时椎管位于椎间盘之后,呈椭圆形或三角形无回声区。前壁是一条光滑线状强回声,由硬脊膜构成,后壁也是一条光滑线状强回声,也是由硬脊膜构成的,背侧纵切时腰椎各椎间隙椎管前后壁呈对称竹节改变,构成中心无回声区为椎管,在腹部横切时椎管左右角两条管状无回声区为神经根管。正常椎管内径≥10 mm,左右径≥15 mm。椎间盘脱出时椎管形态失常,椎管前壁局限性受压变形向椎管内突,一侧神经根管受压变形,内径线≤5 mm,椎管内出现散在强回声光点、斑。黄韧带肥厚,椎管内径减少,椎管后壁增厚,失去线样回声,后壁及侧壁不光滑,而且椎管呈多个节段性内径变窄。

腰椎间盘突出症横切显示椎管前缘向后中央或一侧突出的增强回声光团,边界清楚,形态规整或不规整,正常由环状纤维软骨形成的前凸弧形光带变形(变平、消失或后凸),背部纵切显示局限性椎管狭窄及典型的"三重密度"影;黄韧带增厚表现椎管后缘(椎弓部位)管壁回声增强增厚,管腔因受压而狭窄变形,结节样增厚可见向腔内凸出的实质性增强回声光团;硬膜外脂肪团也表现为椎管后缘向腔内凸出的实质性回声光团,但回声水平一般较低;椎管肿瘤表现为椎管内边界清楚、圆或椭圆形、体积一般较大、回声不均质的实质性回声光团,瘤体内可见液化坏死的不规则低回声区或由钙化灶所引起的强回声光团及其后方声影,椎管受压、移位、变形;椎体后缘骨质增生声图像表现为椎体后缘边界模糊的增强回声区,该回声区缺乏一定的形态特征。

B超对腰椎间盘突出检查定位准确率高,可测出髓核突出的位置、大小和形态。B超检查腰椎管狭窄症也有较高的诊断价值。检查中可显示椎间隙、椎间盘、腰椎管和神经根管,并根据椎管区扫查、声像图的形态特征和内部回声,测量出狭窄的距离和部位。B超检查可以不受患者身体状况的限制,加之检查价格低和检查时无痛苦,易被患者接受。

二、椎管造影

腰椎管狭窄症患者椎管造影表现为均有不同程度的造影剂充盈缺损,有的完全梗阻,完全梗阻断面常呈幕帘状、笔尖状,有的呈弹头状,有的呈毛刷样充盈缺损。部分梗阻表现在狭窄处油柱呈点滴状通过,其结果呈葫芦状,哑铃状或灯笼状等。椎体滑脱引起椎管狭窄造影剂在狭窄平面流注缓慢,呈拐肘样阴影。若椎管后面黄韧带增厚则呈锯齿状压迹,有时呈藕节状。椎管造影在诊断腰椎管狭窄症中有重要价值。如能直接在荧光透视下动态观察造影剂在椎管内流动的情况,通过多方面的检查,可显示椎管的全貌,此为CT所不及。目前,造影剂多用水溶性造影剂,注射前将摄片床调整到头高脚低位(与水平面成30°~45°),使造影剂集中于下腰椎椎管,拍摄正、侧位片和斜位片,造影可以明确显示硬膜囊和神经根袖的形态和位置的变化。水溶性造影剂能在短时间内吸收,对神经刺激小、反应轻微。但椎管造影对侧隐窝病变不能清晰显示,不能显示椎管横断面骨和神经根形态。

腰椎管狭窄造影柱在正位X射线片上的表现如下。

1. 残根型 是神经根管狭窄的表现。多见于黄韧带外侧部轻度肥厚、上关节突轻度增生、椎弓根发育性变短。表现为神经根袖不显影,但硬膜囊未受压。

2. 束腰型 显示硬膜囊双侧均有不同程度的受压,使硬膜囊呈束腰状。

3. 单侧压迹型 多见于一侧单节小关节呈球形肥大压迫硬膜囊,则使造影柱在此受压弯曲变形。

4. 藕节型 当多节段双侧小关节呈球形肥大者,其造影柱呈藕节样或竹节状。

5. 狭长柱裂 多节段双侧黄韧带和椎板的弥漫性增厚或硬膜外过度纤维化使通过的造影柱呈现狭长或呈鼠尾状。

6. 节段性充盈缺损型 在上述基础上,若伴有后纵韧带肥厚、椎体后缘骨赘形成,以及小关节突球形肥大等一种或多种病变,其椎体造影柱受阻、中断,呈现出节段性充盈缺损。

三、脊髓造影

脊髓造影也是常用的辅助诊断方法。应用非离子化脊髓造影剂可获得良好的充盈及满意的对比度,一般须观察至胸腰段。它可以提供上腰段的一般影像,以免遗漏上腰水平的发育性椎管狭窄。在侧位片上,硬膜囊矢状径狭窄可能为发育性椎管狭窄的间接征象,而关节突或椎板尾侧缘水平后部出现压迹,为发育性椎管狭窄的直接征象。侧位片上,纤维环膨出所致的压迹系退变性椎管狭窄的征象,然而神经根袖的充盈缺损或不充盈则更有临床意义。斜位造影的X射线片显示的神经根袖充盈的情况更为清晰。在造影剂存在于蛛网膜下腔时做CT扫描摄影,即CT脊髓造影,可更清晰地显现神经结构同其周围相邻结构的相互关系。

此法一般多在术前诊断、定位时采用，可了解狭窄的范围、硬膜囊和神经根袖受压的程度，亦可排除马尾圆锥处的椎管肿瘤。由于硬膜囊与椎管壁之间有一定的空隙，故造影显示的矢状径小于实际椎管的矢状径。但脊髓造影显示的矢状径小于 10 mm 时，一定有椎管狭窄。

四、MRI 检查

1. MRI 对椎管狭窄的诊断价值

（1）MRI 检查能够进行横断面、矢状面、冠状面等多切面的扫描，能多方面了解椎管的解剖结构。

（2）利用 T_1 加权像和 T_2 加权像各自的信号特点，不仅可以显示椎间盘的信号改变，而且可直接观察纤维环膨出的程度，以及脊髓、马尾和神经根的受压情况。

（3）在矢状面 T_2 加权像上，脑脊液呈高亮信号，可以像髓腔造影一样清晰地显示蛛网膜下腔的大小，有助于明确骨性椎管与硬膜囊、脊髓、神经根的对应关系。

（4）根据椎管内组织结构的不同信号强度，可判断椎管狭窄的部位及范围，确定狭窄类型，指导治疗方案的选择。

（5）MRI 为非侵入、无损伤的影像学技术，容易使患者接受，有利于手术前后连续动态观察椎管狭窄程度的改变。

2. 腰椎管狭窄的 MRI 表现　先天性椎管狭窄可累及一个或多个平面的骨性椎管。MRI 矢状面和冠状面的图像可显示广泛对称性的小椎管，主要表现为椎管向心性狭窄。在横断面上，椎弓根短小，走行趋向平行，椎管的矢状径狭窄。在 T_1 加权像上，局部硬膜外脂肪的高信号消失，表明脂肪间隙受压，硬膜囊由圆形变为椭圆形。后天获得性椎管狭窄常见于椎体小关节病变、椎间盘病变、椎体后缘骨质增生、后纵韧带骨化、黄韧带肥厚、脊椎滑脱和椎管内骨片、血肿。

腰椎管狭窄可由骨性或软组织（如椎间盘）异常造成。中央型腰椎椎管狭窄，常见于 $L_2 \sim L_5$ 节段，尤以 $L_4 \sim L_5$ 椎间隙最常见。椎间盘脱出（膨出）、椎体和椎小关节骨赘增生、韧带增厚都可导致中央型狭窄。MRI 能很好地显示椎管中央型狭窄，并有助于判定病因。在横断面 T_1 加权像和 T_2 加权像上，黄韧带的信号比后纵韧带、棘间韧带略高，形态为尖端向后的"V"形线条影，增厚时宽度超过 5 mm（图 7-1）。如狭窄累及多个平面，可于椎间隙水平面见硬膜囊前、后缘受压变形。矢状面 T_2 加权像可显示硬膜囊于多个平面狭窄，其后方脑脊液呈搓板样改变（图 7-2）。椎管中央型狭窄还可使马尾移位扭曲，甚至相互挤靠形成中等信号的"假团块"。当上、下关节突肥大引起中央型椎管横径狭窄时，成像平面内的部分容积效应常造成硬膜囊后方假性切迹征象。

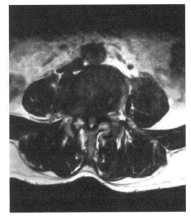

图 7-1　椎管狭窄

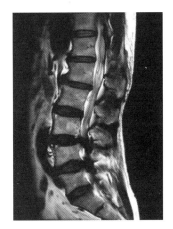

图 7-2　椎管狭窄伴硬脊膜囊受压

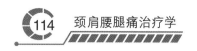

侧方型腰椎管狭窄多由侧隐窝狭窄所致。此时 MRI 横断面检查宜用 3 mm 层厚连续扫描,以减少部分容积效应,准确观察侧隐窝大小。若≤4 mm,提示侧隐窝狭窄。矢状面检查有助于观察上、下关节突增生,并能发现神经根鞘脂肪组织消失,同时还可以了解有否椎间盘侧方突出的可能。

椎间孔型椎管狭窄主要靠矢状面检查。这种切面能有效地了解椎间孔的情况,发现导致椎间孔狭窄的各种致病因素,如椎间盘局部嵌顿,上、下关节突肥大,椎弓短小,椎体骨质增生等。

 # 临床表现

腰椎管狭窄症是导致腰痛及腰腿痛的常见原因之一。发病年龄为 10~60 岁,其中以 40 岁以后男性发病多见。男、女发病率因不同类型的椎管狭窄而有差异。发育性椎管狭窄男与女之比约为 8∶1;退行性椎管狭窄男与女之比为 2.1∶1;混合型椎管狭窄男女之比为 2.5∶1。发病部位以 L_4、L_5 最多见。

一、症状

1. 神经源性间歇性跛行　当患者直立或行走时,下肢发生逐渐加重的疼痛、麻木、沉重感、乏力等不同的感觉,以致不得不改变站立的姿势或停止行走,而蹲下或以其他某种姿势休息片刻,症状可减轻或消失,然后再度继续行走或站立,将再次出现上述症状而被迫再次休息。以上表现即为间歇性跛行。每次行走的距离或直立持续的时间一般为数十米至三百米或几分钟至十多分钟。休息的时间也不太长,一般为几分钟至十多分钟。有时因反复行走与停息,其行走的距离逐渐缩短。有些患者可因改变直立姿势或上身前倾、弯腰行走等减轻上述痛苦而连续行走。他们在爬山、上楼梯、骑自行车时,可不出现间歇性跛行。

间歇性跛行患者的疼痛可能主要在双侧小腿、足部,也可在大腿后侧、外侧及前侧;可为双下肢,也可为单侧下肢,或在不同时期出现于不同的下肢。

2. 下腰痛　无论是哪种类型的椎管狭窄症,大多数患者都有下腰痛的病史或伴有下腰痛。发育性椎管狭窄的患者中,有76%~78%的人伴有这一症状。退变性椎管狭窄患者则常常有反复发作的下腰痛、椎间关节退变,特别是节段性不稳定系下腰痛的原因。疼痛一般比较轻微,卧床时则消失或减轻,腰前屈不受限制,甚至过度前屈,然而后伸活动往往受限。退变性椎管狭窄症患者常常发生腰部扭伤或劳损,此时可能出现下腰部局限性压痛、肌肉痉挛及活动受限制等症状。

3. 神经根压迫　神经根管狭窄引起相应的神经根压迫与受刺激症状及体征。有些患者表现为间歇性跛行,另一些则表现为持续性放射性神经根症状,多数为麻痛、胀痛,疼痛的程度轻重不等,但多数不剧烈,少数可有剧烈性神经根痛并伴其他神经根刺激征,可能与椎间关节有创伤、炎症或椎间盘部位的化学性刺激有关。

4. 马尾压迫征　中央管狭窄导致马尾受压迫。发育性椎管狭窄患者比退变性椎管狭窄患者容易出现马尾受压症状。因为前者的椎管狭窄多发生在上部腰椎水平。马鞍区的症状与体征及括约肌的症状为马尾受压的常见表现。

二、体征

检查时往往发现患者主诉的严重症状与客观体征不符。一般自觉症状较重,而阳性体征较少。

(1)脊柱可有侧弯,生理前凸可减小,腰部后伸受限。直腿抬高试验阴性,阳性体征较少。

（2）肌力减弱,下肢感觉障碍,腱反射减弱或消失。

（3）如果马尾受压,可出现马鞍区麻木或肛门括约肌功能障碍。

未造成持续性压迫前多数无明显体征,脊柱无畸形,腰部无压痛及活动受限,直腿抬高试验阴性,下肢感觉、肌力、反射等大多正常。但做直立后伸试验时间较久时,可出现下肢麻木、酸痛感。发生持续性压迫后,可出现受压的马尾或神经根支配区的肌力及感觉减退、腱反射减弱或消失。中央椎管狭窄严重者常有马鞍区感觉减退、排便及排尿功能障碍,下肢感觉与肌力减退的范围也较大。

侧隐窝及神经根管狭窄者一般只压迫单一神经根,故其体征较为局限,与中央椎管狭窄不同的是常有明显的腰肌紧张及相应的腰旁(相当于关节突部位)压痛点。L$_4$神经根受压者感觉减退区主要位于小腿及足前内侧,可出现股四头肌肌力减退、跟腱反射正常、膝反射可减弱。L$_5$神经根受压者感觉减退区主要位于小腿外侧、足跟及足内侧,常出现伸肌肌力减退,跟腱反射可减弱(图7-3)。直腿抬高试验及踝关节背伸加强试验均为阳性。其体征与单侧椎间盘突出十分相似,但更为严重。

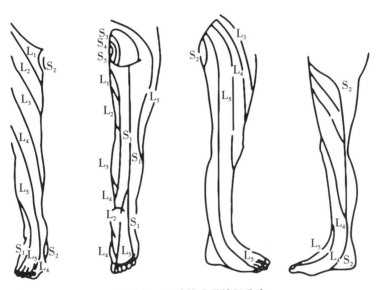

图7-3　下肢的感觉神经分布

三、分类

国内多采用Nelson的分类法,即将椎管狭窄分为原发性和继发性两大类。并按解剖部位分为中央型(主椎管)狭窄和侧方型(侧隐窝)狭窄两部分。原发性狭窄主要为先天因素所致,继发性狭窄常见的病因有4种。

（1）退行性变的脊椎骨质增生、黄韧带肥厚、后纵韧带钙化、侧隐窝狭窄、椎间盘病变等。

（2）创伤因素致脊椎骨折所遗留的畸形。

（3）椎弓峡部裂致椎体滑脱。

（4）脊柱侧弯,以及其他一些骨病,如Paget(佩吉特)病、氟骨症等。

据统计原发性椎管狭窄约占3%,继发性椎管狭窄约占97%,其中退变型约占70%。也有学者把腰椎椎管狭窄分为6种类型:发育性椎管狭窄;退行性脊柱滑脱;崩裂性脊柱滑脱;创伤性椎管狭窄;发育障碍或如软骨发育不全等其他疾病所致狭窄;医源性椎管狭窄。

诊断与鉴别诊断

一、诊断

（一）诊断原则

诊断的全面含义应包括：是否为椎管狭窄症；椎管狭窄的部位、范围、水平；是骨性狭窄还是软组织狭窄或是二者相复合；神经受累的部位及水平。为作出精确的判断，应当遵循下列原则：患者的临床表现是做出诊断的基础，没有临床症状或体征为根据，任何影像学阳性发现都没有诊断意义；根据临床表现选择适当的辅助检查方法（各种投照方法的 X 射线平片、脊髓造影、CT 扫描、CT 脊髓造影、磁共振等），以做出精确的定位、定性及定量诊断；辅助检查显示的阳性征象必须同临床症状与体征一致才有诊断意义。

（二）诊断要点

此病的诊断十分困难，造影只能看出主椎管病变，临床检查也同样没有典型的症状与体征。

1. 间歇性跛行　治疗的腰椎间盘突出症患者中，有 1/3 的患者有间歇性跛行，而各种椎管狭窄症患者中，只有半数有间歇性跛行。所以绝对不能认为间歇性跛行是椎管狭窄所特有，而作为诊断此病的主要依据。

2. 坐骨神经痛　亦称坐骨神经痛型，更不可靠，因为不是腰椎管狭窄所特有。

3. 腰部后伸痛与压痛　表现不典型。

4. 腰痛　范围较大，疼痛并不很重。坐骨神经放射痛也可存在，但主要是分布区域不典型，没有明确神经受累症状，感觉多无减退，运动肌力无减弱，无明显肢体萎缩，无反射障碍。上述症状即使有也不很重，出现这些症状，就应想到椎管狭窄症。

慢性腰痛及一侧或双侧根性坐骨神经痛，直立行走时加重，腰后伸试验阳性，弯腰、蹲下、屈膝侧卧时缓解，骑自行车时不痛。有典型的间歇性跛行而足背动脉、胫后动脉搏动良好。症状较重而体征较少。根据以上情况可初步诊断腰椎管狭窄症。中央椎管狭窄有上述典型症状；侧隐窝或神经根管狭窄者多数为单侧严重的根性坐骨神经痛，直腿抬高试验可为阳性，下肢有感觉迟钝、肌力及反射改变，其表现类似腰椎间盘突出症，有时更为严重。结合临床及 X 射线平片表现可作出诊断，CT 扫描及椎管造影虽有助于诊断，但并非必要。

二、鉴别诊断

1. 腰椎间盘突出症　腰椎间盘突出症亦为退行性病变，腰椎管狭窄症中有 15% ~30% 合并有不同程度的椎间盘突出或膨出。腰椎间盘突出症多见于青壮年，起病较急，有反复发作，时轻时重的病史。腰痛合并放射性腿痛。患者多有脊柱侧弯，生理弧度变小或消失，棘突旁有压痛并向下肢放射，直腿抬高试验和加强试验阳性。而腰椎管狭窄症则多见于中年人，主要表现为腰痛、腿痛和间歇性跛行，体征较少。

2. 腰椎不稳症　腰椎不稳症常见症状是局限的腰背痛，伴有一侧或双侧臀部、大腿后侧的牵涉痛，重者可伴有神经刺激或压迫症状。多数患者主诉易发生腰扭伤，轻微活动时腰部出现"卡住"样疼痛及腰部错位感觉。有时变换体位或推拿手法后症状可立即消失，但症状又可再次诱发。站立位可触及棘突呈"台阶状"及局部肌肉肥厚改变。有时在屈伸活动时可触及腰椎异常的活动及棘突偏斜。后伸时出现肌肉痉挛等体征。X射线可见椎间盘非对称性塌陷,脊柱序列不良,即脊椎的前、后滑移,椎弓根轴向旋转和棘突正常序列的中断等。腰部轻微活动出现"卡住"样疼痛和症状可再次诱发。具体的症状是二者临床症状的辨别要点。

3.脏器源性腰背痛　可起源于肾或盆腔内脏器,也可来自后腹膜或网膜囊后的疾病与损伤,这可以从主诉和病史询问中作出鉴别。一般脏器源性下腰背痛不会随活动而加重,也不会随休息而减轻或消除。

4.血管源性腰背痛　动脉病或周围血管疾病可引起腰背痛,极似坐骨神经痛,但血管源性腰背痛不会因活动而疼痛加重。臀上动脉血流供应不足引起臀的间歇痛,行走时疼痛加重,站立时减轻,但不会因弯腰或下蹲等动作而加重。小腿后方肌肉的间歇痛可因周围血管疾病引起,并有神经刺激症状,但不会因站立而消除症状。

5.神经源性腰背痛　腰背部的蛛网膜肿瘤、神经纤维瘤、神经鞘瘤、室管膜瘤和神经根肿瘤与囊肿都可以引起腰背痛,但它们往往有夜间起来行走以缓解疼痛的病史,一般除病史询问有不同外,可用脊髓造影进行鉴别。

6.肌、筋膜源性腰背痛　此常伴有反射性腰背痛,同时包括腰背部局限性非特异性纤维组织炎。这组腰背痛中还有肌、筋膜劳损即肌肉附着点的部分撕裂而引起局限性腰背疼痛,例如,腰椎棘上韧带和棘间韧带损伤、第三腰椎横突综合征、臀上皮神经挤压综合征、梨状肌综合征等。此病痛一般有外伤史,有局限性压痛,局部注射镇痛剂可得到短暂止痛,且随时间迁移疼痛可好转或自愈。

7.骨源性腰背痛　椎体及其附件的病理变化,如感染、代谢紊乱、肿瘤等可引起腰背痛。骨折和脱位也可残留腰背痛,这些病变可借助化验检查和X射线检查作鉴别诊断。感染性疾病包括脊柱结核和化脓性感染,以及一些少见的感染病灶如伤寒,布鲁氏菌病,真菌、寄生虫感染,梅毒等。老年人或内分泌失调引起的骨质疏松也能发生腰背痛,骨质疏松引起的腰背痛可因活动而加剧,卧床休息而减轻,但不能完全消失。许多学者认为代谢性骨质疏松疼痛原因主要是由于"血池"量增多,导致静脉瘀滞。其他如骨纤维瘤、骨硬化、家族性低磷血症、褐黄病等都可引起腰背痛。

骨肿瘤引起腰背痛如伴有神经受压时还可有神经受压的症状和体征。在肿瘤病中,有骨血管瘤、骨样骨瘤、成骨细胞瘤、骨髓瘤、转移性肿瘤等;瘤样病变如嗜酸性肉芽肿、动脉瘤样骨囊肿等都可引起腰背痛,X射线片可作鉴别诊断。

治　疗

一、手法治疗

(一)方法一

1.治则　调补肝肾,舒筋活络,缓解粘连,疏通狭窄。

2.取穴及部位　腰阳关、大肠俞、环跳、八髎、肾俞、命门、委中、承山、髀关、伏兔、血海、风市、阳陵泉、足三里、绝骨、解溪。

3.手法　掌推法、滚法、按揉法、点压法、点按法。

(二)方法二

手法治疗可以缓解腰部肌肉紧张,松解粘连,扩大椎管,消肿化瘀,减轻疼痛,使症状得以缓解和消失。可采用按揉法、点压法、㨰法、提捏法、屈膝屈髋法、按抖法等,动作均应轻柔,不宜用重力手法,忌用强烈的旋转手法。常用手法如下。

1. 按揉法 患者俯卧,术者用掌根或拇指自患者上背部沿脊柱两侧足太阳膀胱经循行路线,自上而下进行按摩,下至臀部。

2. 点压法 术者用掌根按压棘突,自上向下,再以拇指点按命门、肾俞、腰阳关、志室、居髎、环跳、承扶、委中等穴。

3. 㨰法 术者于足太阳膀胱经及督脉上行㨰法。能上能下。手法使患者放松,缓解肌肉痉挛,温经通络,然后可做以下手法。

4. 按抖法 助手两人,一人握住患者腋下部,另一人握住患者踝部,二人对抗牵引,术者双手重叠,置于 $L_4 \sim L_5$ 处进行按压抖动,一般要求按抖 $20 \sim 30$ 次(图7-4)。

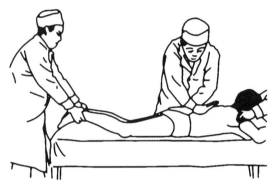

图7-4 腰部按抖法

5. 蹬腿牵引法 患者仰卧位,术者立于患侧,以右下肢为例,术者一手托住患肢踝关节前方,另一手握住小腿后方,使髋、膝关节呈屈曲位,双手配合,使髋关节作被动的顺时针或逆时针方向的旋转活动,各 $3 \sim 5$ 圈,然后嘱患者配合用力,迅速向上作蹬腿活动,术前顺着蹬腿的方向用力向上牵引患肢,操作 $3 \sim 5$ 次(图7-5)。必要时依同法治疗另一侧。

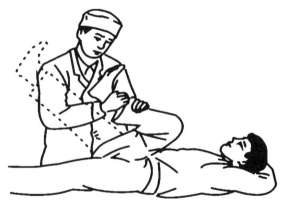

图7-5 蹬腿牵引法

6. 屈膝屈髋法 患者仰卧,术者一手扶住患者双足部,另一手扶住膝下部使双膝、髋关节屈曲,使大腿接近腹壁,用力下压双膝,使腰部极度屈曲,可重复操作 3 ~ 5 次。

7.直腿屈腰法　患者仰卧位,或两腿伸直端坐床上,两足朝向床头端。术者面对患者站立于床头一端,尽量用两大腿前侧抵住患者两足底部,然后以两手握住病员的两手或前臂,用力将病员拉向自己身前,再放松回到原位,一拉一松,迅速操作,重复操作 8 ~ 12 次(图 7-6)。

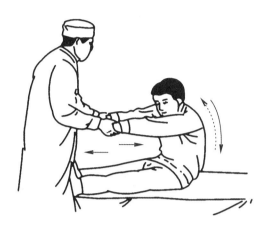

图 7-6　直腿屈腰法

(三)方法三

1.循经按摩　患者俯卧位(如有困难,可于腹部垫小枕,使腰后凸),术者在背部、臀和腿部循足太阳膀胱经自上而下施用手法,先用㨰法约 3 ~ 5 遍,然后用点法循足太阳膀胱经点穴,再用拿法拿腰眼及双下肢约 5 ~ 8 分钟,最后用推法循足太阳膀胱经平推 3 ~ 5 遍。

2.抱膝按压　患者仰卧,充分屈曲双膝双髋关节,术者一手托患者骶尾部,另一手放置于患者小腿上固定下肢,反复按压小腿,使腰部有节律性地屈曲弛张,约 3 分钟。

3.抱膝滚动　患者仰卧,充分屈膝髋关节,双手抱紧小腿,术者一手托其颈背部,另一手托其骶部或扶其小腿,两手用力,使患者腰骶部在治疗床上反复滚动约 3 分钟。

4.治疗疗程　上述手法每天顺序治疗 1 次,每周 5 次,间隔 2 天,连续治疗 4 周为 1 个疗程。

5.注意事项　推拿治疗本病有一定的疗效,在应用时应注意以下几点。

(1)治疗期间注意休息,加强局部保暖,可用腰围保护。

(2)嘱患者锻炼腹肌、腰背肌,恢复正常腰部姿势,防止骨盆倾斜,以利于椎管静脉回流。

(3)推拿可与理疗、封闭、针灸等疗法综合使用或交替使用。

二、物理治疗

(一)红外线疗法

红外线疗法的热作用能降低神经末梢的兴奋性,有镇痛作用,可以缓解肌肉的痉挛,对肌肉有松弛作用。用红外线照射腰部,照射距离 30 ~ 40 cm,以舒适、热感、皮肤出现桃红色均匀红斑为度,每次治疗时间为 15 ~ 20 分钟,每日 1 次,10 次为 1 个疗程。

(二)中药离子导入法

中药离子导入法可以改善腰椎管狭窄的微循环,增加局部血供,减轻腰腿部因神经根受压引起的疼痛等症状,是一种可供选择的有效方法。

1.处方一　川乌 30 g、草乌 30 g、南星 30 g、半夏 10 g、马钱子 30 g、干姜 20 g、当归 30 g、丹参

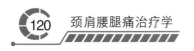

30 g、桃仁 30 g、红花 30 g、乳香 30 g、没药 30 g、木瓜 30 g、威灵仙 30 g、白芍 30 g、甘草 30 g、续断 30 g、骨碎补 30 g、大青盐 20 g。

将上药碾成白面,装瓶备用,用时加醋、水调成糊状,每人每次用药糊 10~15 mL。装入多层厚的纱布袋中,用 40~50 ℃的水湿透后,挤得干湿适度,将正负极置于药垫上,开启电疗机,通电电流大小 10~15 mA,每日 1 次,每次 30 分钟,12 次为 1 个疗程。

2. 处方二　补骨脂 20 g、淫羊藿 20 g、川杜仲 20 g、桑寄生 30 g、透骨草 30 g、地龙 20 g、细辛 10 g、汉防己 40 g、葛根 30 g。

上药加水 1 600 mL 浸 2 小时,煮沸后文火煎 30 分钟。再用 4 层纱布过滤药液,滤出药汁约 800 mL;第 2 煎加水 1 100 mL,煎沸 20 分钟,滤出药汁 600 mL,两煎合液备用。治疗时用 8 层白纱布垫,外包绒布,做成 8 cm×12 cm 的布垫,使用时其将置于 40~50 ℃的药液中浸透后稍拧干,放置于腰部阿是穴处,通过电极板连接电疗机阴极,辅助电极置于一侧委中或悬钟穴,电流量 2~10 mA,时间 20~30 分钟,每日 1 次,12 次为 1 个疗程。两个疗程间休息 3~5 天。

3. 处方三　熟地 30 g、补骨脂 15 g、淫羊藿 15 g、桂枝 15 g、白芍 30 g、茯苓 15 g、桃仁 15 g、赤芍 15 g、大黄 15 g、附子 5 g、丹皮 15 g、威灵仙 50 g、甘草 10 g。

上药水煎 300 mL 备用。采用北京产 DZY-B 型电脑骨质增生治疗仪。患者倒骑座椅上,倚靠椅背,暴露腰部,以 8 cm×6 cm 的 6 层纱布 2 块浸透中药煎剂,以不滴药液为度,分别平铺于治疗仪的正负两极导电橡胶布套上(布套适量浸湿以利导电),将正极置于病变之棘突部,负极置于正极的左侧或右侧,两极板间距 1 cm,外用治疗巾固定。通直流电 25 分钟,剂量监测以 10~15 mA 为宜。1 天 2 次,10 天为 1 个疗程。治疗用纱布应略大于导电橡胶布套,防止导电橡胶布套接触皮肤而引起灼伤。1 个疗程后局部可能出现瘙痒,应禁止抓挠,以防引起感染。

三、针灸治疗

(一)毫针

1. 取穴　主穴:肾俞、命门、志室、腰阳关、环跳、委中。配穴:腰眼、水沟、身柱、承山。
2. 方法　每次选 3~5 穴,每日针治 1 次。
3. 手法　肾俞、命门、志室穴用补法,其余穴位用中等刺激或强刺激。

(二)梅花针

1. 取穴　$L_{1~5}$ 两侧皮区,疼痛及感觉区。
2. 方法　自 $L_{1~5}$ 两侧各叩刺 3 行,第 1 行距离脊柱棘突 1 cm,第 2 行距离脊椎 2 cm,第 3 行距离脊柱 3~4 cm。每针间隔 1~2 cm,下肢则以功能障碍部位为中心,叩击 3~5 行。以局部皮肤红晕或微出血为度。
3. 注意事项　注意无菌操作,预防局部感染,局部皮肤溃疡破损者忌用。

(三)耳针

1. 取穴　腰椎、坐骨、臀、神门、内分泌、肾、脾。
2. 方法　每次选 2~3 穴,通过捻转进针法或插入进针法进针,进针 2~3 分深,体质强者捻转强刺激数秒钟,弱者不捻转,留针 20~30 分钟,每日 1 次或隔日 1 次。

(四)头皮针

1. 取穴　上 1/5 感觉区、上 1/5 运动区、足运感区。
2. 方法　患者取坐位或卧位,快速进针,刺入一定深度后快速捻转,不提插,持续捻转 2~3 分钟,留针 5~10 分钟后重复捻转。反复捻针 2~3 次即可起针。每日或隔日治疗 1 次,10 天为 1 个疗程。

(五)腕踝针

1.取穴　下6、下6。

2.方法　取患侧穴位,针与皮肤成30°进针,入针后,针体应在皮下浅层,无针感。不提插,不捻转,留针30分钟,隔日1次,10次为1个疗程。

(六)水针

1.取穴　腰椎相应部位的华佗夹脊、阿是穴。

2.药物　当归、红花、川芎等中药注射液,维生素B_{12}注射液,1%利多卡因注射液,泼尼松龙混悬液。

3.方法　以痛为主要症状的选1%利多卡因加泼尼松龙混悬液,每次1~2 mL;以麻为主的选维生素B_1 100 mg和维生素B_{12} 0.1 mg注射液;气血瘀滞为主的选用当归、川芎等注射液。任何一种每次2 mL。

4.注意事项　严格无菌操作。

(七)电针

1.取穴　同毫针。

2.方法　选2~3对穴,用疏波或疏密波,调节电流从小到大,以患者能承受为度,每日1次,每次10~15分钟。

(八)灸法

1.取穴　同毫针。

2.灸法　临床上可选用艾条灸、艾炷灸、温针灸、温灸器灸。每次选3~5个穴位,灸10~20分钟或5~7壮,每日1次,10次1个疗程。间隔2~3天行第2个疗程。

3.注意事项　孕妇禁灸腰腹部。

四、药物治疗

(一)中医治疗

1.中药内治法

(1)方法一

1)肝肾虚损

治则:补益肝肾,通经活络。

方药:三痹汤加减。

若夹湿热者,治宜清热利湿,舒筋止痛。

方药:四妙丸加减。

若夹风寒者,治宜祛风活络,补益肝肾。

方药:肾着汤合独活寄生汤加减。

若夹瘀者,治宜活血祛瘀,舒筋通络。

方药:身痛逐瘀汤加减。

若偏肾阴虚,治宜滋补肾阴。

方药:左归丸加减。

若偏肾阳虚,治宜温补肾阳。

方药:右归饮加减。

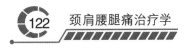

2）脾胃虚弱

治则：益气健脾，兼以养血。

方药：六君子汤加减。

3）气血两虚

治则：益气养血。

方药：八珍汤加减。

（2）方法二

1）处方：通脉活血汤。组成：黄芪、丹参、鹿角片各18 g，泽兰叶、赤芍、当归、杜仲、地龙、苏木各9 g，金毛狗脊12 g。

2）用法：每日1剂，分2次饭后2小时温服。每日卧硬板床16小时以上。加减：下肢顽痹痿废、麻木疼痛甚者加牛膝、木瓜、五加皮各9 g；游走窜痛，痛无定处，顽麻不仁者加威灵仙、秦艽、羌活各9 g；疼痛甚者加乌药、延胡索各9 g，三七5 g；湿邪偏重者，加草薢、苍术、防己各9 g；阴虚火旺者加黄柏、生地各9 g。治疗时间为1~6个月。

（3）方法三

1）处方：当归15 g，川芎、香附、秦艽、羌活各12 g，桃仁、红花、地龙、牛膝各10 g，五灵脂（包）、甘草、没药各6 g。

2）用法：每日1剂，水煎服。随症加减：若下肢沉重，口渴不欲饮，舌体胖、苔白腻者为血瘀伴湿浊下注症，上方羌活改为独活12 g，加薏苡仁30 g、泽泻20 g；若腰腿冷痛，得热减轻，遇寒加重者，为寒凝血瘀症，加桂枝、草乌各10 g；若腰痛隐隐，腰膝酸软，小便清长，脉沉，为肾虚证，加山茱萸12 g、续断15 g、狗脊10 g；若肢体活动无力，动则疲劳，面色苍白为气虚证，加黄芪15 g、白术12 g；若肢体麻木，痛而固定，舌有瘀斑，病久入络者为血瘀证，上方加全蝎10 g、鸡血藤30 g。1个月为1个疗程。

（4）方法四

1）处方：补阳还五汤。以黄芪、归尾、赤芍、地龙、川芎、桃仁、红花为主方。

2）加减证：伴舌体胖、苔白腻，口渴不欲饮，肢体重着血瘀偏湿者，加草薢、木通、薏苡仁、防己、泽泻；肢麻痛甚，瘀阻络凝者，加牛膝、丹参、制乳香、制没药、鸡血藤、桂枝；头昏痛，舌边尖瘀暗红、苔少，脉弦细，瘀阻经络，阴虚阳亢者，加天麻、蜈蚣、钩藤、鳖甲、知母、黄柏、生地。

2.中药外治法

（1）贴法

1）处方：独活15 g、桃仁15 g、地鳖虫15 g、生乳香15 g、生没药15 g、生大黄15 g、当归20 g、牛膝20 g、巴戟天20 g、骨碎补20 g、透骨草20 g、生川乌20 g、生草乌20 g、生半夏20 g、细辛3 g、三七12 g、红花12 g、冰片6 g、樟脑6 g、白酒适量。

2）用法：上药除冰片、樟脑外，烘干碾细末，拌入冰片、樟脑，密封备用。治疗时取药粉30 g，放入锅内，文火加热，加入适量白酒调成糊状，边加热边搅拌，待药呈糊状即可，装入8 cm×12 cm单层纱布袋，趁热贴于腰部，胶布固定，1日1次，每次4~6小时，10天为1个疗程，疗程间停药3天。

本方有散寒除湿，活血祛瘀，通络止痛之功。用于本病损伤后，气血瘀滞，寒湿侵袭，筋脉痹阻而疼痛较重者。

（2）熨敷法

1）处方：骨碎补50 g、威灵仙20 g、杜仲20 g、鸡血藤50 g、红花20 g、当归20 g、白芷20 g。

2）用法：上药共碾末，用酒调，敷患处，外盖纱布，再在纱布上用热水袋热熨，每日1次，每次熨1小时。

本方有祛风除湿，活血通络之功。用于本病痹痛明显者。

（3）热敷法

1）处方一：川芎30 g、红花30 g、桃仁30 g、桂枝30 g、元胡25 g、米壳25 g、细辛10 g。

将上药用布或纱布包，置入铝盆中，加凉水将药包浸泡，然后加醋500 g、白酒250 g将药煎沸10分钟后，先将患部垫上毛巾，以防烫伤，再将药包放于患处进行热敷，每次15～30分钟，每天2次，一剂药可用3天。

本方有温经通络，理气止痛之功。用于损伤后，局部疼痛者。

2）处方二：葛根50 g、黄芪50 g、桂枝30 g、荆芥20 g、威灵仙20 g、防风20 g、鸡血藤30 g、草乌30 g、当归30 g、红花20 g、丹参30 g、没药20 g、牛膝30 g、川芎30 g。

将上药放入盛有95%酒精3 000 mL的瓷罐中浸泡，用胶布封口，夏天浸泡1周，冬天浸泡2周，去渣留汁待用。

用时取医用纱布，做成4～8层厚的垫子，大小依部位而定，将其放入药汁与陈醋各100 mL的砂锅内，烧开2～3分钟。然后取出，遮盖在疼痛部位与皮肤上，上面再加塑料纸，用场效应治疗机加热30分钟，每日1次，12次为1个疗程。

本方有益气活血化瘀，祛风散寒除湿之功。可用于损伤疼痛，或风湿痹痛者。

（4）洗法

1）处方：蛇床子30 g、细辛30 g、牛膝30 g、桂心30 g、吴茱萸30 g、川椒30 g、白附子15 g、天麻15 g、白僵蚕15 g、川芎30 g、厚朴30 g、白蒺藜30 g、麻黄30 g、香附子30 g。

2）用法：上诸药捣粗末为散。用时用药150 g，用醋浆水二斗，煮数沸，去渣，入盆中，浸浴痛处。每天1次，每次30分钟，1剂药可用3次，10次为1个疗程。

本方有温阳散寒，活血通络之功。可用于风寒阻络，筋脉痹阻者。

（二）西医治疗

1. 非甾体解热镇痛药　是首选的药物，它能减少炎症和肿胀，从而减轻疼痛。长期服用此类药物应注意胃肠道的不良反应。一类减少胃肠道不良反应的药物，如塞来昔布、罗非昔布等，属于COX-2特异抑制剂，该药在与传统非甾体止痛抗炎药作用相同条件下，可以使严重胃肠道不良反应的危险性降低54%，消化道出血的危险性降低67.2%。

2. 肌肉松弛药　腰部痉挛是对炎症的不良反应，肌肉痉挛可使腰背活动减少，肌张力的增加导致剧痛，药物治疗对其中一些人是有效的，但对个别人无效，而且此种药物可能引起睡眠异常。

3. 糖皮质激素　是很好的治疗脊神经炎症的药物，可口服或注射，也可行硬膜外注射或神经阻滞注射。药物直接进入硬膜外腔并可直接作用于脊神经，除能缓解椎管受压、局部神经细胞水肿外，硬膜外腔中的一部分糖皮质激素进入脑脊液后，与脑室内称为触脑脊液神经元的皮质醇受体结合，产生中枢性镇痛作用。此药物对60%的患者有显著效果，这种疗法能有效解除疼痛或用来准确地判定病源。

五、封闭治疗

可进行硬膜外封闭，以松解粘连，消除椎管内炎性反应。常用药物为泼尼松龙、普鲁卡因或利多卡因，另外可加入维生素类注射液、当归注射液等，注入量最好在60 mL以上。

六、综合治疗

本病疗程较长，而且易反复发作，如果以单种疗法治疗，症状缓解较慢，难以取得较理想的治疗效果。所以在治疗腰椎管狭窄症时，应选择多种中医疗法组合应用。中医疗法多种多样，各疗法有自己的优点和缺点，如果选择多种疗法组合，可以扬长避短，相得益彰，往往能取得较理想的治疗效

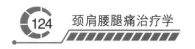

果。临床上可考虑以下几种组合形式。

疼痛症状较显著时,运用内服中药,配合针灸,并让患者卧床休息。症状缓解后指导患者进行腰背肌功能锻炼。若效果欠佳,则可在卧床休息、内服药物、针灸治疗基础上运用硬膜外封闭治疗。对于后期患者出现下肢瘫痪、大小便功能障碍应以针灸、推拿治疗为主,同时配中药内服及中药外治法。

七、其他疗法

(一)固定、休息与功能锻炼

患者急性发作时应注意休息,必要时可局部制动固定,可用腰围固定制动,也可行腰部牵引制动,并能帮助放松腰部肌肉,以减轻疼痛。应卧床休息,一般可取屈膝屈髋侧卧位,不习惯长期侧卧者可垫高膝部,屈膝屈髋仰卧位,应休息至疼痛基本缓解。

患者卧床休息3~5周往往可使下腰疼及神经根症状得以缓解。卧床可显著减轻椎间关节的载重负荷,由椎间关节退变及负重引起的创伤性炎症可能因卧床休息而消退。卧床可采取自由的姿势,以减轻站立所引起的姿势性压迫因素。然而卧床会影响工作及正常生活,因而常常难以施行。应向患者说明道理,同时允许其适当地起床活动,以自理生活。

病情缓解后宜加强腰腹肌锻炼,增强肌力,减轻腰肌的紧张,恢复正常姿势,缓解椎管内压迫,调整静脉回流,减轻疼痛。

(二)康复治疗

1.心理治疗 在心理治疗方面,主要是患者对本病有正确的认识,积极调动、发挥患者的能动性,配合治疗,以取得满意疗效。对患者进行腰椎管狭窄症的知识教育,使患者了解经过科学的治疗后,腰椎管狭窄症是能够好转或痊愈的,以消除恐惧心理。对情绪悲观的患者,帮助患者克服急躁心理,稳定情绪,树立战胜疾病的信心,消除其忧虑。

2.药物、推拿、针灸的康复疗法 腰椎管狭窄症经过一段时间的临床治疗后,其致病因素多可以消除或得到控制,但病理变化很难根除,需要一个较长的治疗和恢复过程,如遗留腰部隐痛、双下肢酸软无力、腰部和肢体功能受限,在某些诱因的作用下,旧病仍有复发的可能,此时的康复要以扶正固本、扶正祛邪为基本原则,重在补肾,同时并以祛风除湿,使之扶正而不恋邪。使用药物时,不宜使用峻猛性烈之品,如祛风通络药不宜用蜈蚣、全蝎、川乌、草乌之类,针灸治疗选穴和手法上以补为主,同时补泻结合,推拿治疗手法应轻巧,不宜使用过重的手法,重在疏通经络,行气活血。

3.医疗体育 通过医疗体育的各种锻炼增强腰背部肌肉的力量,从而增加脊柱的稳定性,调整整个机体,促使气血充盈,肝血肾精旺盛,筋骨劲强,利于本病的康复。主要介绍以下几种方法。

(1)按摩腰眼:取坐位或立位,两手对搓发热后,紧按腰部,双手用力向下推摩到尾骶部,然后向上回推到背部。重复20次,每日2~3次。

(2)风摆荷叶:取立位,两脚开立与肩同宽,双手叉腰拇指在前,腰部先自左向前、右、后作回旋动作,再自右向前、左、后回旋,练功时两腿始终伸直,膝部不能屈曲,两手轻托护腰。重复20次,每天2~3次。

(3)飞燕点水:取俯卧位,头转向一侧,两腿交替向后作过伸动作各1次,接着两腿同时作过伸动作,还原。重复20次,每天2~3次。

(4)展臂弯腰:取直立位,两脚分开,两手于腹前交叉(掌心向内)。两臂前上举,挺胸收腹,然后两臂展开经体侧下落平肩(掌心向上)。两手翻张向下,同时上体挺腰前屈,弯腰到最大限度,两臂体前交叉,直腰。重复10次,每天2~3次。

(5)弓步插掌:取直立位,两脚分开距离一大步,两手握拳(拳心向上)于腰部,上体左转成左弓步,同时右拳向前上方变插掌(掌心向内)还原,以相反方向完成同样动作。重复20次,每天2~3次。

第八章 腰椎滑脱症

目标导航

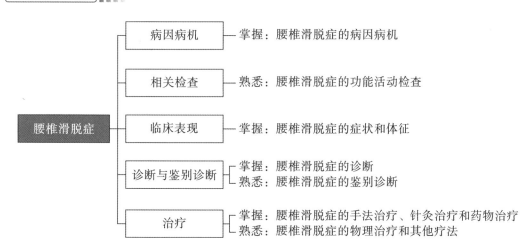

腰椎峡部不连又称腰椎峡部裂,由此而引发的腰椎滑脱是引起腰痛及下肢痛的常见原因。腰椎峡部系指上、下关节突之间的狭窄部分,此处骨质结构相对薄弱。正常腰椎生理前凸,骶椎生理后凸,腰、骶交界处成为转折点,上方腰椎向前倾斜,下方的骶骨则向后倾斜。因此,腰骶椎的负重力自然形成向前的分力,使 L_5 有前滑移的倾向,但正常受到 L_5 以下关节突和周围关节囊、韧带的限制,峡部处于两种力量的交点。因此,峡部容易发生崩裂,且 L_5 峡部崩裂最多。峡部崩裂以后,椎弓分为两部分,上部为上关节突、横突、椎弓根、椎体,仍与上方的脊柱保持联系,下部为下关节突、椎板、棘突,与下方的骶椎保持联系,两部之间失去骨性连接,上部失去限制而向前移位,表现为椎体在下方椎体上向前滑移,称为脊椎滑脱。

病因病机

中医对腰椎滑脱症病因病机的认识如下。

中医学认为,凡发育畸形所致病者,皆属先天肾气不足,精髓未充,形成骨之畸形。其余原因皆属诱因,而非根本。认识到这一点,方能了解本病的病因病机,才能立法遣药,正确治疗。

1. 肾精不足,发育不良　人禀父母之精气而化生,又受天地之气而奉养。受孕期间,因各种原因而致发育障碍,引发本病发生,最重要的是先天精气不足。

2. 肾气不固,劳伤过度　先天禀赋不足,过多从事重体力劳动,而损伤肾气。肾气亏虚,精血不足,筋骨失养而发本病。

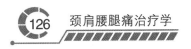

3. 肝肾不足,跌仆闪挫 先天禀赋不足之人,后天跌仆闪挫,肝肾俱伤,故出现腰部酸软疼痛,足痿弱不用,引发本病。

 # 相关检查

检查前要向患者做好解释工作,使其能主动配合,争取一次成功。

一、望诊

要充分暴露腰部及下肢,在冬季要注意保暖。查看双肩、髋部两侧是否等高,有无畸形,脊柱有无侧凸、后凸畸形,有无脊柱成角、圆背、阶梯畸形及双下肢的各种畸形和行走时的异常步态,如马蹄足、剪刀步等。

二、功能活动检查

1. 坐位 患者应自然坐在椅子上,身体摆正,检查者站在患者前方,用手按住患者的双腿,防止患者因身体不稳而摔倒。嘱患者身体放松,特别是腰部放松,双手抱头,腰向左侧弯曲,告诉患者腰尽量侧下弯,直到弯不动为止并保持数秒钟,问患者腰部、臀部及下肢有无不适,或症状有无加重,并让患者将出现症状的部位详细描述清楚。应避免患者身体整个向左侧倾斜而造成代偿。向右侧弯同上。左、右侧弯做完后要让患者体会向哪侧弯时会更不舒服。记录患者弯下去的度数,正常度数为30°,并记录出现症状的部位及哪侧更重。

2. 前屈 患者自然站立,身体放松,双手下垂放身体两侧,双下肢并拢,嘱患者低头腰向前弯,膝关节不能屈曲,用双手去触地面,如触不到地面应尽量向下弯,直到弯不动为止,并保持动作数秒钟。应避免患者因膝关节、髋关节屈曲而造成的代偿。问患者腰部、臀部及下肢有无不适,或症状有无加重,并让患者将出现症状的部位详细描述清楚。记录度数及出现症状部位,正常度数为90°。

3. 后伸 患者自然站立,身体放松,双手抱头,双下肢并拢,嘱患者腰向后弯,膝关节不能屈曲,并保持动作数秒钟。医生应站患者后起保护作用,问患者腰部、臀部及下肢有无不适,或症状有无加重,并让患者将出现症状的部位详细描述清楚。记录度数及出现症状部位,正常度数为30°。让患者体会是前屈还是后伸时更不舒服并记录。

4. 左侧屈 患者自然站立,双下肢分开同肩宽,嘱患者双手抱头向左侧弯腰,膝关节不能屈曲,直到弯不动为止并保持数秒钟。应避免因腰部旋转而造成的代偿,问患者腰部、臀部及下肢有无不适,或症状有无加重,并让患者将出现症状的部位详细描述清楚。记录度数及出现症状部位,正常度数为30°。

5. 右侧屈 动作要领同左侧屈。记录度数及出现症状部位,正常度数为30°。让患者体会是左侧屈时还是右侧屈时更不舒服并记录。

6. 左旋 患者自然站立,身体放松,双下肢分开同肩宽,嘱双手抱头。腰向左旋看对侧脚后跟,膝关节不能屈曲,直到转不动为止并保持数秒钟。应避免因颈部旋转及髋关节旋转而造成的代偿。问患者腰部、臀部及下肢有无不适,或症状有无加重,并让患者将出现症状的部位详细描述清楚。记录度数及出现症状部位,正常度数为30°。

7. 右旋 动作要领同左旋。记录度数及出现症状部位,正常度数为30°。让患者体会是左旋时还是右旋时更不舒服并记录。

临床表现

1.腰骶部疼痛 峡部不连使局部不稳或局部结构紊乱易牵拉劳损,引起局部组织慢性炎症改变致痛,劳累后逐渐加重,或一次扭伤后持续疼痛,站立、弯腰时重,卧床可减轻或消失,为腰骶部钝痛。

2.坐骨神经痛 峡部断裂处炎性粘连、纤维软骨可压迫神经根,滑脱时 L_5、S_1 神经根受牵拉,都可产生向下肢的放射痛或麻木感,可出现在两侧,但因腰椎紊乱后的扭曲侧弯可使两侧受损程度不同,而症状轻重不一,甚至只在一侧出现。峡部断裂合并坐骨神经痛占 35%。

椎弓峡部崩裂引起的坐骨神经痛不如椎间盘突出症局限,受累神经为同节段,即 L_5 滑脱时 L_5 神经受累重,疼痛程度亦不如椎间盘突出症,当有单一神经剧烈放射痛时,应疑有椎间盘突出症。

3.马尾症状 断裂滑脱下位椎体后上缘与滑脱椎体呈台阶状,可牵拉和直接压迫马尾,产生鞍区麻木、括约肌功能障碍、下肢肌肉软弱麻痹等。有时股后肌紧张,腰部伸屈受限而左右侧屈正常,直腿抬高受限。

4.检查腰椎前凸、臀部后凸、L_4 棘突处可出现小凹 腰椎前凸及滑脱重者,腰部可出现皮肤皱褶的环状横沟,犹如躯干套入骨盆中,此点与先天性髋关节脱位使骨盆下降的躯干变短,两侧股骨大粗隆间距增大不同。

患椎棘突处有压痛,有滑脱时上椎棘突可触知前移的阶梯感。断裂滑脱引起的坐骨神经痛可双侧、单侧、先一侧后转为另一侧,程度和范围可有改变,而单一神经根痛重,运动感觉症状局限时,应与椎间盘突出症鉴别。

诊断与鉴别诊断

一、诊断

腰椎峡部裂及其滑脱的诊断并不困难,一般根据症状、体征即可诊断,如有滑脱者,可在腰部棘突出现台阶改变,腰部可见环状横沟、肋髂间距短。

腰椎正、侧、斜位尤其是斜位 X 射线片出现"狗脖子断裂"征,即可明确诊断。但必须了解:①脊椎有无适应性稳定结构形成,如椎体骨赘或骨桥形成、前纵韧带钙化、椎小关节增生内聚等;②腰椎过伸、过屈侧位 X 射线片上是否出现可逆性滑移现象,以及滑移过程。

另外,本病常合并有腰椎管狭窄,少数也可有腰椎间盘突出,因此,根据病情,必要时可借助脊髓造影、CT 或 MRI 检查。对诊断定位是有帮助的,尤其是对手术方式的选择是有指导作用的。

二、鉴别诊断

1.退变性脊椎滑脱 退变性脊椎滑脱为脊椎后滑脱,亦称假性脊椎滑脱。两者病因、病机及 X 射线表现完全不同。两者鉴别要点如下。

(1)退行性脊椎滑脱好发于老年人,女性的发病率为男性的 4 倍,甚少发生于 50 岁以前的人。

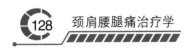
而本病好发于50岁以下人群,以30~40岁者为多。退行性脊椎滑脱好发于L_4~L_5,其发病率为相邻上下椎间隙的6~9倍,也可同时发生在2~3个不同水平上,滑脱极少超过30%,本病可发生在任何腰椎,但以L_5弓裂引起腰椎滑脱为多见。

(2)退行性脊柱滑脱主要由椎间盘退变引起,关节突关节发生紊乱,椎体间连结变得不稳定,患者常有周围韧带松弛、关节突关节面不对称或其他脊椎畸形。关节突关节方向可呈矢状或冠状,前者占85.7%,不如后者稳定,易使脊椎向后滑脱。本病一般无脊柱的退行性改变。

(3)退行性脊椎滑脱的主要病变在关节突关节,常是典型退行性关节炎改变,椎弓根、关节亦可发生改变,关节突可较大,较正常人距中线为近。它可在后外侧突向椎管,压迫马尾,也可向前突出,使侧隐窝变窄,关节突关节还可有不同程度的半脱位,夹住神经根。本病的病变位置在椎弓峡部,一般并无关节突关节的改变,二者在X射线片上有明显不同。

(4)退行性脊椎滑脱和本病的诊断都主要是依据X射线检查,当然,正确的投照位置及投照方向甚为重要。退行性脊椎滑脱在前后位X射线片上,关节突关节面移位和关节间隙增宽,如为矢状者则关节间隙增宽,如为冠状者则关节突重叠影像加宽。侧位片更能说明问题。一般来讲,椎体后移位多为3~9 mm,椎体前后缘的正常连线失去自然曲度,脊椎棘突向后突出。因为椎体后下缘与其下面的椎体上关节突间距离缩短,所以椎间孔前后径减小。另外,这些患者的椎间盘均有退行性变,因此,椎间隙变窄,相邻椎体边缘有唇状骨质增生及骨质硬化。

2.椎间盘纤维环破裂症　在单纯脊椎滑脱患者,腰椎前凸增大,腰部凹陷,上棘突滑移,但脊椎滑脱合并有马尾压迫症状时,也可出现坐骨神经分布区放射性疼痛及麻木。检查时可发现趾背伸力减弱,腱反射异常及直腿抬高试验阳性,特别当两侧下肢都出现症状并有马鞍区麻木时,与中央型椎间盘纤维环破裂症甚为相似。二者鉴别诊断主要依靠影像学检查,根据影像学检查所见,不难鉴别。值得注意的是,有时脊椎滑脱患者可同时合并椎间盘纤维环破裂,患者出现神经症状,可能与两者均有关系,也可能是某一个占主要地位,应根据临床症状仔细分析,必要时也可进行脊髓碘油造影。

3.腰骶椎关节突关节紊乱症　本症是L_5峡部上受L_4下关节突下挤,下受S_1上关节突上顶,致使关节突间关系发生紊乱,患者有慢性腰痛,间有阵发性急性发作,合并一侧的或两侧的坐骨神经痛。一般患者的腰痛较腿痛严重,存在腰段脊椎生理性前凸,直腿抬高试验正常或接近正常。在斜位X射线片中,可以看到关节突关节关系紊乱,有时也可能出现假性滑脱,但峡部无不连现象。

治　疗

一、手法治疗

(一)方法一

1.治则　舒筋活络,理筋整复。

2.取穴及部位　腰阳关、大肠俞、环跳、胃俞至白环俞、腰眼、髀关、伏兔、血海、风市、阳陵泉、足三里、委中、绝骨。

3.手法　掌推法、㨰法、按揉法、点压法、点按法。

4.注意事项　推拿手法对消除本病的临床症状较为有效,在应用时应注意以下几点。

(1)推拿也可和针灸、牵引、理疗等配合使用。

（2）在治疗期间,要指导患者适当地休息,加强腰部保护(如使用腰围),以及进行腰背肌锻炼。

（二）方法二

治疗本病以舒筋活络、温通筋脉、理筋整复为主要原则。推拿可使局部气血流畅,肌肉痉挛缓解,则因脊柱滑脱所引起的腰痛症状亦随之而解。

1. 推拿手法

（1）用轻柔的按法、擦法、一指禅推法在腰部治疗,使紧张的肌肉逐渐放松。

（2）点按腰夹脊、肾俞、大肠俞、八髎、腰眼等穴,以酸胀为度。

（3）用较重的按压、弹拨、拿法在腰部治疗,施术时沿骶棘肌纤维行走的垂直方向做连续的按压、弹拨。

（4）用轻柔的按揉,拿捏等手法施于腰部,再按肌纤维行走方向理顺。最后用擦法,以透热为度,可涂适量的润滑油或配制药膏,通过药物的渗透加强疗效。或可用热敷。

2. 注意事项

（1）推拿治疗本病多与中药内治法配合使用,达到标本兼治的目的。

（2）推拿也可和针灸、牵引、理疗等配合使用。

（3）在治疗期间,要指导患者适当地休息,加强腰部保护(如使用腰围),以及进行腰背肌锻炼。

二、物理治疗

中药离子导入疗法:中药离子导入疗法治疗本病对缓解腰痛及下肢痛有显著的疗效,对于局部力学失衡所致的韧带、筋膜、肌肉的劳损性水肿,炎症改变也能起到消炎散肿的作用。尤其对腰痛初次发作,病轻及时间较短者,配合其他保守疗法可获得满意效果。

方药配制及操作如下:桃仁、红花、牛膝、续断、杜仲、透骨草、防己各 20 g,细辛 10 g。上药加水 1 500 mL,浸泡 1 小时后煮沸,文火煎 30 分钟,过滤浓缩药液至 500 mL 备用。治疗时取 30 mL 药液将一小块绒布垫浸透,置于腰部痛处,上置铅板衬垫与电疗机阳极连接,而阴极衬垫置于疼痛的一侧肢体委中穴处。一般通电 30 分钟,电流量 10 ~ 15 mA,每日一次,10 次为 1 个疗程,3 ~ 5 天后,再做第 2 个疗程。

三、针灸治疗

腰椎峡部不连和腰椎滑脱出现临床症状时,针灸治疗对症状的缓解有一定的作用。但症状呈进行性加重,并见下肢神经肌肉功能障碍者,应采取其他疗法。本病常见腰痛和下肢痛,多表现在足太阳经和足少阳经循行部位。因此,选穴时,应以足太阳经和足少阳经腧穴为主,并注意选取其他有关经脉的腧穴。针灸治疗本病,当以补肾强腰、舒筋活络为法。

（一）毫针

1. 取穴

（1）主穴:肾俞、命门、腰阳关、关元俞,小肠俞、环跳、委中。

（2）配穴:上髎、腰眼、秩边、昆仑、阳陵泉。

2. 方法　每次选 3 ~ 5 穴,每日针治 1 次。

3. 手法　肾俞、命门用补法,其余穴位用中等刺激或强刺激。关元俞、小肠俞均直刺 0.8 ~ 1.0 寸,使局部骶髂部酸胀;环跳穴直刺,针尖向外生殖器方向,深 2.0 ~ 3.5 寸,使局部酸胀并向下肢放射。

（二）电针

1. 取穴　同毫针。

2. 方法　每次选 1~2 对穴,一般用疏密波,下肢肌肉软弱者用疏波。调节电流应从小到大,腰部穴位电流输入量宜小,每日 1 次,每次 15~20 分钟。

(三)灸法

1. 取穴　同毫针。

2. 方法　常用艾条灸、艾炷灸、温针灸、温灸器灸。每次 3~5 穴,灸 10~20 分钟或 5~7 壮,每日 1 次,10 天为 1 个疗程,间隔 2~3 天行第 2 个疗程。

3. 禁忌　孕妇腰骶部不宜施灸。

四、药物治疗

(一)中药内治法

本病的发生,无论为先天性或后天性劳损所致,肝肾亏虚、筋骨失养为其内因。中药内服法,在中医综合治疗中为治本之法。

1. 肾精不足,发育不良

(1)治则:填精补髓,强筋壮骨。

(2)方药:左归丸加味。

2. 劳力过度,肾气不固

(1)治则:温补肾阳。

(2)方药:济生十补丸。

3. 跌仆闪挫,肝肾不足

(1)治则:补益肝肾,活血止痛。

(2)方药:补肾活血汤。

(二)中药外治法

中药外治法仅对本病初次发作或缓解局部疼痛有效,并不能改变已经紊乱的解剖关系。在非手术治疗中,熨法是经常采用的方法。

1. 坎离砂(中成药)　适用于局部长期疼痛,发冷畏寒者。

2. 止痛散　防风、荆芥、当归、蕲艾、丹皮、鹤虱、升麻各 3 g,苦参、透骨草、赤芍各 6 g,川椒 9 g,甘草 3 g。

上药共研为末,装白布袋内,扎口,煎滚热熨腰部。本方有活血通络、消肿止痛之功,适用于各种急慢性损伤者。

五、其他治疗

一般脊椎症状轻微,或有脊椎滑脱但程度较轻,症状不明显,或系初次发作,且病程较短者,宜用非手术疗法,如腰部带硬支架,适当限制腰部活动既可减少疼痛,又可防止滑脱进一步发展。峡部不连的青少年患者戴支架或腰围有可能促进愈合。

对某些脊椎发生滑脱不久的年幼患者,可在麻醉下试行手法复位。其方法是:使患者平卧,腰部悬空,双髋、双膝各屈曲 90°,分别在其小腿后上侧及腰部悬挂重物,利用躯干下压的重力,使向前移位的腰椎复位(很难达到完全复位)。经 X 射线检查证实复位满意后,实施双侧石膏裤固定,两髋仍维持屈曲 90°位置。如使脊椎过度后伸,只能使腰骶关节更为垂直,骶骨更为水平,结果不但使复位不能成功,反而会使畸形及腰椎前凸更加严重。

第九章　腰背部肌筋膜炎

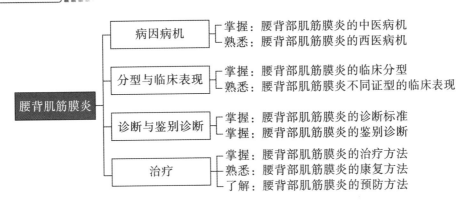

腰背部肌筋膜炎，即腰背肌筋膜有炎性变。有炎性变的肌筋膜，在其间的感觉神经将受到炎症环境中致痛物质的刺激及炎性水肿组织的压迫而导致疼痛，并因此在肌肉活动、牵拉、伸长或摩擦时引起疼痛。疼痛带来的反射性肌肉痉挛可引起局部缺血，从而导致炎性变的加剧。

病因病机

一、中医学认识

《诸病源候论·风湿腰痛候》说："劳伤肾气，经络即虚，或因卧湿当风，而风湿乘虚博于肾。肾气与血气相击而腰痛。"指出风湿外邪是腰痛的外因。另外，肾虚是腰痛的内在原因。《景岳全书》说："凡病腰痛者，多由真阴不足，最宜以培补肾气为主，其实邪而为腰痛者，亦不过十中之二、三耳。"从本症临床症状分析，大多数患者有受凉、受湿或过分劳累等，与中医学对本症认识颇吻合。

1. 急性期　本病急性期卒腰痛，乃风邪客于肾经所致。风为百病之长，最易伤人肌表，又多为寒湿侵袭之先导，风寒湿邪乘虚客于肾经是本病急性期之病机。

2. 慢性期　慢性期病症多由急性期失治迁延而来，加之肾虚腰失荣养，气血不畅而为本病。

二、西医学认识

肌筋膜不仅具有保护肌肉，防止肌肉受损粘连的作用，还参与肌肉活动功能。当肌肉收缩时，肌筋膜不仅参与位移，同时参与肌肉收缩的张力活动，从而保证肌肉完成收缩的正常功能。

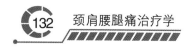

（一）损伤

1. 外伤　可引起筋膜的直接撕裂、形成局部疼痛性肿块。常见于肌肉筋膜附着处,如骶棘肌、臀大肌及其筋膜在髂嵴附着处的撕裂伤,甚至出现肌筋膜疝,致使损伤处有明显的疼痛和压痛。

2. 劳损　由于长期肌肉筋膜牵拉、摩擦、受压的积累性损害所致,继而形成退变及炎症。其疼痛一般发生于肌肉-神经-骨骼的附着交集处,如腰背筋膜-臀上皮神经-髂嵴交界处;肌与肌筋膜接壤或重叠处,如背阔肌与腰背筋膜接壤处;筋膜骨端附着部发生劳损。如在劳损基础上有急性损伤,可发生腰肌筋膜间隙综合征,其病理过程与肢体筋膜间隙综合征一致。

（二）炎症或无菌性炎症

风湿、类风湿、糖尿病,以及其他致痛因子等所致的筋膜炎。

（三）不良环境

气候变化、过度寒冷、潮湿或环境污染等,均可引起痛性筋膜炎。

分型与临床表现

一、中医辨证

除根据临床表现的不同,辨别致病因素以外,尤对肌筋膜炎出现的主证疼痛详加辨证以求因,并根据肌筋膜炎的临床表现,辨别疾病的虚实,判断疾病的发展和预后。

（一）病因辨证

1. 风寒湿邪浸淫　起病较急,全身肢体肌肉疼痛,身痛重着,项背强痛不适,关节屈伸不利,局部皮色不红,触之不肿。风盛者疼痛游走不定;湿盛者项背腰部麻木不仁,身重如裹;寒盛者,遇寒痛增,得温痛减,舌质淡,苔白腻,脉弦滑。

风寒湿邪郁久,痹阻经脉,遏阻气血,则多夹瘀,可见痛处固定不移,面色无华或黧黑,甚则肌肤甲错,舌质紫暗,脉细涩或弦细。

2. 脾肾虚弱　形寒肢冷,颈背腰部冷痛,面色淡白,纳差,下利清谷,遇风寒湿邪袭扰后尤甚。腰膝酸软,腰部疼痛,四肢乏力,头项沉重,舌淡或有齿痕,苔白,脉沉细。

3. 肝郁气滞　肌肉麻木胀痛,或震颤抽搐,或肌肉萎缩,可因情志改变而发,常见心情不佳,口苦,胁肋部胀痛,善太息,舌质淡红,舌边可见瘀斑,苔白,脉弦紧。

肌筋膜炎以疼痛或压痛为主要临床表现,压痛点位置较深,有敏感性"激发点"的特征,局部或患处有皮下条索状物,说明瘀血阻滞、郁而不散与本病的发生密切相关。虽然有以上三类型辨证,但气滞血瘀贯穿三型之中。

（二）分期辨证

1. 急性期　本病急性期卒痛,乃风邪客于督脉、足太阳经或颈背腰部急性损伤所致。风为百病之长,最易伤人肌表,为寒湿邪侵袭之先导,风寒湿邪乘虚客于督脉及足太阳膀胱经,患者可见颈背腰部突然疼痛剧烈,得温略减,遇寒则重,脊柱屈伸或摇转不利;急性损伤者,在活动中突然出现剧烈疼痛,有固定压痛点,痛而拒按,活动十分困难,不能翻身,痛如针刺,昼轻夜重,俯仰不便,经久不愈,或见面色黧黑,皮肤甲错,舌淡紫或黯,脉细涩或弦细。遇天气阴或下雨疼痛加剧,腰部重着,脉弦细或濡缓。

2.慢性期　慢性期多由急性期失治迁延而来,加之肝肾不足,筋脉失养,气血不畅而发为本病。患者多见颈背腰部隐隐作痛,反复发作,不能久卧、久坐,局部皮肤增厚,呈橘皮样改变,可触及结节或条索状物,伴有畏寒肢冷、面色苍白、小便清长、尿频尿多、舌淡而润、脉沉迟无力,或伴有潮热盗汗、失眠多梦、舌红少津、脉细数等。

二、临床表现

腰背部肌筋膜炎患者大多有受凉、受湿或过分劳累病史,但也有一部分人没有任何原因,即所谓自然发病。因此,腰背部肌筋膜炎的病史部分,只作为诊断的参考,对此要作具体分析。

腰背部肌筋膜炎从形成到出现症状,是一个较为缓慢的过程,因此多见在中年以后,但这不是说只有中年人才发病,实际上之前的无症状过程被忽视了。

腰背部肌筋膜炎的主要症状是腰痛和背部疼痛,或腰背部同时疼痛。各种疼痛可形成复杂的临床症状,例如,腰痛急性发作者,活动困难,不能翻身,不能平卧;背痛急性发作者,走步困难,不能久坐,不能下蹲;腰背疼痛同时急性发作者,痛苦异常,改变体位都带来巨大困难和痛苦。急性发作后的转归,少数症状完全消退,多数遗留疼痛,或相隔数月、数年后再次发作,甚至还见有持续性腰背疼痛者。有的慢性腰背部肌筋膜炎,患者常诉持续腰背部疼痛难忍,不能久坐或久睡,久坐久睡后,疼痛加剧。有些急性腰背筋膜炎患者,可以检查出皮肤与筋膜粘连明显,疼痛也因之加剧,皮下水肿范围与病变范围成比例,可有手掌大小面积。

腰背部肌筋膜炎的局部压痛点较显著,多在病变肌肉的起止点处。腰背部肌筋膜炎在反复发作以后,少数患者会发生筋膜钙化,钙化块常成片出现;也有散在出现者,这些患者需手术治疗才能治愈,术中可切去钙化组织或撕去钙化筋膜。

诊断与鉴别诊断

一、诊断标准

1.症状

(1)以中青年多见,男女均常见。常有慢性感染病灶、体位不良、外伤后治疗不当、慢性劳损、风湿寒冷病史。

(2)以背部肌筋膜炎为主者,好发于两肩胛之间,尤以体力劳动者多见,背部酸痛,肌肉僵硬,有沉重感,疼痛常与天气变化有关,阴雨天及劳累后可使症状加重。

(3)以腰、骶部肌筋膜炎为主者,患部疼痛、麻木为主要临床症状,久坐久睡后疼痛加剧,轻度活动后减轻,劳累过度后加重,常与天气变化有关。若为急性发作者,腰臀部疼痛剧烈,甚至不能翻身和活动。

(4)腰骶部患处可有特定压痛点,即激发点,触压时剧痛,有时可激惹远处的传导性疼痛,但并不符合周围神经或神经根性疼痛的解剖分布,一般无神经症状。

2.体征

(1)背部肌筋膜炎,背部有固定压痛点,或压痛较为广泛,背部肌肉僵硬,沿骶棘肌行走方向可触到条索状改变,腰背功能活动大多正常。

（2）腰骶部肌筋膜炎,压痛较局限,肌肉轻度萎缩,可触到肌筋膜内结节或条索状物,重压(特别在臀部)有酸痛者,臀部疼痛点可放射到坐骨神经分布区。

（3）无论背、腰骶部肌筋膜炎,压痛点用1%普鲁卡因5～8 mL封闭后,疼痛可消失。

3.影像学检查　X射线片无特殊发现。

二、鉴别诊断

1.腰椎间盘突出症急性期

（1）剧痛,但以坐骨神经根性疼痛为主,即疼痛沿坐骨神经根分布,放射至一侧下肢。

（2）脊柱抗痛性畸形,活动为不对称受限。

（3）直腿抬高试验阳性。

（4）压痛集中于 L_4、L_5 或 L_5、骶椎旁。

（5）无明显肌肉症状。

2.骨肿瘤和脊柱结核

（1）慢性发病。

（2）腰活动逐渐受限。

（3）脊柱正中压痛、叩击痛。

（4）全身症状。

（5）血液学检查阳性。

（6）X射线片显示骨质疏松及骨破坏。

3.腰椎骨折

（1）受伤机制不同。

（2）压痛点局限于骨折部位。

（3）肌肉症状不如肌筋膜炎明显。

（4）X射线诊断。

4.急性腰椎滑膜嵌顿

（1）有明显的腰部扭伤史。

（2）在扭伤后立即出现急性剧烈疼痛,范围局限,有准确的疼痛部位,疼痛可放射到臀部及双下肢,并出现特有的腰部侧弯姿势——坐、立、走均呈侧弯姿势,多弯向患侧。出现腰部活动障碍,骶棘肌痉挛,脊椎运动受限。

（3）X射线检查无异常表现。

治　疗

腰背部肌筋膜炎是病者气血亏虚、外感寒湿、慢性劳损等致腰背部筋膜及肌肉组织出现水肿、渗出及纤维性变并伴有一系列临床症状者。多见于背阔肌、冈下肌、小圆肌、斜方肌、骶棘肌(竖脊肌)、臀中肌等。以背痛为主的又称为背部肌筋膜炎;腰臀部疼痛为主的又称为腰臀(骶)部肌筋膜炎,是慢性腰背痛的主要原因。由于长期反复的炎症性刺激,肌纤维代偿性肥厚,筋膜增厚影响毛细胞血管的血液供应,因此容易反复疼痛,临床上很多治疗方法都是治疗时见效,过一段时间症状又出现。

一、预防

注意腰背部防潮、防寒,定时做腰背部体操锻炼,如做广播操、打太极拳等;患者应学习做自我按摩活动,以舒筋活血,调整局部代谢;床铺应经常日晒,防止潮湿;口服一些抗风湿及消炎止痛类中西药物;严重者可行神经阻滞治疗。

二、手法治疗

治疗本病以舒筋活络,温经通脉为原则。通过推拿,可使局部气血通畅,腰部肌肉、肌筋膜等结缔组织的无菌性炎症得以解除,从而达到治疗目的。

(一)方法一

1. 治则　温经通络,祛瘀止痛。

2. 取穴及部位　腰阳关、环跳、阿是穴、腰夹脊穴、腰眼、肾俞、命门、委中、昆仑。

3. 手法　点揉法、滚法、按揉法、弹拨法、分推法。

4. 方解　腰阳关穴属督脉,为位居腰骶枢纽部位的经穴,可疏通腰骶部诸经之气,具有通阳化瘀、壮腰补肾的功能。环跳为足少阳胆经腧穴,又为足少阳胆经与足太阳膀胱经之会,有疏通胆经膀胱经经气、祛风化湿的作用,二穴共用补肾壮腰,通络化瘀,滑利关节,解除腰背部肌肉筋膜的组织粘连引起的肿痛和腰髋功能受限。阿是穴,是风寒湿邪之所在,直接作用于患病部位,可"邪去正自安",有温通经脉、行血散瘀、舒经活络之效,促进患部气血正常运行,经络通畅而痛止。腰夹脊穴位居患部,有通经活络、调节督脉的功效,腰眼为腰部经外奇穴,可补肾壮腰、益气止痛,是治疗腰骶痛的有效穴。委中、昆仑为足太阳膀胱经腧穴,可疏通太阳经经气,有散瘀活血蠲痹痛的作用。上穴共用督脉膀胱经经气,解除筋膜粘连及肌肉的痉挛,恢复腰背部软组织的新陈代谢,为辅穴。诸穴共用可温经通络、祛瘀止痛、滑利关节,促进局部气血通畅,使腰部肌肉、肌筋膜等结缔组织的无菌性炎症得以解除,腰部功能活动恢复正常,从而达到治疗目的。

5. 操作

(1)患者取俯卧位,用轻柔的按揉、滚法在腰部治疗,使紧张的腰肌逐渐放松。

(2)弹拨分筋,在腰部及臀上部触及肌筋挛缩或条索状、结节状物时用弹拨法。手法治疗范围宜广,刺激稍重。

(3)点按腰阳关、命门、肾俞、阿是穴、腰夹脊穴、腰眼、环跳、委中、承山、昆仑等穴,以酸胀为度。

(4)用轻柔的滚、按揉、拿捏等手法施术于腰背部,再按肌纤维走行方向理顺。

(二)方法二

1. 推拿手法

(1)用轻柔的按揉、一指禅推法、滚法在腰部治疗,使紧张的腰肌逐渐放松。

(2)点按腰夹脊、肾俞、大肠俞、八髎、腰眼等穴,以酸胀为度。

(3)用较重的按压、弹拨、拿法在腰部治疗,再找出疼痛结节或疼痛条索,用拇指作连续性滑动按压、弹拨,按压、弹拨后患处即能感到轻松。

(4)用轻柔的滚、按揉、拿捏等手法施术于腰部,再按肌纤维走行方向理顺。

(5)用擦法,以透热为度,可涂适量的润滑油或药膏,通过药物的渗透加强疗效。

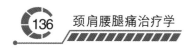

2. 注意事项

(1)推拿如能与封闭、理疗、针灸等疗法综合使用或交替使用,往往能收到更好的疗效。

(2)在推拿治疗时,还应指导患者练一些气功、太极拳等,加强腰背肌功能锻炼。

三、离子导入治疗

本法可改善局部血液循环,抑制疼痛反应,从而消除局部非特异性炎症,缓解本病症状。

方药配制及操作:生川乌90 g,加水1000 mL,水煎过滤至500 mL。治疗时把阳、阴极分别置于压痛部位及委中穴,衬垫各滴加药液20 mL,电流量20～30 mA,10～20分钟,每日1次,7～14天为1个疗程。

四、药物治疗

(一)中药内治法

风寒湿邪侵袭为本病的外感因素,脾肾虚弱为本病的内因所在,跌仆损伤是本病发生的重要因素,情志不畅为发病诱因,加上疼痛、压痛等发病特点,故祛风除湿、活血通络为治疗大法,补脾益肾为后期或慢性期治疗关键。中药内治法为治疗本病非手术治疗的主要疗法。

1. 辨证论治

(1)风寒湿浸淫

治则:祛风散寒,除湿通络。

方药:羌活胜湿汤加减。

若寒邪偏胜,治当温经散寒。

方药:乌头汤化裁。

若湿邪偏盛,治当除湿通络。

方药:肾着汤化裁。

若病久,寒湿痹阻经脉,气血失畅而生瘀者,可有舌质青紫或见瘀斑、瘀点,加桃仁、红花各6 g,乳香、没药各3～6 g,或酌加通络之品,如地龙6 g,鸡血藤、伸筋草各15 g;若病程较久有抽掣疼痛者,可配伍使用全蝎、蜈蚣(此二味药研末吞服,疗效较佳)、穿山甲、地鳖虫等虫类药物,以加强通络止痛、祛风除湿作用。

(2)脾肾虚弱

治则:温补脾肾,生肌壮骨。

方药:四神丸合当归四逆汤加减。

若久治不愈,兼有中气不足,久泻不止,或脏器下垂者,可用补中益气汤化裁。

若久治不愈,反复发作者可加化瘀之品,桃仁、红花各6 g,乳香、没药各3～9 g,或酌加通络之品,如地龙6 g,鸡血藤、伸筋草各15 g。

(3)肝郁气滞

治则:疏肝理气,活血通络。

方药:柴胡疏肝散加减。

情志不畅加郁金、桔梗、栀子各9 g;久病不愈者加当归、桂枝各9 g,鸡血藤20 g,地龙6 g。全身关节疼痛者,使用身痛逐瘀汤。

2. 分期治疗 除辨证论治外,还可进行分期治疗。在急性期,多以邪实为主,祛邪勿忘扶正;慢性期以肝肾不足为主,补肝肾勿忘活血,有邪兼以祛邪。

（1）急性期

治则:活血定痛,滋补肝肾。

方药:杜仲汤加味。

若寒邪重者,加制川乌、制草乌各6g,桂枝9g;若湿邪偏重者可加苍术12g,薏苡仁3g;若瘀邪偏重者,可加三棱、莪术各9g,红花6g,加强破血之功。

（2）慢性期

治则:补肾助阳,强壮筋骨。

方药:局方青娥丸加味。

（二）中药外治法

中药外治法是治疗本病的辅助治法,应根据情况适当应用。因为本病急性发作期,有可能遇热或寒冷而疼痛,所以外敷贴熨法应严格掌握适应证,否则有加重病情的可能。

1.熨法

（1）烫药方:荆芥、防风各15g,桂枝、透骨草各9g,羌活、独活各6g,海桐皮9g,川楝子9g,桑枝9g,防己9g。

上药共为末装在布袋内,扎紧袋口,煎热,烫熨损伤局部以达到活血舒筋之功效,注意勿使皮肤烫伤。本方有祛风散寒、活血舒筋之功。用于本病慢性期,反复发作,疼痛程度一般,颈项疲劳不适者。

（2）热敷散:刘寄奴12g、独活12g、防风12g、秦艽12g、红花9g、艾叶9g、桑枝30g、赤芍15g、花椒9g、川芎9g、草乌9g、生姜30g、栀子9g、五加皮15g、大葱3根、透骨草12g。

用食醋将药拌湿,用纱布包裹,蒸热后热熨患处,亦可煎汤外洗患处。本方具有祛风散寒通络、温经活血止痛之功。常用于颈背腰劳损经久不愈处。

2.贴法　若局部有明显压痛点或肿胀者可选用祛风除湿、活血化瘀的膏药外贴,如风湿止痛膏（中成药）、麝香壮骨膏（中成药）、万灵膏、化坚膏等。

（三）西药治疗

（1）服用抗风湿类药物可不同程度地缓解症状,需严格控制激素类药物使用。

（2）服用维生素E及维生素B_1对原发性肌筋膜炎有一定疗效。

五、针灸治疗

针灸治疗腰部肌筋膜炎,可缓解或消除症状,是临床常用的一种治疗方法。本病急性发作时,多与足太阳经和督脉关系密切,慢性病变还与足少阴经有关。选穴时,应近部取穴与循经远端取穴并重。

针灸治疗本病,当以补肾强腰、温经通络、祛瘀止痛为法。

1.毫针

（1）取穴:主穴,肾俞、腰阳关、命门、委中、昆仑;配穴,阿是穴、腰夹脊穴、腰眼、承山。

（2）方法:每次选3~5穴,每日治疗1次。

（3）手法:肾俞穴、命门穴用补法,其余穴位在急性发病时用泻法,慢性期用中等刺激。

2.梅花针

（1）取穴:阿是穴周围,$L_{1～5}$夹脊穴,腰部膀胱经第1、第2侧线。

（2）方法:阿是穴重叩,使局部皮肤发红或微出血,叩后可拔火罐。其他部位叩刺,以局部皮肤红晕为宜。

3.耳针

(1)取穴:腰肌、神门、压痛点、内分泌、肾上腺、肾、膀胱。

(2)方法:每次选2~3穴,用中强刺激捻转数秒后,留针30分钟。留针期间,每隔5~10分钟捻转1次,每日治疗1次。

4.头皮针

(1)取穴:躯干感觉区、足运感区。

(2)方法:患者取坐位或卧位,每日针1次,10次为1个疗程。

(3)手法:快速进针,刺入一定深度后快速捻转,不提插,持续捻转2~3分钟,留针5~10分钟后再重复捻转,反复捻针2~3次即可起针。捻针时嘱患者活动腰部。

5.腕踝针

(1)取穴:下6、下5。

(2)方法:取双侧穴,针体与皮肤成30°角,快速进针,针体应在皮下浅表层,针尖朝上,针深一般为1.4寸。一般无针感,不提插,不捻转,留针30分钟。隔日1次,10次为1个疗程。

6.水针

(1)取穴:阿是穴、肾俞。

(2)药物:当归、红花、丹参、川芎等中药制剂,维生素 B_1、维生素 B_2 等西药注射剂。

(3)方法:按各药不同用量准确注入穴位。注意严格消毒,勿注入血管内,掌握适当针刺深度。2~3天1次,6次为1个疗程。

7.灸法

(1)取穴:同毫针。

(2)方法:常用艾条灸、艾炷灸、温针灸、温灸器灸。每次选3~5穴,灸10~20分钟,或5~7壮。每日1次,10次为1个疗程,间隔2~3天行第2个疗程。

(3)禁忌:孕妇腰骶部不宜施灸。

六、小针刀治疗

治疗方法:患者取俯卧位,放松臀部肌肉,找准明显压痛点并作标记。局部皮肤常规消毒,铺上无菌洞巾。术者持小针刀在定点处进针刀,刀口线与臀肌走向一致,针体和臀部平面垂直。刀锋刺入皮下后摸索进刀,如患者有电击感、刺痛感,将针刀稍上提,移动1~2 mm,继续进刀。待患者有酸胀感时,行纵行剥离松解后出刀,盖上无菌纱布。嘱患者仰卧位,术者将患侧膝髋关节尽力向腹部及对侧屈曲10余次,使尚未松解的粘连进一步分离,使痉挛紧张的软组织放松。本法5天1次,为1个疗程,一般做3~4个疗程。

七、康复治疗

(一)药物、针灸、推拿康复疗法

正气虚损和正虚邪恋是肌筋膜炎康复阶段的主要病理机制,因此,扶正固本和扶正祛邪成为康复阶段的主要治疗原则。在康复治疗阶段,重在调理。使用补剂,应辅以疏导之药,使补而不滞,同时注意对正虚邪恋者兼以祛邪,使扶正而不恋邪。在使用祛邪之剂时,还要注意应尽量使用灵动的药物,不宜使用峻猛性烈之品,如活血化瘀药可用当归、川芎、丹参,通络可用蜈蚣、全蝎、地龙。临床常用一些丸、散、膏、丹之类,以便长期服用。

在康复阶段,针灸治疗应以补为主,补泻结合,手法宜轻巧,不宜使用重补重泻之法。在选择穴位时,应少而精,一方面以轻灵取效,另一方面患者易于长期坚持,而不至于产生畏惧心理。在推拿治疗中,手法宜轻巧,不宜使用过重的手法,应以疏通经络、行气活血、调理阴阳为要。

(二)运动疗法

在肌筋膜炎临床治愈后,应指导患者进行科学、合理的身体锻炼,使血脉流通,关节流利,血液循环增强,从而加速肌筋膜代谢产物的排除,以利于修复肌肉、筋膜的损伤,增强体质,促进脏腑功能,提高机体的抗病能力。"通任督导引功"可使任督二脉气机通畅,现将功法介绍如下。

1. 预备　两脚相并站立,两手自然放于体侧,头如顶物,两目平视,调匀呼吸,排除杂念,意守丹田,静站片刻。

2. 通尾闾　微躬身前屈,约 100°～150°,两手相握,虚拱前出,两目视拳心,视而不见,自然呼吸,意领丹田之气汇聚于尾闾部位,左右摇摆 36 次。

3. 开双关　按上姿,以左手握拳向前伸出,左足同时向左前方迈半步,微成左方右箭步,右手四指在前,拇指在后叉腰,如勇士开弓之状,然后以意领气从尾闾运至夹脊双关,左右摇摆 36 次。以上为左势,右势动作与左势相同,方向相反,摇摆 36 次。

4. 通玉枕　两脚与肩同宽,两手上举在项上交叉,掌心向上,足跟微提起,再向下踏实,反复81 次。以意领气自尾闾穴悠悠而起,过夹脊、双关、玉枕,至于泥丸。

5. 气归丹田　按上姿,两手握拳,拱手于胸前,与腰中等高。两膝屈曲下蹲(位置高低根据个人体质情况),如人端坐之状。意领此气从泥丸顺督脉下行至丹田守之。

6. 收功　直立,两手放于体侧,两手相搓,再搓面部,自由活动一下,即可收功。

在做上述锻炼时,在练功前排出大小便,练功时间最好在早晚。

此外,如练习太极拳、五禽戏、易筋经等,皆有助于本病的康复。

(三)功能锻炼

腰背部肌筋膜炎的患者可做腰部风摆荷叶势及鲤鱼打挺势锻炼。

1. 风摆荷叶势

(1)两足微开站立,两手叉腰,躯干做前屈后伸动作,幅度由小到大,活动时腰肌要放松。

(2)两足微开站立,两手叉腰,躯干做左右侧屈活动,活动幅度由小到大,至最大限度为止,活动时腰肌要放松。

2. 鲤鱼打挺势　俯卧位,两腿伸直,两手贴在身侧,同时抬头后伸,双下肢直腿后伸,使腰部尽量后伸。

第十章　急性腰扭伤

目标导航

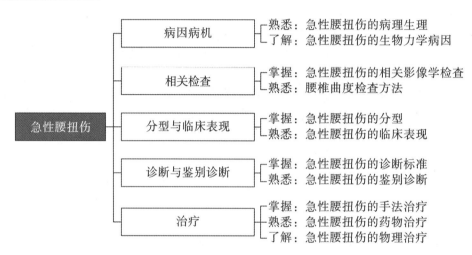

病因病机————熟悉：急性腰扭伤的病理生理
　　　　　　了解：急性腰扭伤的生物力学病因

相关检查————掌握：急性腰扭伤的相关影像学检查
　　　　　　熟悉：腰椎曲度检查方法

急性腰扭伤——分型与临床表现————掌握：急性腰扭伤的分型
　　　　　　　　　　　　　　　　熟悉：急性腰扭伤的临床表现

诊断与鉴别诊断————掌握：急性腰扭伤的诊断标准
　　　　　　　　　熟悉：急性腰扭伤的鉴别诊断

治疗————掌握：急性腰扭伤的手法治疗
　　　　熟悉：急性腰扭伤的药物治疗
　　　　了解：急性腰扭伤的物理治疗

　　急性腰扭伤，是当腰的筋骨处于高度紧张状态或其为松弛状态时，突然遭受外来暴力，使筋肉受到了急剧的牵拉损伤，轻者筋肉仅有轻度的部分裂伤，重者发生筋肉撕裂，产生局部不同程度的气血瘀阻，出现疼痛、肿胀和腰部活动障碍。如不正确的姿势弯腰搬重物；在不负重的坐立状态下，上身突然受撞击而使腰部强力扭闪等，均可发生急性腰扭伤。急性腰扭伤俗称闪腰、岔气。中医古代文献称为瘀血腰痛。损伤可使腰部肌肉、筋膜、韧带、关节囊等组织受到过度牵拉、扭转，甚至撕裂。

　　急性腰扭伤是常见病，多发于青壮年和体力劳动者，平素缺少体力劳动锻炼的人，偶然参加劳动时，亦易于发生损伤。急性腰扭伤若处理不当，或治疗不及时，亦可使症状长期延续，变成慢性。

　　各种体力劳动者、舞蹈演员及运动员的腰部活动量较大，当用力不当时，极易引起扭伤，应强调预防为主。其发生率占骨科门诊的5%～20%不等，厂矿企业人员发病率较高，其中80%以上为男性。以青壮年为多，年幼及年老者均较少。其虽可见于各行各业从业人员，但60%以上为重体力劳动者及运动员等运动量大者。

病因病机

一、生物力学病因

从生物力学的角度来说,腰部的任何活动均受力学关系的制约与协调,在保持腰部内外平衡的同时完成各种动作,例如在提携重物时,如果物体的重量、提物方式及用力程序均相适应,则易于完成。反之物体重量过大或体积过大、提物时距中线过远、未采用膝关节先屈曲的方式等,不仅增加腰椎的负荷,且腰肌亦易扭伤。

在临床上较常遇到的扭伤原因主要为以下几种。

1.无准备活动 无论是体力劳动或各项竞技活动,在正式开始前能对脊柱及四肢进行由慢到快、由小幅度到大幅度的准备活动,不仅可获得最佳效果,且不易发生损伤;反之,无准备活动情况下突然开始加重脊柱负载量,则易引起扭伤及韧带撕裂,严重者甚至骨折。

2.姿势不当 各项运动均有其十分科学的训练程序,教练及运动员均极为重视,从而大大地降低了腰部损伤的发生率。但在日常劳动中,尤其是平日难得有机会进行重体力劳动的人或脑力劳动者,当需搬动较重物体时,往往不习惯先将身体向前靠拢,屈膝、屈髋,再双手持物,并在抬起同时,膝及髋关节逐渐伸直这一步骤,以致用力不当而将腰部扭伤。

3.劳动方式不当 除由于不同劳动条件所造成的被迫劳动体位难以纠正外,某些劳动者可自行掌握劳动方式,如选择不当,例如操纵接送患者的推车,如果不是采用"推",而是"拉"的方式,则由于椎旁纵向肌群用力较大而引起腰部扭伤。

4.相互配合不当 2人以上的劳动或体育运动项目,如其中一人动作不协调,则由于重力的偏移而易引起他人的腰部扭伤或其他部位损伤。

5.其他 自高处跌下、平地滑倒、交通意外等均可引起腰部扭伤。此外,高速公路上的安全带损伤也日益为大家重视。

二、病理生理

根据损伤时作用力的大小、方式及速度等不同,其损伤程度、部位及范围亦有明显差异,因而,其病理解剖及病理生理变化亦悬殊较大。

从腰部扭伤的观点来看,一般依据伤后对腰部的稳定性有无影响而分为以下两大类型。

1.稳定型损伤 指单纯性腰部肌肉及其筋膜附着处的撕裂性损伤。

2.不稳定型损伤 指腰椎骨骼本身及主要韧带损伤,以致腰部稳定性遭到破坏。

腰部肌肉在脊柱诸节段肌肉中属最为强大的,除侧方的肌群外,骶棘肌最易受累而引起损伤。其好发部位以下方附着点处最为常见,约占50%以上,其次为棘旁突或横突上的腱膜附着处,而位于肌腹中部的撕裂较为少见。

扭伤局部早期呈现充血、水肿、渗出增加,多伴有小血管支的撕裂,以致在损伤处出现小的出血点或水肿。此种改变由于造成正常组织内的缺血缺氧,可导致小血管的扩张及血流缓慢、代谢产物堆积。尤其是酸性代谢物的增加,可进一步加重局部缺氧、血管扩张以及后期增生性反应这一病理生理过程,渐而局部血肿机化,大量成纤维细胞侵入而形成瘢痕组织。此时如腰部制动及时,其所形成的瘢痕组织按创伤正常愈合方式演变,可获得近于正常功能状态的修复;反之,局部未行固定

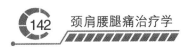

或是损伤面积过大,则易出现愈合不良,造成慢性腰痛等后遗症的病理解剖基础。

在肌肉或腱膜处损伤的同时,由于创伤的代谢产物对周围末梢神经的刺激,可使局部肌肉处于痉挛状态。此时,因肌纤维不停地舒缩,以致代谢产物更为堆积,加之静脉回流受阻,瘀血增加,从而加重了上述病理过程。

病变后期,除瘢痕组织形成、收缩或软化外,筋膜多显示增厚,以致末梢神经支易被嵌压。如损伤位于肌组织内,则可出现程度不等的横纹肌变性及肌纤维上的横纹减少或消失。

相关检查

一、X 射线检查

X 射线检查可发现脊柱变直或有保护性侧弯,患者在疼痛轻时拍摄屈曲侧位 X 射线片,可因棘突间韧带损伤而棘间隙增宽。小关节紊乱(45°斜位片),如棘突偏歪、关节突关节间隙不等可作参考。急性腰肌扭伤,腰椎 X 射线片对本病诊断无特殊价值。急性韧带扭伤,X 射线片检查亦无特殊异性表现,棘上、棘间韧带断裂者,棘突间距离可表现为增大。急性椎间小关节扭伤,X 射线平片常见腰椎前突消失,椎间隙左右宽窄不等,有时可见椎间小关节畸形。另外 X 射线还可排除骨病变,如结核、肿瘤等。

二、观察腰椎曲度

从侧面观察正常人腰椎,以 L_3 椎体的顶点形成生理性前凸(角度为 20°~30°)。腰椎生理前凸消失,常见于急性腰扭伤、腰椎间盘突出引起的腰背肌痉挛。腰椎生理前凸增大见于腰椎峡部裂引起椎体滑脱或髋关节屈曲挛缩性疾病。从背面观察,腰椎棘突均在人体冠状面的中线上,不应有倾斜或弯曲,腰椎疾患如椎间盘突出症、先天性畸形、结核或炎症,以及肌肉、韧带损伤时常引起腰椎侧弯,甚至椎体发生旋转。

分型与临床表现

一、分 型

临床上将本病分三大类。

1.腰部肌肉损伤 患者主诉腰部单侧或双侧疼痛,活动受限,检查肌肉可扪及条索状改变。

2.棘上韧带或棘间韧带撕裂伤 多为腰部过屈负重或屈曲用力过猛引起,腰正中部局限性疾病,以腰前屈时痛甚,棘间或棘上可扪及固定痛点。

3.腰椎小关节错位 多在患者有小关节退变的基础上,因突然转身或用力不当引起,腰部剧烈疼痛,强制体位,腰部旋转及前后屈伸障碍,在棘旁有固定压痛点。

二、临床特点

1. 被迫体位 严重者多卧床不起,一般的腰肌扭伤患者虽可起床下地活动,但由于患侧腰肌痉挛而使患者腰椎前凸消失,并呈现向患侧屈曲状的被迫体位。此实际上是机体的防卫性反射,以保护患侧肌群免受拉力的继续作用。

2. 疼痛 由于突然发生者多见,因此患者自觉局部疼痛十分剧烈,并随着局部活动、振动而加剧,平卧后可减轻。其痛点均较固定,并与肌肉撕裂的部位相一致:以髂后上棘处为多见,亦可见于椎旁或横突处。压痛明显、局限,但亦可向大腿后部放射,并随腹压增加而加剧。传导叩痛多为阴性,并与下肢抬举无明显关系。局部封闭后疼痛可缓解。

3. 活动受限 由于腰部活动可使损伤组织的拉力增加及疼痛加剧而明显受限,尤其是向健侧的侧弯、旋转及前屈为甚。但向患侧弯曲,由于可使损伤组织放松而仍可作小范围活动。

4. 肌肉痉挛 受损肌肉由于疼痛及其他各种病理因素而反射性地痉挛,用手触之,呈粗条状,一般较明显。处于痉挛状态下的肌肉,由于肌肉纤维频繁地舒缩而使其代谢产物增加,从而可使疼痛加剧,并再度促使肌肉痉挛,以致形成恶性循环,应设法将其阻断。

5. 其他 除注意各阳性体征与症状外,因本病易与腰椎间盘突出症等相混淆,因此尚应注意腰椎间盘突出症的阳性体征,例如屈颈试验、下肢直腿抬高试验、坐骨神经放射痛、下肢反射异常等,均应进行检查。

三、临床表现

急性腰扭伤男性多见,患者多有抬重物、弯腰、转身、失足、滑跌等扭伤史,有的伴腰部断裂感或撕裂声,重者即刻不能活动,有的当时不重,但次晨因组织水肿,疼痛重而不能起床或活动,咳嗽、打喷嚏等可使疼痛加重。卧床不能完全缓解。

伤后腰背部可出现局限性疼痛,由于损伤部位的不同,其压痛点不同。①急性腰骶关节扭伤:临床上腰骶关节疼痛病例较为多见,有时由于局部软组织的肿胀刺激了腰骶部的神经根而同时引起反射性下肢疼痛。压痛点常在腰骶部腰骶关节下方、髂后上棘、髂嵴后缘和 L_3、L_4 横突等处。②急性韧带损伤:检查可发现患者腰部紧张,棘突或棘间压痛、肿胀,腰前屈活动受限且加重疼痛,仰卧屈髋试验阳性等,部分患者亦可有反射性腿痛。髂腰韧带扭伤的压痛点在髂嵴后部与 L_5 间三角区,屈伸或旋转脊柱时疼痛加重。③急性关节扭伤:急性腰骶关节扭伤时,患者腰部平直僵硬,腰部前倾,可向一侧偏斜。腰肌紧张痉挛,腰骶部活动受限。L_5 与 S_1 有明显压痛和叩痛。骨盆旋转试验和腰骶部被动过伸过屈试验都呈阳性。早期腰骶关节损伤,因局部组织水肿,可有明显的神经刺激症状,应与腰椎间盘突出症相鉴别。急性骶髂关节扭伤时,检查见患者腰部僵直,可有侧弯,腰肌和臀肌痉挛,骶髂关节部可有肿胀,局部压痛明显。坐位屈伸脊柱疼痛不显者,站立作屈伸时疼痛剧烈。骨盆挤压、分离试验,"4"字征,单髋后伸试验,直腿抬高试验均为阳性。急性椎间小关节扭伤时,检查见腰部僵直,腰肌和臀肌痉挛。脊柱可侧弯,棘突偏歪,患者不允许做一般腰部试验检查,但直腿抬高踝背屈试验多为阴性。

诊断与鉴别诊断

一、诊断要点

1. 西医诊断要点
（1）有明显外伤史。
（2）局部有疼痛、压痛、肌肉痉挛。
（3）腰部功能障碍,前后伸屈及转动受限。
（4）X射线片无特殊显示。
2. 中医诊断要点
（1）气滞型:腰痛时轻时重,痛无定处,行走不利,咳嗽震痛,舌淡苔薄,脉涩。
（2）血瘀型:腰痛局限一处,或见瘀肿,压痛明显,腰部活动受限,部分患者伴有腹胀、便秘,舌质暗或有瘀斑,苔薄黄,脉弦紧。

二、诊断标准

1. 外伤史　除了明显的外伤为大家所注意外,某些轻微外伤,例如床上翻转时用力不当、由坐位(或蹲位)站立时用力过猛、自高处取物时姿势平衡失调等易被忽视或遗忘,因此应注意询问。
2. 临床特点　包括前述之被迫体位、疼痛、压痛、活动受限及腰肌痉挛等,应注意对双下肢神经功能检查,以除外腰椎间盘突(脱)出症。
3. 封闭试验　取0.5%～1%普鲁卡因10～20 mL对痛点进行封闭。注射后局部疼痛立即明显减轻或消失者(包括大腿后方放射痛)谓之阳性;无明显改变者属于阴性。此不仅可用于对腰肌扭伤的诊断,也是与腰椎间盘突出症鉴别的要点之一。因腰椎间盘突出症所引起的下肢放射痛系沿坐骨神经放射,经封闭后多无改变,而腰肌扭伤者,有部分病例亦可出现相类似的下肢反射痛,但其属反射性,范围较小,无坐骨神经受牵拉之体征,且经封闭后即消失。
4. X射线平片　主要显示腰椎生理前凸消失及侧弯征,一般不伴有其他改变。

三、定位诊断

腰部急性扭伤患者,大多数有明显的外伤史。但因外伤的角度不同、受伤的程度不同,而腰部受累的部位也不同。常见的部位是腰部的骶棘肌,其次是棘间韧带和棘上韧带。检查时按皮肤、皮下、深筋膜、肌肉、韧带及骨骼的顺序,由浅入深逐层检查。只有正确地查出所伤的部位,才能准确地进行治疗。

四、鉴别诊断

本病主要与腰椎间盘突出症相鉴别,其要点见表10-1。

表 10-1 腰扭伤与腰椎间盘突出症的鉴别诊断

鉴别要点	腰肌扭伤	腰椎间盘突出症
外伤史	明确	可有或无明显外伤史
压痛点	固定、明显	不固定,椎旁较多
屈颈试验	阴性	阳性为多
直腿抬高试验	阴性或弱阳性	阳性
腰肌痉挛	有	多无
痛点封闭	有效	多无效
传导叩痛	多无	明显

治 疗

在正常情况下,肌肉组织的愈合需 3~4 周,韧带腱膜等需 6 周。因此,在治疗方法选择及制动时间掌握上,应以此为准。

一、预防

在此种损伤病例中,50% 以上可通过预防而避免发生,其主要的措施如下。

1. 做好劳动前的准备工作 不仅是不经常进行体力劳动者,即使是天天劳动的工人,也应在正式劳动开始前适当活动腰部,以减少意外的发生。

2. 掌握体育训练的要领 任何一项运动项目均有其十分科学、合乎解剖生理要求的训练要领,并已经过实践反复修改,证明既可提高竞技能力,又可预防运动受伤,因此必须遵循该要领进行训练。

3. 量力而行 对各项劳动与运动,每人均应量力而行,切勿勉强。

4. 保护腰部 对腰部肌力较弱者,或活动强度较大时,应预先用宽腰带将腰部保护起来,以增强腰部肌力。

二、手法治疗

手法治疗对急性腰扭伤有显著的疗效,通过施行不同的手法可缓解肌肉痉挛,从而达到早日治愈的目的。

(一)方法一

1. 治则 活血祛瘀、消肿止痛。

2. 取穴及部位 大肠俞、环跳、阿是穴、腰阳关、八髎穴、膈俞、命门、肾俞、委中及腰骶部、臀部。

3. 手法 滚法、按法、揉法、擦法。

4. 方解 大肠俞属于足太阳膀胱经,膀胱与肾相表里,所以大肠俞有补肾壮腰、益气止痛、治疗局部病症的作用,是治疗腰骶痛的有效穴。环跳为足少阳胆经腧穴,又为足少阳胆经与足太阳膀胱经之会,有疏通胆经膀胱经经气、舒通宣泄、搜风祛湿、理气调血的作用,二穴共用疏经通络,养筋强骨,滑利关节,是为主穴。阿是穴,是邪气所在之处,手法作用于患部,有温通经脉、行血散瘀之效。腰阳关穴属督脉经穴,可壮腰补肾、活血通络。八髎为位于病患部的足太阳膀胱经腧穴,有疏通膀胱经和肾经痹阻经气,化解软组织粘连的作用。委中为膀胱经合穴,《灵光赋》曰"五般腰痛委中安",可疏通太阳经经气,有疏经通络、强腰壮骨、散瘀活血蠲痹痛的作用。膈俞为血会,是气血会聚之处,有和血理血、祛瘀止痛的作用。诸穴共用可活血散瘀通络,补肾壮腰强脊以除肌肉肿痛痉挛,恢复损伤软组织功能,为辅穴。命门在两肾之间,是五脏六腑之本,又为十二经脉之根,为督脉沟通肾经之门户,为补肾壮阳之要穴,与肾俞共用通督益肾,鼓舞人体正气,增强机体的抗病能力,以扶正祛邪,是为佐使。诸穴共用疏通督脉、膀胱经和胆经经气,解除骶脊肌痉挛,消肿止痛,修复筋膜、韧带损伤,滑利椎间小关节,恢复腰部组织的正常功能。

5. 操作

(1)患者俯卧位,术者先用揉法或擦法在患处周围及腰部疼痛部位施术,手法的施力应由轻到重,逐渐加力,以不增加患者痛苦为度。若局部疼痛明显,术者可先施点按肾俞、大肠俞、委中等穴,或局部采用摩法,待腰部疼痛减轻,肌肉痉挛稍松,再施以擦法或推法。

(2)患者俯卧位,术者用拇指点按肾俞、腰阳关、环跳、委中、居髎、大肠俞、阿是穴,以酸胀为度。

(3)患者俯卧位,术者用拇指或大鱼际在腰部软组织痉挛处用弹拨法,以缓解局部软组织痉挛。

(4)患者俯卧位,术者用擦法作用于腰骶部,以透热为度。

(二)方法二

1. 按揉法　患者俯卧,腰部肌肉、肢体放松,术者以两手掌的根部,自患者肩部循脊柱两侧足太阳膀胱经自上而下按揉,过承扶穴改用揉法,下至委中、承山穴。此法可疏通气血,解痉止痛。

2. 按压法　术者以右手拇指或肘部按压命门、环跳、阿是穴,按压时加以按摩,患者会有酸、胀、痛感觉,以其能忍受为限。

3. 提捏法　术者将拇指置于骶棘肌外缘,其余四指置于脊椎一侧的棘突旁,自上而下沿骶棘肌方向用力捏起骶棘肌,可使肌纤维拉长,肌肉松弛,缓解骶棘肌痉挛。

4. 按腰扳腿法　术者一手按住患者的患处,另一手肘关节屈曲用前臂及手掌托扶患者的患侧大腿的中部外上方,用力拔伸扳腿。

(三)方法三

1. 术前准备　施术前让患者排空大小便,令患者反骑在坐椅上,双手扶住靠背,并松开腰带。

2. 步骤

(1)术者用一手的大小鱼际按揉脊柱两旁的足太阳膀胱经3～5遍,重点在腰大肌处。

(2)术者用双手点按肾俞穴1分钟。

(3)摇腰:嘱患者双手交叉环抱胸前,术者双手扶在患者双肩上,一手向前推一侧肩,另一手向后扒另一肩,如此连续动作形成有节律的摇腰。

(4)侧扳:在摇腰手法基础上完成侧扳。术者双手慢慢下移,一手从患者腋下绕过前胸拉住对侧手腕,另一手按患者腰部,趁患者不注意突然用相反力量一推一拉,此时常听到腰部有响声。注意先扳患侧后扳健侧。

(5)颤腰:术者一脚蹬在靠椅的木栏上,并利用此腿的膝关节顶在患者腰部,进行有节律的震颤,即为颤腰。先患侧后健侧。

(四)方法四

急性腰扭伤,以筋断裂为主者,敷药3～5天后,应立即配合推拿治疗;以筋位、筋性改变为主者,推拿是主要的治疗方法,初诊即应使用。常用方法如下。

1. 揉法

(1)督脉:双手分别置于胸腰段棘突及骶骨中线,以掌指关节着力,沿棘突及棘突间隙作揉法2～3分钟,有行气止痛作用。用于腰椎后关节错缝或滑膜嵌顿、棘间或棘上韧带扭伤、腰骶关节扭伤。

(2)膀胱经:双手分别置于腰部同侧三焦俞、肾俞及小肠俞、膀胱俞处,以掌指关节着力,作揉法2～3分钟,有舒筋解挛、行气止痛的作用。用于急性腰扭伤、腰部肌肉痉挛、腰背筋膜嵌顿、骶髂关节扭伤。

2. 揉腰

(1)揉督脉:双手分别置于脊中、腰阳关穴处,以食中环指末节指面着力,一手由脊中揉至腰阳关,另一手由腰阳关揉至腰俞。反复揉督脉2～3分钟,有调和气血的作用。用于棘间、棘上韧带扭伤、腰骶关节扭伤。

(2)揉膀胱经:双掌根分别置于三焦俞、膀胱俞处,以小鱼际掌根着力,一手由三焦俞揉至膀胱俞,另一手由膀胱俞揉至腰俞,反复揉膀胱经2～3分钟,有调和气血、舒筋解挛的作用。用于腰扭伤、骶髂关节扭伤的治疗。

3. 点穴　依次点按肾俞、命门、大肠俞、阳关、关元、小肠俞、后溪、腰痛穴,有行气止痛作用。

4. 推扳肌腹　术者双手拇指指腹置于腰部压痛点上方的棘突旁,由内上将骶棘肌推向外下方,自上而下,直至髂后上棘处,反复推扳5遍。

5. 扳肩　一手压住胸腰段棘突,另一手置于肩前,双手扳肩向上,边扳边将按压棘突的手向下移,至骶骨止。扳肩可使脊柱过伸及旋转,有矫正小关节错缝、滑膜嵌顿的作用。用于小关节错缝、滑膜嵌顿、腰骶关节扭伤、腰部筋出槽的治疗。

6. 扳腿　患者俯卧,术者一手按压患处,另一手扶托患腿,向后上方作有弹性的提晃2～3次后,再稍用力扳提,常可听到响声。骶髂关节扭伤者,可重点使用此法。

7. 斜扳　患者侧卧,上面的腿屈曲,下面的腿伸直。术者一手扶肩部,另一手扶臀部,两手向相反方向用力,作有弹性的推摇数次后,骤然加大运动幅度,使腰部呈扭转状态,常可听到响声。在推摇时待患者腰部肌肉放松,抗力不明显后再扳,才易成功。小关节滑膜嵌顿,用此法效果最好,也可用背抖法或旋腰法治疗。

(五)方法五

1. 旋转复位法　操作:先揉搓双侧腰部肌群,使痉挛缓解,减轻复位的阻力,再根据棘突偏移方向作逆向旋转复位。当听到清脆的"咔"的一声轻响即说明已复位,最后做同样的检查核实复位情况,并作揉搓手法松解双侧肌群。

2. 三搬三压法　操作:患者取俯卧位。

(1)搬肩压腰法:术者一手以掌根按压患者 L_4、L_5,另一手将对侧肩部搬起,双手同时交错用力,左右各做1次。

(2)搬腿压腰法:术者以一掌根按压患者 L_3、L_4,另一手托住患者膝关节,使关节后伸至一定程度,双手同时相对交错用力,可听到弹响声,左右各做一次。

(3)双髋引伸压腰法:术者一手以掌根按压患者 L_3、L_4,另一手与前臂同时将双腿抬起,先左右摇摆数圈,然后上抬双腿,下压腰部,双手交错用力。

3. 揉按拿捏法　操作:让患者俯卧于治疗床上,施术者先用手掌反复揉按脊柱两侧肌肉,在腰椎扭伤处及其周围做重点揉按。然后双手拇指着力,反复点揉脊柱两侧肌肉及华佗夹脊穴,在腰部扭伤处及其周围进行重点点揉,以理气活血,舒筋通络,放松肌肉。随后用斜扳法和侧扳法,活动腰部大小关节。再用双手拿揉法,反复拿揉腰椎两侧肌肉,并重点拿揉扭伤之处。再用拇指点揉委中、承山等穴。最后,用拍打法,拍打腰背及下肢后侧肌肉。

4.理筋止痛法　操作:患者正坐,术者坐其背后,以双手拇指触摸棘突,找到棘上韧带剥离处,嘱患者稍向前弯腰,术者一手拇指按在剥离的棘上韧带上端,向上推按牵引;另一手拇指左右拨动已剥离韧带,找到剥离面,然后顺脊柱纵横方向由上而下顺滑按压使其贴妥。术后避免腰部旋转活动,暂不做身体屈曲运动。

(六)方法六

患者俯卧位,在腰部施推、按、揉、搓法,重点按摩腰大肌和臀中肌。

改为患侧在上侧卧位,双下肢屈髋屈膝,术者站在患者背后,以右侧为例,左手拇指按压在偏歪的棘突上,助手用双手重叠按压固定肩关节的前缘,嘱患者头颈部转向正面,术者掌根部紧贴患侧臀部,用力向斜前方推,使腰椎旋转至不能再旋时,骤然用力,可听到在拇指按压的棘突偏歪处有"咔嗒"响声或跳动感。2天1次或每周2次。

(七)方法七

1.放松手法　患者卧位,用舒活酒轻度按摩腰部3~5分钟。

2.斜扳手法　患者侧卧位,患侧在上,髋膝关节屈曲,健侧伸直,腰部放松。术者立于背侧,一手推臀,另一手扳肩,两手相对用力,使上身旋后骨盆旋前,活动至最大范围时,用力做一下稳定的推扳动作,多能听到清脆的弹响声。

3.牵抖手法　患者俯卧,双手抓住床沿。术者握患者双踝关节,作对抗牵拉1分钟后,用力抖动数次,再按摩2~3分钟。治疗1~3次。

(八)方法八

1.部位　患腰部、髀关、伏兔、足三里、阴陵泉、三阴交、环跳、委中、承泣、飞扬穴。

2.方法　患者俯卧位,将软枕置于胸前腋下,视具体情况选推法、拿法、揉法、捏法、捻法、拍法、打法、叩法等,施术过程中配合点穴。当腰部肌肉痉挛缓解后,改侧卧位,患侧在上,屈髋屈膝,健侧髋膝关节伸直,双手抱头面向术者。术者一手推肩,另一手扳臀,两手相对用力,使上身旋后骨盆旋前,斜扳到最大限度时,稳定推扳动作再快速斜扳,即可听到弹响声而使嵌顿的滑膜解脱。

(九)方法九

1.按揉法　患者俯卧位,术者立于一侧。先以拇指或手掌沿两侧腰肌自上而下揉按,先健侧后患侧,缓和而协调地进行。每分钟60次左右,揉按2~3分钟,过承扶穴后改用揉捏手法下至殷门、委中、承山穴,反复3次。此法疏通气血,散瘀解结,解痉止痛。

2.掌按指点法　患者俯卧位,术者用掌心按压命门、腰阳关穴,并用拇指点按肾俞、志室、大肠俞、环跳、阿是穴,点按时配合揉法往往可以产生酸、麻、胀、痛等感觉,可使气血运行,经络疏通,疼痛减轻。

3.提捏法　患者俯卧位,术者以第2~5指指腹置于棘突一侧,拇指置于同侧骶棘肌外缘,各指用力方向与骶棘肌纤维方向垂直,捏提起骶棘肌,自上而下反复3次,可左右交替,也可双手同时进行。此法可将肌纤维拉长,使肌肉松弛。

4.搓法　患者俯卧位,术者站于一侧,肩、肘部放松下沉,肘关节屈曲60°~90°,右手或左手小鱼际尺侧缘及第3、4、5掌指关节背侧按于体表,利用腕力和前臂的前后旋转反复搓动,顺着腰肌及骶棘肌自上而下重复数次。有舒筋活血、疏通经络、解痉止痛的作用。

5.单腿倒扳法　患者俯卧位,双下肢伸直,术者立于患者右侧,用左前臂托住患者一侧下肢大腿下三分之一处,用力将下肢向后上抱起,呈过伸位,右手掌根按压于腰骶部,两手配合,一手将下肢抬起,另一手向下按压腰骶部,有节奏地使下肢一起一落。每侧做5次。

6.双腿倒扳法 患者体位同上,术者立于患者右侧,用左前臂将患者双下肢大腿下三分之一处环抱住,右手掌作腰骶部按压。术者双手配合,左前臂用力将双下肢向后上抬起,呈过伸位,右手掌根用力按压腰骶部,两手交替使用,一起一落,重复10次左右,结束时将双下肢左、右摇摆15°,反复2次。

7.推、拿、揉、摩法 上述手法结束后,再以推、拿、揉、摩等手法自上而下进行数次,以达到调理气血、理顺筋肌的目的。

(十)方法十

1.治则 通经活络,活血止痛。

2.取穴及部位 腰阳关、肾俞、命门、大肠俞、环跳、居髎、殷门、委中、承山、阿是穴,以及腰骶部、臀部。

3.主要手法 揉法、㨰法、按法、拔伸法、弹拨法、斜扳法、摇法。

4.操作方法

(1)患者俯卧位,术者先用揉法或㨰法在患处周围及腰部疼痛部位施术,手法的施力应由轻到重,逐渐加力,以不增加患者痛苦为度。若局部疼痛明显,术者可先点按肾俞、大肠俞、委中、殷门等穴,或局部采用摩法,待腰部疼痛减轻,肌肉痉挛稍松,再施以㨰法或推法。时间5~8分钟。

(2)患者俯卧位,术者用拇指点按肾俞、腰阳关、环跳、委中、居髎、大肠俞、殷门、承山、阿是穴,以酸胀为度,每穴0.5~1.0分钟。

(3)患者俯卧位,术者用拇指或大鱼际在腰部软组织痉挛处用弹拨法,以缓解局部软组织痉挛,达到止痛的目的。

(4)患者仰卧位,术者与助手分别握住患者双足踝部及两上肢腋窝处,做相反方向拔伸牵引,然后术者做腰部抖法。

(5)患者侧卧位,患侧在上,术者用双手分别扶住肩部及臀部做腰部斜扳法,先扳患侧,再扳健侧。

(6)患者仰卧位,术者用双手扶住膝部及踝部做屈膝屈髋、旋转被动活动,左右各3~5次。

(7)患者俯卧位,术者用擦法施于患侧骶棘肌及腰骶部,以透热为度。

三、物 理 治 疗

(一)中药汽化熏蒸

组方:制川乌8g、桂枝10g、透骨草10g、鸡血藤10g、海桐皮8g、羌活8g、独活8g、秦艽8g、杜仲8g、木瓜6g、防风8g、合欢皮10g、乳香10g、没药10g、桃仁8g、赤芍8g、红花10g、当归8g、丹参6g、甘草8g。

上述药袋装后置于汽化热疗器上,患者取仰卧位,将裸露的疼痛部位对准仪器上相应的治疗孔,根据患者的个体差异和耐受程度,设定温度45~50℃。每天治疗1次,时间为40分钟,5天为1个疗程。

(二)贴磁疗法

取磁铁片2片,规格2.5cm×1cm×0.2cm,磁场强度0.03T(300GS)。使用时将2片磁片以南北极相吸方向叠放在一起用胶布贴于阿是穴上3~14天。对小关节滑膜嵌顿者先用手法解除嵌顿,再行贴磁及局封治疗。

(三)电兴奋疗法

将双电极置于双髂后上棘内上缘的非骨质部分或稍上,或置于痛点,接感应电流,电流强度中等,通电 1 分钟;将双电极先向骶髂外部及腰椎两旁滑行,电极要压紧,并保持湿润,滑动要慢,然后固定电极于最痛点,增加电流强度,治疗时间 10 分钟。患者若有局限性痛点,可加用直流电,将阳极置于最痛点,阴极放在骶尾部或臀部,电极下加一衬垫,以扩大面积,减少刺激。然后通电,在 2 秒内迅速加到 60 mA 左右,患者感觉局部烧灼痛时断电,连续 2 次,每日 1 次,一般 1~2 次即可。

(四)间动电流疗法

将阴极置于痛点,另一极置于附近,用密波 1 分钟,疏密流 3~5 分钟,间升波 3 分钟,每日 1 次,5~7 次为 1 个疗程。

(五)超短波疗法

采用落地式超短波治疗仪,波长 7.374 m,除去患者身上的金属物品,选用 400 cm^2 电极板 2 块,电极板与皮肤间距离 1.5 cm 左右,腰腹对置。温热量,20~25 分钟/次,每日 1 次。

(六)刮痧疗法

1.药物配制　紫草、川芎各 150 g,当归、羌活各 120 g,红花 100 g,干姜、樟脑各 90 g,白芷、薄荷脑、血竭各 50 g,色拉油 1 500 mL。将川芎、当归、羌活、干姜、白芷洗净晒干并整理成长条块状,红花、紫草另包,置于 1 500 mL 色拉油中,浸泡 24 小时后取出红花、紫草。以武火熬炼约 30 分钟至药物呈金黄色时,改用文火,此时先下红花,再入紫草熬炼约 15 分钟,使油液呈棕红色时过 100 目筛。将樟脑、薄荷脑置乳钵内研匀,以 95% 酒精适量将其调成糊状,待油液冷却至 30~40 ℃时,再将樟脑、薄荷脑及血竭粉倒入搅拌均匀,冷却后分装于 500 mL 灭菌瓶中,密封备用。

2.治疗步骤　先将活血刮痧油均匀涂抹于腰背部,范围相当于腰背后路手术消毒区。术者右手持刮痧板与皮肤成 45°角,从上而下,由腰背正中向棘突旁顺次刮拭,以出痧为度。30 分钟后患者病变处疼痛明显减轻,腰部活动明显改善或接近正常,即可停刮,否则可在痛点泻刮 30 次左右,可收到明显效果。

3.注意事项

(1)治疗前 15 分钟,嘱患者饮姜汤 50~100 mL,利于治疗药物吸收。

(2)治疗步骤是先刮拭大椎穴及足太阳膀胱经的魄户、膏肓、神堂穴等处,然后再按病症刮拭其他经络穴位。

(3)刮拭时用力应适度,泻刮和补刮二者结合,过重会损伤皮肤,过轻则难以出痧,影响疗效。

(4)刮痧治疗后嘱患者即饮 350 mL 温开水,以促进新陈代谢,使汗腺开泄驱邪外出。

(5)刮痧治疗后 1 小时内不能用冷水洗脸及手足,2 天内不宜洗澡,以利刮痧油的透皮吸收及避免着水发生感染。

(6)再次治疗宜在 5~7 天后进行,视患者病情及患者皮肤修复情况而定。刮痧 1 次为 1 个疗程。

四、药物治疗

(一)中医治疗

1.内治　急性腰扭伤,多以气滞为主,但气滞可及血,故气滞腰痛和瘀血腰痛是急性腰扭伤的主要证型。

(1)气滞腰痛:多因闪腰、岔气引起。患者腰痛剧烈难忍,走窜作胀,不能屈伸俯仰,转侧困难,咳嗽、深呼吸时剧烈牵扯痛。疼痛可向臀部、大腿放射,治当理气定痛,可用泽兰汤加减。

(2)瘀血腰痛:多因跌扑、碰撞、打击腰部,或过度扭曲所致。伤后局部瘀血壅聚,肿胀疼痛,或痛如针刺,或局部出现瘀斑,触痛敏锐,痛处不移。治宜活血定痛,可选用桃红四物汤加味。亦可选用云南白药或三七粉(冲服)。

2.外敷

(1)药物组成:生川乌、生草乌、生半夏、生南星、没药、乳香、大黄、芒硝均等量,研细备用,用时用黄酒调成糊状,随病情适量用药。

操作方法:患者俯卧于床上,袒露腰部,确定病位,将药物敷于患部,上盖塑料布,用红外线灯照射30分钟,每日一次,10天为1个疗程,需继续治疗者,休息2天。

(2)取鲜姜1 000 g、红糖100 g、胡椒粉10 g,陈醋适量。先将鲜姜捣成糊状,然后放入红糖、胡椒粉,最后加适量陈醋调合成糊状即可。使用时先将患者腰部擦洗干净,再用酒精消毒,然后取大肠俞、上髎、下髎、承扶、腰俞、长强等穴按摩5分钟后再用酒精消毒,以无菌三棱针点刺,挤出少量鲜血,再用酒精消毒,待干后将糊状物敷于穴位处,并用纱布覆盖,外加腹带加压包扎。敷药期间外加热敷效果更佳。24小时更换1次。

应用时应注意:在用药2小时后腰部如有烧灼感,说明药量已足并已发挥作用。若无烧灼感,可增加鲜姜至1 500 g。若烧灼感剧烈,无法忍受,应注意是否有皮肤烫伤。

(3)一般在伤后3天可用中药大黄、黄柏、栀子、侧柏叶、海桐皮、姜黄等煎水进行热敷熏洗。

(二)西医治疗

以1%利多卡因10 mL加抗宁克痛A 40 mg局部封闭治疗,每6天一次。

五、针灸治疗

针刺治疗有舒筋活络、疏通经脉、活血止痛的作用。治疗急性腰扭伤以足太阳膀胱经为主,配合手太阳小肠经及督脉经穴,用泻法。

1.体针

(1)内关、丘墟、印堂、足临泣。

方法:辨经取穴。足太阳型(疼痛以腰部一侧或两侧足太阳膀胱经循行部位为甚,在腰部正中位旁开1.5寸左右压痛明显)取内关;足少阳型(以腰两侧疼痛明显,并伴有同侧下肢外侧疼痛为特征,向对侧弯时疼痛加剧)取丘墟;督脉型(腰部正中线某一点疼痛显著,压之更甚,腰部不得前屈)取印堂;带脉型(腰部以酸痛重坠为主,患者多自觉腰部正中向两侧如带状酸痛并伴有腰部脱节感,腰部活动无明显受限)取足临泣。穴位常规消毒,取28号1.5寸毫针刺入穴位,用捻转泻法,激发经气向腰部传导。先运转3分钟,继而留针5分钟,留针期间嘱患者活动腰部,继轻捻1分钟出针。

(2)合谷、后溪。

方法:患者坐位,取患侧合谷透刺后溪穴,两侧扭伤者取双侧,常规消毒后取3寸毫针迅速刺入合谷穴沿掌骨过劳宫直透后溪穴,以患者感到较强的酸、麻、胀和触电感为佳。一般采用强刺激,留针10~15分钟,每3分钟行针1次,在留针期间嘱患者配合做弯腰、下蹲、行走等活动,直至起针。以泻法起针后,肾俞穴外敷膏药。

(3)水沟穴。

方法:常规消毒,用25 mm毫针,针尖斜向鼻中隔快速刺入约0.5寸,施以九六补泻手法,得气后,捏住鼻孔,嘱患者微张口呵气,此时强烈刺激捻转泻法6或8次,拇指向后捻并固定针柄4~6秒,待呵气时两手同时放松,嘱患者站立手扶腰部活动,5分钟运针1次,捻转泻法4次,固定针柄片刻,留针20分钟。取肾俞、气海俞、大肠俞、委中、腰阳关穴,用50 mm毫针刺背腧穴,针刺斜向脊柱,有针感时施捻转泻法,10分钟运针1次,留针30分钟。

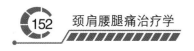

（4）跗阳穴。

方法：患者站立，取双侧附阳穴常规消毒，用 0.45 mm×50 mm 毫针快速刺入穴位 0.6～1.5 寸，得气后令针感上传，泻法、强刺激，快速提插捻转，同时令患者做左右转侧、前俯后仰、下蹲起立等动作，疼痛缓解后或活动恢复正常时摇大针孔起针，配合拔火罐、按摩巩固疗效。

（5）支沟穴。

方法：患者取坐位，局部常规消毒，用 30 号 1.5 寸毫针，针尖稍向上快速进针 1 寸左右，提插捻转得气后，令患者深呼吸或咳嗽，于吸气时大幅度捻转快速进针，呼气时慢出针，使针感传至肩或胁部，令患者带针做起坐、弯腰、行走、转侧、踢腿、下蹲等活动，留针 20 分钟，每 5～10 分钟行针 1 次，起针后局部拔火罐 10～15 分钟。

（6）睛明穴。

方法：患者仰卧，局部用酒精棉球常规消毒，嘱患者闭目，术者用左手轻推眼球向外侧固定，右手缓慢进针，紧靠眶缘直刺 0.5～1.0 寸，以患者局部有胀感为度，不提插捻转。令患者站立作前屈、后伸、侧弯等各方位的腰部运动，幅度由小到大，留针 15 分钟。出针后按压针孔片刻，以防出血。如针刺 1 次不能完全解除症状，次日再施术 1 次。

（7）头临泣。

方法：患者坐位或立位，取本穴，常规消毒后，用 1.5 寸毫针针尖向后斜刺，留针 10～15 分钟，行针 1～2 次。若留余痛或痛不减，可配合局部拔罐或按摩，10 次为 1 个疗程。

（8）臀中穴。

方法：取患侧或双侧本穴（长强穴上方 1 横指，旁开 3 寸处），常规消毒后以提插泻法进针，留针半小时。其间每隔 3～5 分钟强刺激行针 1 次，持续约半分钟，每日 1 次。

（9）闪腰穴（患者坐位或站位，屈肘平举，曲池和手三里连线中点向桡骨外侧旁开 1 寸）。

方法：常规消毒，取 2 寸 30 号针直刺，进针深度 1～1.5 寸，达到麻、木、酸、胀感即可。泻法强刺激，留针 20 分钟，间隔 3 分钟行针 1 次，行针时令患者站立活动腰部。

（10）印堂穴。

方法：患者取端坐位，严重者两旁双人扶持，术者取印堂穴，常规消毒后，用 0.5 寸毫针平刺，针尖朝鼻柱，以捻转手法使针感向鼻尖放射，似有气冲鼻部之感，此时嘱患者慢慢站起活动腰部，活动度由小到大，直至额部微微出汗。

2. 耳针　神门、肾及腰痛相应部位。

方法：局部常规消毒后，取神门、肾两穴直刺至耳软骨，取腰痛相应部位 45°斜刺法，双耳同时进行，留针 10～15 分钟，同时嘱患者随意活动腰部。有研究表明，经 1～3 次治疗，51 例中痊愈 46 例，显效 5 例，总有效率为 100%。

3. 耳穴　处方：腰痛点、腰骶椎、神门、肾、交感、内分泌。方法：用王不留行籽贴于上述穴位上，用手捏压数次。

4. 指针　部位：本穴（患处痛点）和配穴（痛点对侧一点）。方法：用双手拇指在本穴和配穴由轻到重用力按压 1～2 分钟稍停；继续按压时嘱患者弯腰屈背向左右摇身，或起立咳嗽 1～2 声，停按，患者活动至不痛止。治疗 1～2 次。

5. 芒针　令患者俯卧位，暴露腰部，取阿是穴，常规消毒，选一芒针，快速针刺，行捻转泻法，再令患者仰卧位，暴露腹部，取阿是穴之腹部对应点，芒针快速针刺，行捻转泻法，不留针，针毕嘱患者下地活动腰部 3～5 分钟。

6. 面针

（1）取穴：腰区、背区下 1 寸（背区即屏间切迹外侧下颌骨上方面颊边缘）。腰脊中间疼痛加人中，一侧腰部疼痛加攒竹，胁肋疼痛加支沟、阳陵泉。

（2）针法：穴位用75°酒精消毒，快速进针，浅刺得气后嘱患者多种姿势活动腰部，留针30分钟，中途行针1次，腰部微汗出为适度，指压取针。

（3）患者取仰卧或坐位，取人中穴，皮肤常规消毒，用1.0~1.5寸毫针，呈45°角斜刺向上缓慢捻转进针。当局部出现酸、麻、胀、痛感时，加大捻转角度，持续捻转1~2分钟，并让患者做睁眼闭眼动作，如眼泪掉出效果最佳，并配合腰部轻微活动。每日治疗1次，5次为1个疗程。

（4）取眼针穴区、双下焦区。嘱患者端坐，两眼平视前方，常规消毒后，左手手指压住眼球，并使眶内皮肤绷紧，右手持32号5分不锈钢针距眼眶外缘2分处轻轻刺入穴位，多平刺或斜刺3~5分，但不可超越所刺经区，或可直刺2~3分，如针下没有得气，可以把针稍微提出，重新调整方向刺入。"得气"可有种种感觉，如触电样或上下窜动，或酸、麻、发热、发凉，留针时间为20分钟，共行针3次（用指甲轻刮针柄），并嘱患者活动腰部，每日一次。

7.运动针法

（1）处方：督脉病取人中穴，足太阳经病取养老穴，二经合病取以上2穴，足太阳与足少阳经合病取腰痛穴（手指2~3、4~5指总伸肌腱之间，腕横纹与掌指关节中点）。

（2）方法：用补法，针感以患者能耐受为宜。针刺得气后，边行针边嘱患者活动腰部，运动幅度由小到大，留针15分钟，行针2~3次，起针后亦要活动肢体，防止腰部受凉。疗效欠佳者患部加拔火罐10分钟。

六、穴位注射

（1）取穴：腰阳关、命门、腰眼。

操作：穴位常规消毒后，用注射器在消毒的空盐水瓶内抽取空气，每穴注入空气2~10mL，隔日治疗1次。

（2）取穴：气海俞。

操作：用20mL注射器接7号针头，抽取5%葡萄糖氯化钠注射液15mL，于患侧气海俞快速进针，针尖向内下，直达肌肉深层，回抽无血即快速注射，患者身觉有电麻感，并向周围和臀部放射。每日1次，7次为1个疗程。

（3）对急性腰扭伤，疼痛剧烈伴有肌肉痉挛者，可采用0.5%普鲁卡因20mL于痛点处行封闭。深度视个体胖瘦、压痛点深浅及解剖特点而定，切勿过深，推药前先行回抽，无血液回流时方可。每间隔1~2天一次，4~5次为1个疗程。一般无须另加其他药物。

（4）泼尼松龙1mL，加1%普鲁卡因4mL，作局部痛点封闭，对腰肌、筋膜及韧带损伤效果较好。每周封闭1次，一般1~3次即有明显好转。

七、综合治疗

（一）电针结合推拿

1.处方　阿是穴、肾俞、大肠俞、腰眼、委中、环跳、秩边。

2.部位　腰部及下肢。

3.方法　①先用㨰法在痛点周围治疗，逐渐移至疼痛处，然后在伤侧顺骶棘肌纤维方向往返㨰3~4遍；②用掌根上下揉2遍，再分别指按大肠俞、腰眼、肾俞，拿委中，放射至臀部者用肘尖在环跳、秩边处按揉，均以穴位局部酸、胀、麻为度；③两拇指在髂骨嵴平面分别放于两侧骶棘肌外缘，用力向中线横行按挤至骶棘肌腹中部，再向下向前用力挤按，然后用力向外旋转；④患者侧卧位，患侧在上，作腰部斜扳。

（二）体针结合推拿

1. 处方　腰痛穴。

2. 部位　腰部患处。

3. 方法

（1）针刺疗法：取腰痛穴（选取左或右腰痛穴均可），常规消毒，针刺腰痛穴，针尖由两侧向掌中斜刺 0.5～0.8 寸，得气后，用捻转补泻法快速捻转，平补平泻，每次留针 20 分钟，其间行针 1～2 次，留针期间，嘱患者行走，反复做蹲、起动作，左右环转，活动腰部，并逐步加大活动范围。

（2）推拿疗法：推拿治疗每日 1 次，待症状缓解后可改为隔日 1 次。

（三）空心针加拔罐

治疗方法：取肾俞（双）、阿是穴。选用无菌注射用 7 号针头，皮肤消毒后，按毫针刺法刺入双侧肾俞穴和阿是穴。行平补平泻手法，得气后，用闪火法将玻璃罐扣罩在留有空心针的穴位上。留罐期间有少量瘀血经空心针孔吸拔而出。15 分钟后，移去火罐，拔出注射针头。每日治疗 1 次，6 次为 1 个疗程。

（四）推拿配合针刺疗法

1. 方法一

（1）三扳法：先在腰痛局部用按、揉、分推等手法按摩 3 分钟。一扳：嘱患者俯卧位，扳肩压腰、扳腿压腰、双髋引伸压腰各做 3～5 次。二扳：嘱患者侧卧位，腰部推扳，单髋引伸压腰。交换体位做对侧，进行 3～5 次。三扳：患者取仰卧位，屈髋屈膝旋腰 8～10 次。

（2）一牵法：患者取俯卧位，术者以双手握住患者双踝部，将双下肢完全提起，使腰部后伸呈弧形，缓缓用力牵伸 3 次。

（3）一针法：用三棱针将患者唇系带上的粟粒大小硬结刺破，未发现硬结者，可刺龈交穴，然后将上唇提起，用毫针向上 45°角斜刺人中穴，经刺激后留针 15 分钟，同时嘱患者深呼吸，活动腰部。

注意事项：在用三扳一牵一针法治疗时，要掌握好手法的全部要领。用扳肩扳腿手法时，不能突然用力，也不能超出患者的生理范围，过力的扳压，可给患者带来损伤。牵法应用时一定要嘱患者放松全身肌肉，防止医源性拉伤，更不能过力的牵拉腰部，以免发生小关节损伤。在实施手法前，医师要详细了解患者的体质、耐受能力、具体的病变位置，根据病情选择手法，从而达到治疗的目的。

2. 方法二

（1）针法：患者俯卧位，在患者腰骶部压痛最明显处的外侧约 4 cm 处定为进针点，如两侧都有压痛点，则同时治疗。选择 7 号针头，针身长度约为 3 cm，进针点常规消毒，进针角度为 15°～25°，要求针在皮下组织，针尖方向对着压痛点，即进针后朝压痛点方向水平推进，进针深度为 2.5 cm 以上，进针过程中要求无疼痛，无酸胀、麻感。如出现上述症状多为刺入太深或太浅，应退针调整深浅角度后再进针，但应保持针尖对着压痛点，必要时可重新选进针点，针入皮下后即以进针点为支点，作左右大幅度水平扫散运针，可见针体在皮下呈扇形运动，此时应无针感。运针 1～2 分钟后嘱患者活动腰部，多数患者疼痛明显减轻甚至消失，如效果不佳则在压痛点上、下约 4 cm 处再各进一针（注意针尖要对着压痛点），即可收到较好止痛效果。拔针后即用手法治疗。

（2）手法治疗：采用斜扳法矫正腰椎小关节功能紊乱。

（五）推拿配合拔罐

1. 方法一

（1）松解法：患者俯卧位，先用轻快柔和的滚法、掌揉、肘揉法，以松解腰部肌肉的紧张痉挛，缓解疼痛,进而以推拿手法加强效果,约 15 分钟。

(2)斜扳法:急性腰扭伤患者,大部分伴有腰后小关节错位,查体时见脊柱腰段棘突向左或向右偏歪。患者仍取俯卧位,向左侧偏歪的,术者站在患者左侧,左手拇指顶按在偏歪的棘突左侧,余四指按压住腰部,右手置于患者右肘部,左手拇指用力前顶,右手用力后扳,双手协调向相反方向用力斜扳,此时听到患者腰部有轻微的"咔"声即可;向右侧偏歪者,则在相反的方向斜扳,再在腰部做轻柔的揉揉手法 2 分钟以顺气理筋。

(3)拔罐:以 3 号玻璃罐 2 个,用闪火法在棘突两侧旁开 1 寸腰骶关节处吸住后向上行走至肩胛骨内侧中上段即起罐,重复 5~6 次,以皮肤潮红为度,然后在腰部痛点处双侧对称留罐 3~5 分钟。

2.方法二

(1)手法:具体如下。

1)掌揉法:患者俯卧,头枕低枕,两手自然屈曲放在头部两侧。术者立于患者患侧,双手交叉重叠,一手放在另一手背上,用掌根、大小鱼际在双侧腰肌与压痛点周围轻轻揉动,由上而下,反复操作 3~5 分钟,使腰部肌肉放松。

2)指按法:在掌揉法的基础上,术者将双手拇指重叠,用指腹按压腰部压痛点及肾俞、委中等穴,由轻到重,以患者能耐受为度,交替点按,反复操作 4~5 分钟。

3)滚法:在点按之后,术者手握空拳,以示、中、环、小指 4 指的第 1 指间关节突出部着力于腰部,做均匀的前后摆动,力量适中,操作 3 分钟左右。

4)拍打法:经以上手法后,术者五指并拢,用虚掌平拍腰部,由上而下,操作 1 分钟左右。

(2)叩刺拔罐法:手法后常规消毒,在腰部压痛点及患侧委中穴用梅花针叩刺,以刺出稠密血点为宜,范围不能大于火罐口,擦干血迹后,以叩刺点为中心拔罐,留罐 3~8 分钟,起罐后再擦干血迹。

(六)手法配合药物疗法

1.方法一

(1)点穴摇法:患者取俯卧位,术者双手从胸椎至腰骶部的两侧自上而下轻揉地按摩,反复做 3~5 遍,使腰肌放松,继而做腰椎牵引 1~3 分钟,接着点按金门、申脉、昆仑、承山、承筋、委中、肾俞。指力先轻后重再轻揉,或以患者耐受力而定。在点按经穴的同时,嘱患者主动左右摇腰臀部或嘱患者爬起,两手支撑床上,一边用力反复咳嗽,一边腰部向左右、前后摇动,然后再俯卧,弧度可随患者症状体征的改善逐渐加大,直至消失。每次点穴摇 15 分钟,1 次/天。

(2)金叶杜仲汤(自拟方):金叶子干品 6 片(鲜品 1 片),炒杜仲 15 g,麻疙瘩 30 g,桃仁 15 g,红花 10 g,小茴香 10 g,羌活 20 g,赤芍 15 g,玉蝴蝶 10 g,木瓜 10 g,续断 20 g,大力王 20 g。以上药物用冷开水浸泡 30 分钟后,连煎 3 次,合并药液,加入黄酒 30 mL 为引,分 4 次口服,2 次/天。忌豆腥之品,孕妇忌用。

2.方法二

(1)外用十一方药酒:患者俯卧,术者将十一方药酒适量浸润棉球涂于患处,用手掌以适当力度搓擦,药酒干后再涂,反复数次,以患处肌肤有温热感为度。

(2)手法治疗:①术者先用掌根或鱼际沿腰部两侧骶棘肌自上而下做数遍推揉手法和轻快的滚法,接着用拇指在腰部压痛点周围以较轻力度反复推揉弹拨 2~3 分钟,再由轻到重地按揉压痛点,约 2~3 分钟,然后用拇指自棘突向两侧腰肋部做数遍抹法。②患者右侧卧,右下肢伸直,左下肢髋膝关节屈曲,术者立于患者背侧,以一手抵住患者肩前向后,以另一肘抵住骨盆后缘向前扳,当躯干旋转至最大角度时,再做一下相对的推冲动作,可闻及腰椎关节发出"咔嗒"的弹响声。嘱患者翻转身,以同样的斜扳手法再做一遍。③患者仰卧,术者一手握住患者下肢膝部,另一手握住小腿下部,尽量使髋膝关节屈曲,然后迅速用力向远端牵拉扳直,反复 3~4 次,换另一下肢做同样的屈伸牵拉法。最后在腰部重复数遍推揉和弹拨手法,结束 1 次治疗。

3. 方法三 患者俯卧于治疗床上,全身放松,分次涂抹适量骨友灵搽剂于腰背部,摩擦 1 分钟,以皮肤发红发热为度,空拳叩击 1 分钟,以擦及揉法在脊柱两侧治疗,并辅以腰肌弹拨(均以患侧为主,时间 5~10 分钟)。在双下肢足太阳膀胱经走行处施以擦法 3~5 次,并点按腰阳关、命门、腰眼、肾俞、殷门、委中、委阳、昆仑等穴。扳法:患者侧卧位,令其上面下肢屈膝、屈髋,腰部放松,术者用手或肘抵住肩部,另一肘抵住臀部,把腰旋转至最大限度后,同时做相反方向扳动,另侧再做。以擦、揉及拿法放松腰背及双下肢肌肉,叩击法结束治疗。令患者俯卧床上,全身放松,休息 10~20 分钟,腰背重新涂搽骨友灵搽剂,并应用波谱治疗仪或神灯照射。

(七)推拿配合理疗

1. 手法

(1)患者俯卧位,沿患侧背、腰、骶、膀胱经循行部位施以揉、擦、推、擦法,手法由轻到重,以患者能忍受为度,时间约 8 分钟。

(2)沿脊柱两旁用拇指由内向外弹拨腰背肌,痛处可重点弹拨 3~5 次。

(3)重手法点按患侧环跳、承扶、殷门、委中、承山等穴。

(4)令患者侧卧位,患侧下肢在上呈屈曲位,健侧下肢在下呈伸直位,术者面对患者,一手抵患者肩前,另一手抵髂前上棘部,把腰部被动旋转至最大限度后,双手同时用力做相反方向扳动,先扳患侧,再扳健侧。

2. 走罐 背腰骶部涂适量万花油,用闪火法以大号火罐吸背,沿膀胱经走向来回推罐,以皮肤出现刮痧点为宜,2~3 天行 1 次。

3. 电脑脉冲治疗 采用北京金豪公司生物医学工程部生产的 J28 型电脑脉冲综合治疗仪,以跌打追风液为介质(如过敏可用水),两极均放于患侧,选 1 号处方,时间 20 分钟,在治疗过程中不断加大电流,以皮肤不出现刺痛感为宜。

八、其他疗法

(一)气功

方法:患者俯卧,全身放松,术者站立床边,全身放松,意守丹田,然后将气提到丹田再运到中、示指指端,对准患者相应穴位进行点穴发气治疗。一般腰痛取阿是穴、落枕穴、环跳穴,牵掣下肢痛加殷门、委中、承山、后溪、昆仑。然后令患者站立,全身放松,自由活动腰部,术者再给患者上下导引。

(二)神经阻滞疗法

1. 脊神经后支阻滞疗法 患者取俯卧位,腹下垫枕头。取主诉痛区同侧最近椎间隙或上一椎间隙正中线旁开 2.5~3.0 cm 处为注射点,用 7 号 10 cm 长穿刺针垂直进针,触及横突后略偏向上缘注药。药物采用 0.25% 布比卡因 10 mL 加地塞米松 2 mg,2 天 1 次,3 次 1 个疗程。治疗期间嘱卧硬板床休息,必要时口服他林、鲁南贝特协助止痛,1 周后了解治疗结果。

2. 椎旁神经根阻滞加痛点注射疗法 药物配方为骨肽注射液 2 mL、泼尼松龙 25 mg、维生素 B_{12} 0.5 mg、2% 利多卡因 5 mL 加注射用水至 20 mL。在 L_1 和 L_2 旁神经根各注射 3~5 mL,其余以最痛点为中心作扇形浸润注射,观察 30 分钟后无不良反应可使患者离去。每 4 天 1 次,3 次为 1 个疗程。

第十一章 强直性脊柱炎

目标导航

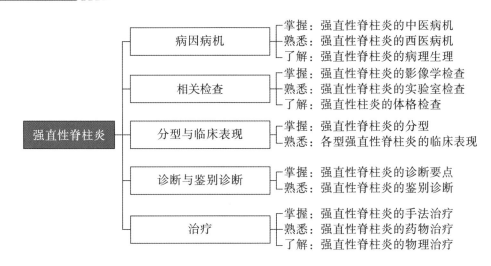

强直性脊柱炎（ankylosing spondylitis，AS），简称强脊炎，是一种血清反应阴性、病因不明的常见关节疾病；是一种进行性、独立性、全身性疾病，由骶髂关节向上，髋关节、椎间关节、胸椎关节侵犯发展性疾病；以侵犯中轴关节及四肢大关节为主，常波及其他关节及内脏，可造成人体畸形及残废，故成为严重危害人类身体健康的疾病。

在1691年Connor最先描述过本病，1893年Beenter首次报道了本病，1897年Strumpell及1898年Marie相继详细报道了本病，故本病曾用他们三人的名字命名。本病也曾有过中枢型风湿性关节炎或风湿性关节炎中枢型、类风湿性脊柱炎、竹节样脊柱炎、变形性脊柱炎、韧带萎缩性脊柱炎等名称。尽管本病与类风湿关节炎（简称PA）都有关节肿痛、晨僵，部分强直性脊柱炎类风湿因子阳性，但二者确非同一疾病。它们的病变部位、临床表现、病理改变和检验都各有特点。1963年国际抗风湿联盟会议将其命名为"强直性脊柱炎"，1982年我国第一次风湿病专题学术交流大会表示接受、应用这一国际统一名称。

本病属于中医"腰背痛"及"痹证"范畴，尤其与"骨痹""肾痹""督脉病"相类似。例如，《素问·长刺节论》谓："病在骨，骨重不可举，骨髓酸痛，寒气至，名曰骨痹。"《内经》一书中还描述了肾痹"尻以代踵，脊以代头"等与强直性脊柱炎的症状十分相似。

病因病机

一、中医学认识

本病其本在肾,肾为先天之本,主骨生髓,督脉贯脊属肾,总督一身之阳,若肾气充足则督脉盛,骨骼坚强,邪不可侵,反之,先天禀赋不足或后天失调养,导致肾虚督空,外邪乘虚而入,直中伏脊之脉,气血凝滞,筋骨不利,渐致"尻以代踵,脊以代头"之状,病位在肝、肾、督脉和足太阳经。肾虚督空为本病内在基础,感受外邪,内外合邪是本病的外在条件,总之,其病因病机应从以下几个方面来认识。

(一)先天禀赋不足

《灵枢·决气》说:"两神相搏,合而成形,常先身生,是谓精""生之来,谓之精"。肾之精气,是天癸,肾气化生的物质基础,肾之先天精气不足,后天精气必因之虚衰。《素问·评热病论》说:"邪之所凑,其气必虚。"本病的发病与西医强调该病与遗传因素有关相一致。临床上在强直性脊柱炎的患者中有40%左右的人有家族史。

(二)肾亏自虚

或因先天禀赋不足,或因后天失养,肾不藏精,精血亏虚,肾阳不足,邪气杂至督脉夹脊而行,贯背属肾总督一身之阳气,为阳气之海。《素问·骨空论》说:"督脉者……贯脊属肾,夹脊抵腰中……督脉为病,脊强反折。"督脉空疏,则必失于温煦化生之能,脊柱失于护卫温养,寒凝滞涩,活动不利,强直疼痛。肾精亏虚,骨髓生化之乏源,不能荣养骨骼,则易生本病。

(三)痰浊瘀血

肾虚督空,阳气不足,水液代谢失常,气血失于正常运行,而致体内痰浊内生,瘀血停留。张景岳说:"至虚之处,便是留邪之所。"痰、瘀、湿、浊,着于督脉,随于经络,流注脊柱,充塞关节,深入骨骼骨髓,由浅入深,从轻到重,经至脊柱强直转侧不能。《类证治裁》说:"久痹,必有湿痰,败血,瘀滞经络。"即是此意。

(四)外感邪气

风、寒、暑、湿、燥、火六淫外感,通常是引发痹证的主要因素。邪气先侵人外表卫分,继而进入经络、血脉、筋骨出现肿痛、僵硬,久而不愈内舍脏腑,先为四肢,后累及脊柱,本病多位于足太阳经所过之处。太阳穴上,寒水主之,风寒湿气袭人,与太阳寒水,同气相求,寒凝经脉,故病头痛、目似脱、颈如拔、脊背痛、腰似折、髀不可屈等。临床上有一部分患者发病与感受寒湿有关。

(五)腰部外伤

腰部外伤,致瘀血内停,恶血不去,再有喜怒不节、饮食不适、寒湿无度等诱因相交结于筋骨,不通则痛,致肾督之脉亏虚,至虚之外易留邪,邪气流注,交结不去,督脉为之闭阻,终至肾督瘀而成骨痹,背以代头,尻以代足,龟背乃成。

本病是以正虚为主,其他证候大多以此为根本,即使有风、寒、湿之症,也多为血虚生风、阳虚生寒、脾虚生湿形成,与一般风湿痹证不尽相同,辨证及治疗时应注意。

二、西医学认识

(一)遗传因素

该病起因尚未完全明了,但临床上发现其比类风湿关节炎有更强的家族遗传倾向,家族史的阳性率为23.7%,类风湿因子仅见于10%以下的病例。50年代就发现强直性脊柱炎患者的血系亲属较多罹患本病,其患病率为正常对照组的30倍。Brtwerton等(1973年)曾在强直性脊柱炎患者的组织分型中,获得明显基因因素的证据。他们在75例典型患者中,发现72例(96%)人类白细胞抗原B27(HLA-B$_{27}$)为阳性:其60名一级亲属中,31例(51%)HLA-B$_{27}$为阳性。而在75例对照组中,仅3人(4%)为阳性。80年代,汕头大学医院对一组HLA-B$_{27}$阳性强直性脊柱炎患者调查显示,其一级亲属HLA-B$_{27}$阳性率为48%,患病率比正常人多24%。流行病学研究表明,世界上不论地方、种族,强直性脊柱炎均与HLA-B$_{27}$呈强相关联;90%强直性脊柱炎患者HLA-B$_{27}$阳性,HLA-B$_{27}$阳性的强直性脊柱炎有明显的家族聚集性,其一级亲属患病率高达25%。因此人们高度怀疑HLA-B$_{27}$为本病的遗传易感性基因。

支持HLA-B$_{27}$为强直性脊柱炎的遗传易感性基因的最有力证据是属于"关节源性基因"实验。该实验数组研究者将HLA-B$_{27}$基因转移到实验动物后,这些动物都出现某些关节炎的表现。如果将这些接受了HLA-B$_{27}$基因的动物暴露于耶尔森菌(一种与HLA-B$_{27}$相关的反应性关节炎有关的细菌),则这些动物都患关节炎。

(二)感染因素

诺曼纳斯(Romanus)在1953年强调,生殖泌尿系统感染是引起本病的重要因素。他在114例男性患者中,发现89%有此感染。一般均为前列腺精囊炎。有人报告一组97例强直性脊柱炎中,83%存在慢性前列腺炎,而48例类风湿关节炎中,仅25%存在类似病变。还有人报道女性强直性脊柱炎患者卵巢炎发病率增高。

近年的研究多集中在肠道克雷伯菌等阴性菌的感染方面。有人报道一组强直性脊柱炎中,病情肯定活动者93%,可能活动者45%,不活动者仅1%大便检出克雷伯菌。血清学研究发现强直性脊柱炎患者抗IgA抗体只与克雷伯菌反应,而不与任何肠道微生物反应。IgA抗克雷伯菌的抗体只见于强直性脊柱炎患者而不见于其他非特异性炎症性疾病患者。而且有人通过电子计算机蛋白资料库发现,克雷伯菌表面固氮酶第188~196位的6个氨基酸多肽结构与HLA-B$_{27}$分子超变区第72~77位6个氨基酸多肽结构相同。因此,认为强直性脊柱炎可能通过分子模拟作用机制发病,克雷伯菌是该病的触发因子。

(三)内分泌因素

强直性脊柱炎在青春期前人群中罕见,而青春期后发病率猛增,40岁后发病又较少见。女性患者显著低于男性,且其脊柱受累发生率亦较低,病情不如男性严重。这些情况均难用遗传、环境因素解释。临床研究表明,儿童强直性脊柱炎以男性为多,表现以附丽性病变和外周关节炎为主;女性发病年龄与男性相似,但进展较慢,故诊断较迟,其早期症状也以外周关节炎和附丽性病变为多,提示本病发病的年龄特点和中轴关节受累与性激素有关。

(四)其他因素

年龄,体质,维生素C、维生素D缺乏,水土等与本病的发生有肯定关系。

总之,强直性脊柱炎很可能是由遗传因素和环境因素的综合作用所引起的疾病。

三、病理生理

强直性脊柱炎复发性、非特异性炎症主要见于滑膜、关节囊、肌腱、韧带的骨附着点。尽管同类

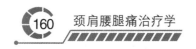

风湿关节炎有别,但早期的病理变化都很相似,二者都是以增殖性肉芽组织为特点的滑膜炎开始。它们的区别在于,类风湿关节炎的基础病理为滑膜炎,而附着点病变的纤维化和骨化是强直性脊柱炎的病理特点。

(一)关节炎病理

1.关节囊、肌腱、韧带骨附着点病变　关节囊、肌腱、韧带的骨附着点炎症是强直性脊柱炎的主要病理特点。初期以骨附着点为中心,淋巴细胞、浆细胞浸润伴少数多核细胞。炎症过程引起附着点的侵蚀,附近骨髓炎症、水肿乃至造血细胞消失。进而肉芽组织形成,逐渐钙化,新骨形成过多、过盛,不但足以填补松质骨的缺损,还向附近的韧带、肌腱、关节囊过渡,形成韧带骨赘。在此基础上又发生新的附着点炎症、修复,如此多次反复,使整个韧带骨化,形成骨桥或骨板,最终导致关节的骨性强直。

附着性病变可见于软骨关节或双合关节,尤其是活动性较差的关节,如骶髂关节和脊柱关节突关节。

2.滑膜炎　强直性脊柱炎的滑膜炎并不少见。典型表现为滑膜细胞浸润,这些炎症细胞多呈巢状聚集在滑膜小血管周围。本病滑膜炎性细胞浸润不如类风湿关节炎显著。

(1)组织免疫化学检查:强直性脊柱炎滑膜炎浆细胞浸润以 IgG 型和 IgA 型为主,类风湿关节炎则以 IgM 型为主。

(2)滑液检查:强直性脊柱炎滑液中多核白细胞数较类风湿关节炎少,而淋巴细胞较类风湿关节炎滑液多,典型强直性脊柱炎滑液中细胞吞噬性单核细胞(CPM,即吞噬了变性多细胞的巨噬细胞)较多;而类风湿细胞少见。滑膜炎同附着点炎症相比,滑膜炎在本病的病理变化中不那么重要,且极少呈破坏性。

(二)各类关节的病理特点

1.软骨关节

(1)椎间盘:附丽性病变发生于纤维环外部的前外侧附着部,或环状缘与椎体角连接处下方,偶见于纤维环外部后附着点。骨修复导致骨刺形成,即韧带骨赘,最后相邻椎体间骨桥形成而引起强直。其间,椎间盘也逐渐发生钙化而发生完全强直。虽然脊柱各段均可受累,但强直性脊柱炎寰枢椎可幸免。有人认为其原因在于颈椎部分关节活动性较好,从而抑制了附丽性病变或其后的骨修复和钙化过程。

(2)肋胸关节:约半数强直性脊柱炎患者发生肋胸关节强直,有的出现类似骨刺的骨棒。肋胸关节附丽性病变可引起疼痛,X 射线可见关节边缘侵蚀,此阶段组织学呈亚急性骨炎表现。

(3)耻骨联合:已报道的有侵蚀性骨炎、关节间隙狭窄、边缘骨硬化等。但妇女因妊娠、泌尿系统感染或盆腔感染,正常男子因体育运动,也可出现类似变化。

2.滑膜关节

(1)骨突关节:强直性脊柱炎中这些关节的病理特点是伴有轻度侵蚀和不同程度关节囊钙化的滑膜炎。这种联合病变在类风湿关节炎少见,关节囊病变实际上是附着点炎症开始,最后可进展到完全强直。

(2)骶髂关节:早期骶髂关节 X 射线表现为关节边缘不规则,有时被描述为"侵蚀"。实际上,这个阶段的组织学表现为关节囊钙化和软骨骨化。由于不同部位骨化速度不同,产生大小不等的骨赘,故 X 射线呈"侵蚀性"改变。

(3)其他外周关节:强直性脊柱炎外周关节炎无明显的侵蚀性改变。关节附近肌腱骨附着部位可有新骨形成。

3.脊柱关节　强直性脊柱炎最后的典型病变是椎间盘边缘骨性强直,而椎间盘本身并不受累。

但此病例椎间盘-骨边缘可发生局部或广泛的破坏性改变,以往认为这是严重炎症的表现,但最新的研究认为与外伤有关。

相关检查

一、影像学检查

(一)X射线

1.骶髂关节　X射线表现具有特征性,通常要经历多年后才出现。病变主要见于中轴关节,尤其是骶髂关节、椎间盘椎体联接、骨突关节、脊肋关节和肋横突关节。最早的变化通常在骶髂关节,开始可能只在一侧关节出现异常,数月之间两侧关节的病变可达到相当程度。骶髂关节最早的X射线表现是软骨下骨缘模糊,骨质糜烂,尤其发生在髂骨一侧,并伴有关节两侧的斑点状硬化。随着疾病进展,关节缘变模糊,关节间隙变窄,最后骶髂关节融合。骶髂关节的病变轻重可根据X射线片表现分为0~Ⅳ级。0级为正常。Ⅰ级为可疑。Ⅱ级为轻度异常,表现为局限性的侵蚀、硬化,关节间隙无改变或轻度增宽。Ⅲ级为中度或进展性骶髂关节炎,伴有以下1项以上变化:侵蚀、硬化、增宽、狭窄或部分强直。Ⅳ级为严重异常,出现完全性关节强直。

2.脊柱　脊柱的炎性损伤累及纤维环的表层,在邻近椎体角的部位引起反应性骨增生,在X射线上表现为密度增高影和随后的骨破坏,导致椎体方形变;纤维层逐渐钙化,形成椎体间骨桥-韧带骨赘,这种变化常从下胸椎和上腰椎开始出现。炎症同时可使骨突关节强直和脊柱韧带钙化,晚期和病情严重的患者可形成竹节样脊柱。脊柱强直和活动减少常引起骨质疏松。在肌腱和肌腱端,尤其是在坐骨结节、髂骨翼、鹰嘴、股骨大转子和脊柱棘突部位常可见到骨坏死和骨炎。

3.髋关节　髋关节受累引起双侧对称性间隙狭窄,软骨下骨不规则硬化,髋臼和股骨头关节面外缘骨赘形成,最后可形成骨性强直。肩关节受累也可引起关节间隙变窄,伴肱骨头外上方骨破坏。

一般来说,典型的病例简单的后前位X射线片已经足够观察病变。但对于病变尚处于早期的患者,标准的X射线检查可能显示骶髂关节正常或可疑,CT检查则可增加敏感性,且特异性不减。因此,对可疑病例提倡行CT检查以利于早期诊断。磁共振成像虽可提供更完美的图像,且无离子辐射,但由于太昂贵,仅限于在观察马尾综合征相关的后腰骶蛛网膜膨大时运用。放射性核素扫描因特异性太差,不能用以判定早期骶髂关节炎。

4.锁骨与胸骨　锁骨喙突端有明显骨质破损,严重者呈笔尖状,锁骨下面骨破坏较上面更为明显,伴有喙突锁骨关节增宽。胸骨柄体间关节在结构上和病理上与骶髂关节十分相似,部分患者胸骨柄体在关节边缘糜烂或关节强直。

5.耻骨与耻骨联合　在耻骨下缘相当于肌肉附着部位,由于腱鞘骨膜炎的发生,而显示骨质赘生,耻骨缘可被侵蚀。病变与骶髂关节处变化相类似,但很少发生骨性强直。

6.其他部位　其他部位常见于胸膜炎样改变,如坐骨结节、跟骨等。

(二)CT

参照1966年纽约标准将CT检查表现分为0~Ⅳ。0级:正常。Ⅰ级(可疑改变):关节髂骨侧关节面模糊,局灶性骨质疏松及软骨下骨质轻度糜烂,但关节间隙正常。Ⅱ级:轻度异常,关节面模糊,可见小的、局灶性的侵蚀,小囊性变或局限性骨质疏松和钙化,但不伴有关节间隙的改变。Ⅲ级:明显异常,为中度或进展期骶髂关节炎,可出现明显的软骨下骨质侵蚀、破坏和弥漫性硬化,明显的骨质疏松和囊变,关节边缘呈锯齿状、串珠状,间隙增宽或变窄及关节部分强直等一项或多项异常改变。Ⅳ级:严重异常,全部关节成严重骨质破坏、硬化和骨质疏松,关节完全强直。Ⅱ级以上者为阳性,Ⅰ级诊为可疑。

(三)红外热图

红外热像仪是利用红外摄像技术,将人体红外辐射能摄录并用计算机软件技术对热图加以处理分析的高新技术。它具有灵敏度高、对机体无损害、安全可靠、操作简单、易于储存、诊断符合率高等优点。能直观反映病情,客观评定疗效,为临床提供更多信息,有助于强直性脊柱炎的诊治。

采用 DW 系列医用红外热像仪,测温范围 0~45 ℃,温度分辨率<0.05 ℃,环境温度 22~25 ℃。被扫描人裸露腰骶部背向坐位,距红外摄像头 2 m,静坐 5 分钟后扫描腰臀部,记录红外热图。

红外热图对早期的强直性脊柱炎诊断有指导意义,对有遗传史或早期不典型病例,即使无症状、体征,但在骶髂关节炎症的初期,因血液循环、代谢的变化,神经状态和功能的变化均可形成热图的改变,比 X 射线平片、CT 及 ECT 检查更为灵敏,为早期强直性脊柱炎患者诊断提供依据。

二、实验室检查

白细胞计数正常或升高,淋巴细胞比例稍增加,红细胞沉降率可增快,但与疾病活动性相关性不大,而 C 反应蛋白则较有意义。血清白蛋白减少,α_1 和 γ 球蛋白增加,血清免疫球蛋白 IgA、IgG、IgM 可增加,血清补体 C3 和 C4 常增加。约 50% 患者碱性磷酸酶升高,血清肌酸激酶也常升高。血清类风湿因子阴性。90%~95% 以上 AS 患者 HLA-B$_{27}$ 阳性。与其他炎性关节病相比,其关节液无特别之处,滑膜组织学检查可能比类风湿关节炎更富于浆细胞浸润,但这和轻度的炎性关节液改变均非特异性表现。有报告显示,39% 的强直性脊柱炎患者血清抗黑腹果蝇多线染色体位点 93D 抗体阳性,称之为该病的标记性抗体,但在其他实验室未得到重复性结果。最近国内用人工合成含有肺炎克雷伯菌固氮酶于 HLA-B$_{27}$ 抗原分子模拟的 6 个氨基酸片段的 18 肽作为抗原,用酶联免疫试验测定血清抗 18 肽抗体,结果强直性脊柱炎患者的阳性率达 42%,其中 HLA-B$_{27}$ 阳性者抗体水平明显增高。

三、体格检查

(一)脊柱检查

体检时可发现脊柱驼背畸形、胸廓扩张度降低、局部压痛、肌肉痉挛、脊柱关节活动度对称受限等(图 11-1)。

测定脊柱活动度的方法,常用改良的 Schober 试验,即在两髂后上棘连线中点与其上 10 cm 处一点相连作一垂直线,测量前屈时两点的延伸距离。正常人前屈时,此 10 cm 距离可延伸至总长度 10~22 cm,重型患者只增加 1~2 cm。测量脊柱侧弯程度,可在腋中线平剑突处向下画一长 20 cm 直线,令患者脊柱向对侧弯曲,测量此线延伸后长度,正常人总长度为 25~32 cm,AS 患者增加不到 3 cm。

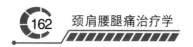

图 11-1 强直性脊柱炎的严重驼背畸形

(二)颈椎功能活动检查

颈椎活动除脊椎关节都有的前屈、后伸、左右侧屈和旋转外,尚有点头和摇头两个动作,分别发生在寰枕和寰枢关节。检查时应使双肩固定,避免躯干参与活动。

正常颈椎前屈时,下颌部可触及胸骨柄(35°~45°),后伸时面部可接近水平,双眼可直视上空,鼻尖与额部在同一水平,下颌部和喉结可近乎处在同一垂直线上,颈胸椎交界处皮肤皱襞与枕骨粗隆接近(35°~45°)。侧屈时可使耳接近肩部(45°),旋转时可使下颌部碰肩(60°~80°)。

寰枕关节和寰枢关节的功能最重要,寰枕关节的屈伸活动占整个颈部屈伸幅度的一半;头颈部的左右旋转幅度50%发生在寰枢关节。所以如有病变或强直时,可使颈部的旋转和屈伸功能丧失50%左右,即低头、仰头和摇头均受限。

强直性脊柱炎累及颈椎时,晚期颈椎活动度将完全丧失而强直于某一位置。

(三)腰椎活动度检查

腰椎有前屈、后伸、左右侧弯和左右旋转活动,其运动范围和患者的年龄、性别、职业、体重、是否经常锻炼等多种因素有关,临床检查时应注意这些因素的影响。

1. 前屈运动　患者站直,双足稍分开与肩同宽,全身肌肉放松,低头,腰徐徐前屈,膝关节不能屈曲。正常时前屈可达90°,两手中指尖可触地,整个腰背部弯成一均匀的弧形线,无不适。

前屈过程阳性体征的发现对于腰骶部疾病的诊断有很大的意义。例如,腰椎或腰骶关节有病变时,腰部平直、姿势发僵、屈曲活动受限并有疼痛,活动中心由腰部转为髋关节。腰椎椎间关节或骶髂关节病变,亦可使腰椎屈曲受限,伴有疼痛(图11-2)。

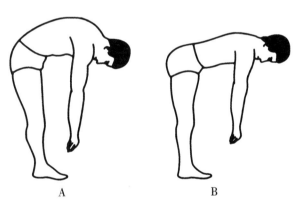

A. 正常脊柱弯成"C"字形;B. 腰椎或腰骶关节病变时脊椎活动中心在髋关节。

图11-2　腰椎前屈运动

2. 后伸运动　患者站立姿势同前屈运动,双手抱于枕部,徐徐后伸,膝关节不能屈曲。检查者伸手在后方保护,防止患者向后方仰倒。正常时可达30°,若腰椎椎间关节或腰骶关节有病变时,伸展运动过程中出现疼痛,活动范围减小。强直性脊柱炎者多不能作脊柱的伸屈运动。

分型与临床表现

一、中医辨证分型

本病病位在腰部,属肾,以腰骶背部疼痛不适、晨起僵硬难忍为特点,不能久站或久坐,劳累后症状加重,休息后有所缓解,尤以夜间腰痛最甚,需起床活动后才可缓解,病情呈进行性加重,一般病程进展十分缓慢,可达数年或数十年。

根据其病因病机,可分3期。

1. 早期 本病早期以邪实为主,症状表现类似于痹证的早期,患者为先天禀赋不足或后天失于调养,正气不足,易感受风、寒、湿诸邪致病。

(1)风痹:风为百病之长,寒、湿、燥、热等全依附于风而侵犯人体,是外邪致病的先导,风性善行而数变,善动而不居,痛位行无定处变化迅速,故风邪所致腰背痛常见发病迅速,疼痛游走不定,腰背板滞,活动僵硬不利,疼痛多伴紧沉感,舌淡红,苔薄白,脉沉紧或浮紧。

(2)寒痹:寒为阴邪,易伤阳气,其性凝滞沉伏,易痹着筋骨,收引作痛,腰脊患处冷痛,痛剧,固定不移,畏寒喜暖,虽静卧其痛不减,阴雨天加重,舌淡红,苔白腻,脉沉紧或沉缓、细弱。

(3)湿痹:湿为长夏主气,其致病有内湿、外湿之分,外湿多为气候潮湿、淋雨、居处潮湿等外在湿邪侵袭人体所致。内湿多由脾失健运,水湿停聚而生,湿性重浊腻滞,易阻遏气机,损伤阳气,腰背部疼痛重着如裹,肌肤麻木不仁,病程长,缠绵难愈,头困重,口腻不渴,腹胀便溏,舌淡,苔白腻,脉濡或沉细。

(4)热痹:火性上炎,属阳邪,易耗伤阴津,生风动血,其病来势急,发病快,腰背部疼痛灼热或局部有红肿,喜凉恶热,或疼痛部位有疮疡发生,目赤口苦,牙齿肿痛,咽干口渴喜冷饮,舌红苔黄或舌红少苔,脉数或洪大。

2. 中期 肾虚邪侵,中期多虚实夹杂。

(1)肾阳虚弱:寒湿阻滞风寒湿之邪伤人,总以肾阳虚弱为根本,或先天肾精不足,或后天脾虚失养,或劳损重伤,阳气偏虚,卫阳不能固守腠理,致使风寒湿邪乘虚侵袭,寒湿之邪客于肾脉,脊柱瘀血胶着难去而发本病。

(2)阳虚血瘀:肾阳虚弱,寒湿之邪客于督脉,正气不足,无力鼓邪外出,使寒湿胶着不去,筋脉瘀血阻滞,血瘀又可使气机不利,气血不荣筋脉,气血偏虚,反复发作,呈恶性循环。

(3)阴虚湿热:阳邪损及阴血,或因湿邪久郁而化热,乃生虚火湿热。可见五心烦热,失眠盗汗,腰背部灼热疼痛,咽干目涩,舌红少苔或苔白腻,脉濡数。

3. 晚期 病痛日久不愈,关节僵硬变形,筋脉拘急怕冷,多以肝肾亏虚、气血不足为主,正虚邪恋,缠绵难愈。

(1)气血亏虚:患病日久难愈,腰背强痛,时轻时重,面黄少华、心悸、乏力、自汗、纳差。气虚血少,正虚邪恋,筋骨失养而疼痛不已,筋惕肉瞤,易致外邪入侵,舌淡,舌白或无苔,脉多濡弱或细微。

(2)肾阳亏虚:病久阳气不足,卫表不固,外邪易侵,邪气外羁,气血失荣,而关节屈伸不利,僵硬变形,腰膝酸软无力,甚则弯腰驼背。病多损及肝肾,见肝肾亏虚之象,形寒肢冷,关节冷痛,自汗恶寒,为肾阳虚寒、外感寒气之象,舌淡苔白,脉沉弱。

(3)肾阴亏虚:腰背疼痛日久不愈,筋脉拘急牵引,多运动时加剧,乏力,低热,腰膝痿软无力,关变形,日轻夜重,口干心烦,为肝肾经血不足之象,阴亏阳亢而头晕耳鸣,盗汗面赤,舌红少苔,脉沉细。

二、特殊类型

临床上,儿童、女性和HLA-B$_{27}$阴性的强直性脊柱炎的表现各有特殊之处。

1. 儿童强直性脊柱炎　16岁以前发病的强直性脊柱炎称儿童强直性脊柱炎。实际上诊断多为回顾性,大多数患者往往发病多年后才出现典型的强直性脊柱炎表现。

(1)发病形式:多见于年长儿,发病年龄7~16岁。据统计,发病第1年只有12%~24%有腰痛、晨僵、活动受限等症状,或X射线提示骶髂关节炎。80%~90%病例以外周关节或附丽性病变为主要症状,且一般以下肢为主。常为单侧或不对称性。部分患者可有持续高热或低热、消瘦、乏力、贫血、白细胞升高或高球蛋白血症。此类患者多伴有严重的外周和中轴关节表现。

(2)外周关节病变:表现为单关节炎或肌腱、韧带末端病,可持续或反复发作数月以至数年。

(3)外周附丽性病变和腱滑膜炎:即肌腱、韧带附着点炎症,是强直性脊柱炎的特征性表现。35%~80%病例有此类症状,多发生于足底部、跟腱附着点及膝周等处。

(4)中轴关节表现:国外报告发病时出现中轴关节症状者不到25%,国内报告约39%,其余病例平均5.5年后才出现腰骶症状。发病时出现中轴关节症状的患者大多同时伴有较严重的外周关节病、肌位附着点炎,以及发热和体重降低等全身症状。

(5)关节外表现:5%~10%病例发病时伴有高热、消瘦、乏力等全身症状。非肉芽肿性虹膜炎发病率国外较高,国内报告较少。大部分虹膜炎发生于病程10年内,一般无后遗症,双眼均可累及,但很少同时发生。有人报告38%出现肾淀粉样变,见于严重外周关节炎和红细胞沉降率持续增高者,IgA肾病少见。HLA-B$_{27}$多阳性,类风湿因子、抗核抗体一般阴性。

2. 女性强直性脊柱炎　强直性脊柱炎男性多发。职业、妊娠对本病无大影响,而性激素的影响不能肯定。同男性强直性脊柱炎相比较,一般认为女性发病较男性晚3~6年,其外周关节炎,尤其膝关节受累发生高于男性。女性以腕、肘、骶髂关节及胸肋骨病多见,男性患者则以腰椎、颈椎及髋关节疼痛多见,且致残率较高。女性患者耻骨联合受累较男性为多,男性椎间骨桥形成或脊柱竹节样变远高于女性患者,可见女性强直性脊柱炎病情不如男性严重。

3. HLA-B$_{27}$阴性的强直性脊柱炎　尽管HLA-B$_{27}$(-)和HLA-B$_{27}$(+)强直性脊柱炎的基本临床征象是一致的,但其表现仍存在不少差别。一般HLA-B$_{27}$(-)病例发病年龄较大,急性虹膜炎远不如HLA-B$_{27}$(+)者多见,而伴牛皮癣、溃疡性结肠炎和克罗恩病者较多。此外,HLA-B$_{27}$(-)者病情较阳性者轻,也极少见家族聚集性,血清IgG、IgA、IsM及γ球蛋白水平亦较低。

三、临床表现

本病发病隐匿,临床表现可概括为关节表现和关节外表现(表11-1)。

表11-1　强直性脊柱炎的临床表现

关节表现	关节外表现
中轴关节炎,如骶髂关节炎和脊柱炎	眼(急性虹膜炎)
髋、肩关节炎	心脏和主动脉升支(主动脉瓣闭锁不全、主动脉炎)
外周关节炎	肺(尖段纤维化)
其他:肌腱端病、骨质疏松、脊柱骨折、脊柱椎间盘炎、假关节形成	马尾综合征 淀粉样变

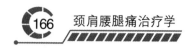

（一）关节表现

本病的初发部位在腰骶部占35%～57%,隐袭起病的慢性下腰痛是最具特征性的早期症状,通常在青少年晚期或成人早期出现,为难以定位的钝痛,常感觉在臀部或骶髂深部区。开始可为单侧或间断性,数月内逐渐变成持续性,双侧受累,伴下腰区僵硬和疼痛。某些患者的早期症状可以是腰部痛,而不是典型的臀部痛;疼痛可以很严重,还可能在用力活动时加重,或引起急性背扭伤。

次常见的早期症状是背部发僵,以晨起时尤为剧烈,但轻微活动或用热水淋浴后可以减轻。经久不活动,维持一个姿势可加重腰痛和僵硬感。患者常有早晨起床困难的经历,有时不得不翻滚到床边,试图不弯腰以减轻疼痛。有时会从沉睡中痛醒,或半夜醒来需要四处走走或活动几分钟方能重新安睡。个别患者可无背部症状或症状很轻微,另一些患者可能仅表现为腰背僵硬,短暂肌痛或肌肉、肌腱部位压痛点,这些症状在湿冷环境中加重,易误诊为纤维织炎。

以外周关节炎为首发症状者占43%,24%～75%的患者在病程中出现外周关节病变,国内报道可达91%。受累的关节以肩、髋居多,膝、踝关节受累也常见,肘和手、足小关节偶可累及。在儿童或青少年起病的患者,髋关节受累尤其常见,其发生率在17%～36%之间。晚期常出现踝关节的屈曲挛缩,并引起特征性的固定步态:直立位时双膝关节被迫维持某种程度的屈曲。原发性强直性脊柱炎,髋、肩以外的周围关节受累相对少见,也很少是持续性或破坏性的,且在恢复后不遗留关节畸形,例如间断的膝关节积液就可以是幼年强直性脊柱炎的突出表现。约10%的患者可发生关节疼痛和局部压痛。

关节外或近关节骨压痛亦可是本病的早期特点,有时成为部分患者的突出表现。这些症状由肌腱端炎引起。常发生肌腱端炎的部位有脊肋关节、脊柱棘突、肩胛、髂骨翼、股骨大转子、坐骨结节、胫骨粗隆或足跟。胸椎受累表现为脊肋关节和横突关节及胸肋区和胸骨柄胸肋关节的肌腱端炎,可引起胸痛并在打喷嚏时加重;有些患者诉吸气时不能完全扩胸。颈椎发僵、疼痛和棘突压痛通常在起病数年后才发生,但部分患者早期就可出现这些症状。

全身症状通常是轻微的,少数患者有低热、疲劳、厌食或体重下降,且在幼年发病者更易发生。

全面体检尤其是中轴关节检查对早期诊断至关重要。疾病早期,体征可能很轻微,常易在伸展、过度侧弯或旋转时发现腰椎有某些程度的活动受限。单靠完全伸膝时以手指触地的能力不能用来评估脊柱的活动度,因为良好的髋关节功能可以代偿腰椎运动的明显受限。而Schober试验就能较准确地反映腰椎前屈运动受限的程度。随着疾病的发展,腰椎前凸会逐渐丧失。

直接按压有炎症的骶髂关节常会引起疼痛。通过以下检查亦可引起骶髂关节疼痛:仰卧位时压迫患者两侧髂骨翼;最大程度屈曲一侧髋关节,同时尽量后伸另一侧髋关节;最大程度屈曲、外展和外旋髋关节;侧卧位时压迫骨盆或在俯卧位时直接压迫骶骨。部分患者可无上述任何特征,一方面因为骶髂关节有强大、坚固的韧带包围,活动度很小;另一方面在晚期炎症已被纤维或骨性强直所代替。

肋脊和横突关节受累引起扩胸和呼吸受限,呼吸渐变成主要靠膈肌运动维持,但很少出现肺通气功能明显受限。随着病变的发展,整个脊柱日益僵硬,逐渐出现腰椎变平和胸椎过度后突;颈部受累可引起活动受限进行性加重,颈部被迫俯屈,通过患者背靠墙,测量其枕骨和墙之间的距离来评价;胸部渐变平,呼吸由于主要靠膈肌运动完成,引起腹部向前膨出。到晚期,根据患者出现的典型步态、姿势以及从检查坐、起的方式很容易做出诊断。

数年后背部的晨僵常消失,但一定程度的炎症和疼痛可持续存在。脊柱以不同的速度和方式发生强直。有时病变可局限在脊柱的一部分,典型的畸形常于发病10年后出现。在极个别病例中,整个脊柱在屈曲位置融合,极大地限制了患者视野,以致行走时难以向前看。

（二）关节外表现

1. 眼　强直性脊柱炎最常见的关节外表现是急性虹膜睫状体炎或虹膜炎,25%～30%的患者可在病程中出现。典型的发病方式为单侧急性发作,主要症状包括眼痛、畏光、流泪和视物模糊。查体可见角膜周围充血、虹膜水肿、色素变淡、瞳孔缩小,如果有后房粘连,尤其是在扩瞳的情况下瞳孔可以呈现不规则状态。裂隙灯检查显示前房大量渗出和角化沉淀。一次眼炎发作常经 4~8 周后缓解,但可在任一眼复发。眼炎多出现在关节炎之前,也有病例在首发症状之后 20 年才出现。眼部并发症可能是暂时的或者是非常顽固和复发性的,但很少导致失明,它和脊柱炎病情活动之间没有明显关系。虽然许多其他疾病也可出现葡萄膜炎,一旦患者出现非肉芽肿性前葡萄膜炎就需怀疑强直性脊柱炎或其他脊柱关节病。

2. 心脏　心脏受累少见,病变主要包括升主动脉炎、主动脉瓣闭锁不全和传导障碍。其危险性随年龄、病程的延长和髋、肩以外的周围关节炎的出现而增加。主动脉炎可以表现为轻度纤维化造成的慢性血流动力学改变,也可表现为主动脉瓣甚至二尖瓣关闭不全,出现进行性加重的心功能不全。有人观察到主动脉瓣闭锁不全在强直性脊柱炎发病 15 年时的发生率仅为 3.5%,发病 30 年后上升至 10%。心脏传导异常在发病 15 年的发病率是 2.7%,30 年后上升到 8.5%。某些患者可因完全性心脏传导阻滞而出现阿-斯综合征,需要植入起搏器治疗。

3. 肺　肺实质病变是晚期少见的关节外表现,以缓慢进展的肺上段纤维化为特点,平均在强直性脊柱炎发病 10 年后出现。X 射线检查见索条状或斑片状模糊影,逐渐出现囊性变,这些囊腔可供曲霉菌植入生长,形成霉菌病。患者可出现咳嗽、呼吸困难,偶有咯血。

4. 肾脏　强直性脊柱炎一般不发生肾功能损害。偶见肾淀粉样变,可进展为肾功能衰竭,也是强直性脊柱炎常见死亡原因,强直性脊柱炎肾淀粉样变发生率与类风湿关节炎相似,约 6% 原因不明。

5. 前列腺　有人对 AS 患者行前列腺按摩,发现 83%(45/54)病例前列腺液中中性粒细胞增多,提示本病和前列腺炎相关。从瑞特(Reiter's)综合征和强直性脊柱炎与生殖泌尿系统感染的关系来看,这一现象值得深入研究。

6. 骨骼肌　骨骼肌受累尚缺乏令人信服的证据。虽然在部分患者中可观察到肌肉超微结构改变和肌酸激酶升高,明显的肌肉变细在部分进展期患者中是由于失用性萎缩。继发性淀粉样变性较少见,如果出现蛋白尿和氮质血症进行性加重应想到淀粉样变性累及了肾脏,IgA 肾病可引起血尿。

7. 神经系统　神经系统病变的出现最常与脊柱骨折、脱位或马尾综合征相关。骨折常发生于颈椎,如引起四肢瘫痪死亡率很高,是最可怕的并发症。自发性寰枢关节向前方半脱位是本病公认的并发症,发生率 2%,主要见于晚期患者,有周围关节炎者更常见,表现为枕部疼痛,伴或不伴脊髓压迫。马尾综合征在强直性脊柱炎中也少见,但晚期患者可以出现明显症状,包括逐渐起病的尿、便失禁,骶部疼痛和感觉丧失(鞍区感觉异常),阳痿和偶发的踝反射消失。

诊断与鉴别诊断

一、诊断

强直性脊柱炎的诊断主要依据病史、腰部三方向活动受限和胸部扩张度受限,伴有典型的骶髂关节炎的 X 射线改变,HLA-B$_{27}$ 阳性有助于早期确诊。

1. 国内标准　国内尚无统一的诊断标准。1985 年全国部分省市中西医结合风湿病学术座谈会

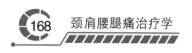

制定的诊断标准如下。

(1)症状:以两骶髂关节、腰背部反复疼痛为主。

(2)体征:早、中期患者脊柱活动功能不同程度受限,晚期患者脊柱出现驼背固定,胸廓活动减少或消失。

(3)实验室检查:红细胞沉降率多增快,类风湿因子(RF)多阴性,HLA-B$_{27}$强阳性。

(4)X射线检查:具有强直性脊柱炎和骶髂关节炎的典型结果。

2.分期标准

(1)早期:脊柱活动功能受限。X射线显示骶髂关节间隙模糊,椎小关节正常或关节间隙改变。

(2)中期:脊柱活动受限,甚至部分强直。X射线显示骶髂关节呈锯齿样改变。部分韧带钙化,形成方椎,小关节骨质破坏,间隙模糊。

(3)晚期:脊柱强直或驼背畸形固定。X射线片显示骶髂关节融合,脊柱呈竹节样变。

3.临床筛选标准

(1)40岁以前发生腰腿痛特别是男性,休息也不能缓解,活动后可以改善。

(2)隐匿发病,病程大于3个月。

(3)伴晨僵。

(4)实验室检查红细胞沉降率快,HLA-B$_{27}$阳性。

(5)排除椎间盘病变、结核、类风湿关节炎及肿瘤等疾病。

二、鉴别诊断

(一)其他骶髂关节的炎症

1.骶髂关节结核　患者常有结核接触史或患病史,或同时患有肺或其他处结核病。绝大多数(98%)为单侧性,而且女性患者居多。X射线片表现关节一侧骨质破坏较多,常可见死骨。关节破坏严重者可发生半脱位。如有脓肿或窦道鉴别就更容易。

2.骶髂关节化脓性关节炎　常见于女性患者,因女性盆腔感染机会较多,初起时局部疼痛较著,发热,白细胞增多,以后炎症可转为慢性。X射线片早期表现为关节间隙增宽,晚期关节边缘腐蚀、致密、硬化或发生骨强直。病变常为单侧性。腰椎和胸廓活动正常。

3.致密性骨炎　多见于青壮年女性,产后发病更多,常为双侧性。症状比较轻微,红细胞沉降率一般不快。X射线片上髂骨一侧明显致密,致密带上宽下窄,呈三角形或新月形,边界清楚,其凹侧面向关节。关节间隙尚好,不累及骶骨,腰椎活动正常。

(二)其他脊柱炎症

1.脊柱结核　脊柱结核患者常有结核病病史或接触史,或同时患有肺或其他结核病。脊柱活动受限仅见于受累局部,驼背多呈角形。X射线片上椎体及椎间盘破坏明显,常见死骨及脓肿阴影。

2.脊柱化脓性骨髓炎　脊柱化脓性骨髓炎发病多急,体温升高迅速,白细胞增多,局部疼痛明显,椎旁肌肉痉挛,脊柱活动明显受限。身体他处常可查见化脓感染病灶。早期血培养多为阳性。X射线见椎体和椎间盘破坏,常见死骨和脓肿阴影,晚期骨质密度增加。

3.布鲁氏菌性脊柱炎　布鲁氏菌性脊柱炎多见于牧区,有接触牛羊史。主要症状为间歇性发热、出汗、关节疼痛、腰痛和背肌紧张,但不影响饮食,患者也不消瘦。X射线片可见椎体广泛增生,椎间隙狭窄,韧带骨化。确诊须靠血清冷凝集试验、补体结合反应或皮内试验。

4.伤寒性脊柱炎　伤寒性脊柱炎多发生在伤寒后期或伤寒病痊愈后数月至数年。据统计,伤寒病后继发骨髓炎的不足1%,继发脊柱炎的更少,占0.2%~0.3%。本病为亚急性炎症,腰痛剧烈,背肌紧张,白细胞减少。X射线早期见椎体破坏及椎间隙狭窄,晚期骨桥形成。伤寒病史、血清反应及白细胞减少可以帮助诊断。

5. 骨关节炎　骨关节炎常发生于老年人,特征是骨骼及软骨变性、肥厚,滑膜增厚,受损关节以负重的脊柱和膝关节等较为常见。累及脊柱者常以慢性腰背痛为主要症状,不发生关节强直及肌肉萎缩,无全身症状,X 射线表现为骨赘生成和椎间隙变窄。

(三)类风湿关节炎

强直性脊柱炎和类风湿关节炎关系密切,以往被认为"类风湿关节炎·中枢型"。典型病例同类风湿关节炎鉴别不难,但以外周关节炎为主要表现的强直性脊柱炎易被误诊为类风湿关节炎,尤其是妇女、儿童强直性脊柱炎的早期及不典型病例。

(1)类风湿关节炎呈世界分布,而本病随种族而异,有明显的家族史。

(2)类风湿关节炎可见于各年龄组,高峰在 30~50 岁,而本病多于 10~20 岁发病,高峰在 20~30 岁。

(3)类风湿关节炎患者女性远多于男性,而本病则以青壮年男性多见。

(4)类风湿关节炎常为多关节炎,受侵关节呈对称性,大小关节皆可受累,上肢关节较下肢多见。本病为寡关节炎,大关节受侵多于小关节。

(5)类风湿关节炎很少有骶髂关节炎,而本病几乎全部皆有之。

(6)类风湿关节炎一般只影响颈椎,而本病可影响全脊柱,一般由腰椎上行发展。

(7)类风湿关节炎一般不引起临床上可查出的心脏瓣膜病,而本病可引起主动脉关闭不全。

(8)类风湿关节炎类风湿因子多阳性,而本病多为阴性。

(9)类风湿关节炎多为 HLA-DR4 阳性,而 HLA-B$_{27}$ 阳性率同普通人群。本病 HLA-B$_{27}$ 阳性高发。

(10)类风湿关节炎病理表现主要为炎性滑膜炎,本病主要为肌腱、韧带附着点处的病变。

(11)两病对治疗药物的反应也大不一样。

(四)其他脊柱疾病

1. 腰椎间盘突出症

(1)X 射线表现:腰椎生理曲度改变,椎间隙狭窄,椎体缘后上、下角唇状增生,但无纵韧带骨化,不侵犯骶髂关节。

(2)常有明显的外伤史。

(3)多发生于 40 岁以上。

(4)腿痛重于腰痛,腿痛呈典型的坐骨神经分布区域性的疼痛,疼痛于活动后加重。

(5)神经分布区域的皮肤感觉麻木。

(6)直腿抬高较正常人困难,功能限度减少 50%。

2. 青年性驼背　好发于男性青年,常有过早负重的历史。驼背也为圆弧形,以胸腰段为主,颈腰椎的生理前凸因代偿而增加。侧位 X 片见胸腰段多数椎体呈前窄后宽的楔形改变,受累椎体的前后径增长,成年后椎体前缘可见多数唇样骨赘增生。骶髂关节正常,红细胞沉降率正常。

3. 骨性关节炎和弥漫性特发性骨增生症

(1)骨性关节炎:本病发生多在 40 岁以后,男女无明显差异。驼背不明显,脊柱活动轻度受限,好发于颈椎、腰椎。X 射线示骶髂关节正常或仅下缘有骨赘增生。脊柱可见多数椎间隙狭窄,多数骨赘增生,但为横向发展,与纤维环的韧带骨赘(沿纤维环的方向发展)不同,患者红细胞沉降率不快。

(2)弥漫性特发性骨增生症:也称 Forestier 病。病因不明,多见于 50 岁以上的中、老年人。其脊柱前侧韧带钙化,X 射线表现十分类似于竹节样变。但患者极少发生腰背痛、晨僵和活动受限等

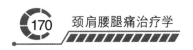

症状。骶髂关节、脊柱骨突和椎间隙正常,红细胞沉降率不增快,与$HLA-B_{27}$无相关,可与强直性脊柱炎相鉴别。

4.脊柱骨肿瘤　临床上以风湿病症状为主诉的肿瘤并不罕见。髂骨和腰骶椎原发、转移瘤有时可误诊为早期强直性脊柱炎,但其晨僵、腰腿痛等症状与活动和休息的关系不明显,对非甾体抗炎药反应差。身体素质常进行性下降,贫血、红细胞沉降率升高等进行性加重,经放射学检查,不难鉴别。

(五)合并脊柱炎和骶髂关节炎的其他疾病

在牛皮癣、溃疡性结肠炎、瑞特病及克罗恩病的患者中,都有一部分患者发生脊柱炎或骶髂关节炎,这种脊柱炎或骶髂关节炎与强直性脊柱炎很相似,在这些患者中$HLA-B_{27}$抗原也多为阳性。与强直性脊柱炎的鉴别在于各原发疾病的检出。

1.瑞特综合征　瑞特综合征与强直性脊柱炎一样同属血清阴性关节炎,其典型的临床表现有尿道炎、结膜炎和关节炎。关节炎通常为少数关节和非对称性的,易侵犯脊柱和骶髂关节。根据尿道炎、结膜炎以及特异性皮肤改变(如溢脓性皮肤角化病)与强直性脊柱炎鉴别。

2.牛皮癣性关节炎　牛皮癣性关节炎有典型的牛皮癣的皮肤损害,约5%脊椎及骶髂关节受累,受累脊柱见孤立的边缘性或非边缘性韧带骨赘。多数表现为不对称小关节受累为主,腊肠指为典型表现。

(六)其他相关疾病

1.外伤性腰痛

(1)起病急,活动后加重,休息后缓解。

(2)压痛点一般为局部性,患部叩击无放射痛,X射线片无改变。

(3)肌张力增高,主要表现在骶棘肌,两侧对比有明显差异。

(4)脊柱侧弯,由于患肌痉挛,引起腰椎侧弯。

(5)脊柱后伸运动明显受阻。

2.慢性腰骶关节劳损　慢性腰骶关节劳损为弥漫性疼痛,脊柱活动不受限,X射线无特殊改变。

3.肿瘤　肿瘤亦可引起进行性背痛,需作全面检查,明确诊断,以免误诊。

(七)儿童强直性脊柱炎与其他疾病鉴别

1.儿童强直性脊柱炎与儿童类风湿关节炎的鉴别　本病早期临床表现常符合儿童类风湿关节炎诊断标准。但前者多有阳性家族史,$HLA-B_{27}$阳性,关节炎以下肢关节为主,手小关节较少累及,细查双骶髂关节,常可见阳性结果。肌腱、韧带附着点炎为两者最好的鉴别,尤以足、膝等处意义更有意义,如3~5年后出现中轴关节表现,诊断一般不难。

2.儿童强直性脊柱炎和成人强直性脊柱炎的鉴别　儿童强直性脊柱炎包括足跟在内的外周关节受累较多,而成人强直性脊柱炎包括颈、胸椎在内的椎体方形变以及骨赘和骨桥形成等中轴关节受累多见。儿童强直性脊柱炎持续或反复发作的髋、膝、踝和趾间关节炎较成人多,需行髋关节置换术者较成人多。另外儿童强直性脊柱炎患者发热、贫血、白细胞升高也较成年人多见。

治　疗

一、手法治疗

(一)方法一

1. 治则　早期和营通络,滑利关节。后期骨性强直者舒筋通络,活血止痛,补益肝肾。

2. 取穴及部位　大椎、至阳、命门、肾俞、华佗夹脊穴、大肠俞、秩边、八髎、居髎、环跳、风市、阳陵泉、足三里、委中、足太阳经、督脉经。

3. 手法　㨰法、四指推法、按揉法、捏拿法、擦法等。

4. 方解　大椎、至阳、命门三穴同为督脉腧穴,大椎为手足三阳经与督脉交会穴,内可通行督脉,外可流走三阳,为调整全身机能要穴,有振奋阳气、疏散风寒、驱邪外出之作用。至阳为督脉在背部的腧穴,位于背部 T_7 下,为阴阳交关之处,有通经活络、宽胸利膈之功。命门在两肾之间,是五脏六腑之本,又为十二经脉之根,为督脉沟通肾经之门户,为补肾壮阳之要穴,三穴各司脊柱上中下三处关节枢纽之处,有补益肝肾、化解督脉瘀滞之经气、促进气血通畅的作用。肾俞是足太阳膀胱经的背俞穴,是肾之精气出入腰背部的门户,肾为先天之本,命门之根,可补益肾精,促进气血循行。四穴共用,疏通经络,滑利关节,补益肝肾,解除肌肉痉挛,缓解炎性病变的发展,是为主穴。华佗夹脊穴有调节督脉和膀胱经的经气作用,使经络气血得以宣通,则其痛自止。大肠俞、秩边、八髎为位居腰骶的膀胱经腧穴,强腰补肾,疏解瘀阻气血,消解软组织炎性病变。推拿胆经经穴居髎、环跳、风市、阳陵泉,以养筋活血,通经活络,蠲除痹痛。足三里为多气多血之足阳明胃经下合穴,可益气养血,健脾养胃,提高机体免疫力,抑制组织进一步病变,恢复机体的正常功能。上穴共用,疏通足三经经脉,补益肝肾,活血止痛,减缓疾病发病进程,恢复机体运动功能,为辅穴。委中为足太阳膀胱经合穴,古有"腰背委中求"之语,有疏通太阳经经气、散瘀活血蠲痹痛的作用,是为佐使。诸穴共用通经活络,通督益肾,养筋活血,解除患部肌肉僵硬、疼痛,防止肌肉萎缩,减少脊柱畸形的发生和减缓脊柱畸形发展,提高患者生活质量。

5. 操作

(1)患者俯卧位,上胸部及大腿前分别垫 2 ~ 3 个枕头使前胸和腹部悬空,在患者腰背部沿脊柱及其两侧,用㨰法上下往返治疗。

(2)患者俯卧位,用指按法按压脊柱两侧膀胱经,以腰骶部为主,并点按臀部秩边、环跳、居髎等穴。

(3)髋部以下用掌根揉、弹拨法舒松臀肌痉挛及粘连,大腿后侧及髂胫束用掌根按揉法。掌平推小腿,点按委中、承山、拿小腿及跟腱。

(4)患者俯卧位,直擦背部督脉及两侧膀胱经,横擦骶部,均以透热为度。可加用热敷。

(5)患者仰卧位,用㨰法、四指推法治疗髋关节前部,配合髋关节的外展、外旋被动活动,拿揉大腿内侧肌肉。

(6)患者坐位,用㨰法、点按法施于颈项两侧及肩胛部,同时配合颈部左右旋转及俯仰活动。然后按揉颈项两侧,上下往返数次,再拿风池及颈椎两侧到肩井,结束治疗。

(二)方法二

1. 治则　散寒除湿、清热祛湿、补益肝肾、疏经通络、滑利关节、活血止痛。

2. 常用穴位　大椎、大杼、风门、华佗夹脊、膏肓、膈俞、脾俞、胃俞、肾俞、腰阳关、环跳、居髎、髀关、阳陵泉、足三里、阴陵泉、三阴交。

3. 常用手法　一指禅推法、㨰法、按揉法、弹拨法、擦法、掌按法等。

4. 治疗步骤

(1)患者俯卧位,一指禅推法推大椎、双侧膏肓、心俞、肺俞、膈俞、脾俞、胃俞、肾俞诸穴,每穴1~2分钟。

(2)拇指按揉命门、腰阳关、八阳廖等穴,约4分钟。

(3)㨰法㨰患者背部两侧膀胱经(患者上胸部及大腿前分别垫2~3个枕头,使前胸及腹部悬空,两手臂屈置于头前);自大杼穴向下至秩边穴往返3~5遍。然后用拇指(或其余四指)弹拨华佗夹脊穴2~3分钟。

(4)掌按法自上而下按压脊柱,往返3遍。

(5)捏脊自长强穴至大椎穴,共5遍。

(6)小鱼际擦法直擦背部膀胱经第1线,横擦腰骶部,均以透热力度。

(7)拿跟腱3~5次。

(8)双手握住患者两足的踝部,将其抬起离床面30 cm左右,然后做上下连续抖动约30秒。

(9)患者仰卧位,一指禅推法推膻中、鸠尾、中脘、气海、关元诸穴,每穴1~2分钟。

(10)掌擦法直擦膻中穴(女性患者改为小鱼际擦法直擦膻中),以透热为度。

(11)掌摩法摩腹10分钟。

(12)㨰法㨰腹股沟、大腿前面及内外侧、膝关节、小腿外侧直至足背等处,往返2~3次,并配合髋关节外展、外旋的被动运动。

(13)拇指按揉髀关、伏兔、风市、血海、阳陵泉、足三里、昆仑和解溪穴,每穴1分钟左右。

(14)摇法摇髋关节、骨盆数次。

(15)搓法自大腿上部至踝部来回搓动,重复3~5遍。

(16)患者侧卧,术者对患者而站,做腰部斜扳法,双侧均扳(脊柱强直者禁用此法)。

5. 辨证加减

(1)骶髂关节疼痛:㨰法施于两侧骶髂关节处,并配合髋关节的外展与后伸的被动活动约10分钟。拇指按揉骶髂关节、胞肓、环跳、居髎、委中、承山等穴,每处1分钟。㨰法㨰臀部、大腿后侧、胭窝、小腿后侧,往返3~5遍。

(2)颈椎僵硬或强直:㨰法㨰颈椎两侧及肩胛部约6分钟,并可配合颈部的左右旋转与仰俯被动运动。拇指按揉双侧颈夹肌、项韧带及斜方肌处2~3分钟。

(3)背胸椎活动受限:嘱患者两肘屈曲,抱于后脑枕部,两手五指交叉握紧,术者站其身后,以膝部抵住患者脊背,双手分别托住患者两肘,做向后的扩胸牵引3~5次。

(三)方法三

1. 治则　早期和营通络,滑利关节;后期骨性强直者以舒筋通络,活血止痛。

2. 主要手法　㨰法、一指禅推法、四指推法、按揉法、捏拿法、擦法、提拉牵引法等。

3. 常用穴位及部位　秩边、环跳、居髎、肾俞、大肠俞、足太阳膀胱经、督脉等。

4. 操作

(1)患者俯卧,部分及大腿前分别垫2~3个枕头使前胸和腹部悬空,两手臂屈肘置于头前。术者站于一侧,在患者腰背部沿脊柱及其两侧,用㨰法上下往返治疗,同时另一手掌在背部沿脊柱按压,按压时要配合患者呼吸,呼气时向下按压,吸气时放松。

(2)用指按法按压脊柱两侧膀胱位及臀部秩边、环跳、居髎。

（3）患者仰卧,用㨰法、四指推法治疗髋关节前部,配合髋关节的外展、外旋被动活动,再捏拿大腿内侧肌肉和搓大腿。

（4）患者坐位,术者站于后方,用㨰法、四指推法施于颈项两侧及肩胛部,同时配合颈部左右旋转及俯仰活动。然后按揉或一指禅推颈项两侧,上下往返数次,再捏拿风池及颈椎两侧到肩井。

（5）患者两肘屈曲,两手指交叉握紧,抱于后脑枕部。术者站于背后,以膝部抵于患者背部,再以两手握住患者两肘,作向后牵引及向前俯的扩胸俯仰动作。在进行这种被动活动时,患者要配合呼吸运动(前俯时呼气,后仰时吸气)。俯仰 5～8 次。

（6）患者暴露腰背,上身前俯。术者站于旁,用肘压法施于脊柱两旁,再直擦背部督脉及两侧膀胱经,横擦骶部,均为透热为度。可加用热敷。

(四)方法四

1. 治则　早期以和营通络,活血止痛为主;后期以舒筋通络,滑利关节为主。
2. 手法　㨰、揉、按、擦、捻、摇,通调督脉。
3. 部位　双侧骶髂关节、膝关节与脊柱。
4. 取穴　肾俞、脾俞、肝俞、天宗、腰阳关、风池、鹤顶、膝眼、三阴交。
5. 操作

（1）㨰腰背:患者俯卧。术者双手分别置于患者脊柱及中枢穴部,以掌指关节着力,沿棘突、棘突间隙做㨰法,由上到下,双手㨰至骶尾部。手法力度轻柔,反复操作 2～3 分钟后,术者一手置患者肺俞穴处,另一手置对侧的胆俞穴处,双手同时作㨰法,沿膀胱经向下㨰至白环俞后,交换两手位置,重复以上操作,手法力度深透,㨰至膀胱经 3～4 分钟。

（2）揉腰背:体位同上。术者双手并拢,以双手示、中、环指末节指腹着力,自大椎穴起,揉至腰俞穴止。手法轻柔和缓,揉至出现温热感后,稍停片刻,再缓慢向下移动。其中大椎、身柱、命门、腰阳关、腰俞等处延长停留时间。指揉督脉经 2～3 遍,然后术者双掌分别置于患者两侧膀胱经上,以掌根部着力,自肺俞、魄户起,向下揉至秩边、白环俞止。手法力度中等,揉膀胱经 2～3 遍。

（3）拿腰背:体位同上,术者双手拇指置患者肺俞处,示、中、环指并置对侧魄户穴处,沿膀胱经向下,缓慢移动作深部的拿法。拿至白环俞与秩边穴后,双手拇指移至同侧的魄户穴,示、中、环指移至对侧肺俞穴,以同样的拿法拿至秩边与白环俞。拿膀胱经 2～3 遍后,术者一手拿住患者两侧的肾俞穴,持续用力不松劲。另一手沿两侧骶髂关节由上向下作拿法,力度深透,缓慢移动,重复进行,拿腰骶 1～2 分钟。

（4）分骶髂:体位同上。术者一手置患者肾俞穴处,另一手置对侧骶髂关节处,双手以掌根着力,行左右滑动的分筋。1 分钟后,交换双手位置,重复以上操作,分骶髂 3～4 分钟。

（5）点按大椎、至阳、中枢、命门等穴。

（6）理膀胱经:患者俯卧,术者双手分置患者两侧膀胱经上,以全掌着力,保持深度的按压力,从肺俞、魄户起向下顺理至秩边、白环俞止,理膀胱经 3～4 遍。

对于累及髋关节者,则在髋部使用㨰、揉、分筋和摇扳髋关节等手法。

(五)方法五

推拿手法对强直性脊柱炎有一定的治疗作用,尤其对早期患者效果明显。通过推拿可改善局部组织的微循环,减轻患部组织的充血、水肿及炎性改变,从而可控制病情发展,缓解临床症状,达到治疗目的。早期治疗以和营通络,滑利关节为原则;后期骨性强直者以舒筋通络,活血止痛为原则。

1. 推拿手法

（1）患者俯卧,上胸部及大腿前分别垫 2～3 个枕头,使前胸及腹部悬空,两手臂屈肘置于头前。

术者站于旁,在患者腰背部沿脊柱及两侧,用㨰法上下往返治疗,同时另一手掌在背部沿脊柱按压,按压时要配合患者呼吸,当呼气时向下按压,吸气时放松,充分放松腰背部肌肉。

（2）接上势,用指按法按压脊柱两侧膀胱经及臀部秩边穴、环跳穴、居髎穴。

（3）患者仰卧,用㨰法治疗髋关节前部,配合关节的外展、外旋被动活动。再用拿法做大腿内侧肌肉和搓大腿。

（4）患者坐位,术者站于后方,用㨰法施于颈项两侧及肩胛部,同时配合颈部旋转及俯仰活动。然后按揉或一指禅推颈椎两侧,上下往返数次,再拿风池及颈椎两侧到肩井穴。

（5）接上势,嘱患者两肘屈曲,抱于后脑枕部,两手指交叉握紧。术者站于背后,以膝部顶住患者背部,再以两手握住患者两肘,作向后牵引及向前俯的扩胸俯仰运动。在进行这种被动活动时,患者要配合呼吸运动(前俯时呼气,后仰时吸气)。俯仰 5 ~ 8 次。

（6）患者坐位,将腰背暴露,上身前俯,术者站于旁,用肘压法施于脊椎两旁。再用双掌直擦背部督脉及两侧膀胱经,横擦骶部,均以透热为度,勿加用热敷。

2. 注意事项　推拿对于本病只能缓解症状,可作为一种辅助治疗方法。在应用推拿手法时需注意以下几点:

（1）在做手法操作时要柔和沉稳,切勿用力过猛过重,以免造成骨折等医源性疾病。

（2）休息以睡平板床为优选,用枕需控制,合适为宜,越低越好,理疗、体疗也可选用,配合推拿能较好地缓解症状。

（3）在整个治疗中,以早期治疗效果较好,采用推拿和配合中药治疗,以控制病情发展,保护脊柱功能。

（4）对晚期发生畸形、脊柱僵硬和骨质疏松的患者,治疗时严防手法粗暴,以免发生骨折。

(六)方法六

1. 一指禅推法　操作:患者取俯卧位,术者用单手或双手拇指腹着力于脊柱的两侧,操作时,术者上肢肌肉放松,沉肩垂肘、悬腕,将力量贯注于着力指端,并且有节奏地往返作直线向前推进,注意要以肘关节为支点,用腕部的摆动带动拇指的摆动,使之产生持续均匀的推力。每日 1 次,每次20 ~ 30 分钟,10 次为 1 个疗程。

2. 擦法　操作:术者用指腹或掌指面紧贴于患者脊柱两侧的皮肤上,作直线往返摩擦,产生一定的热量,往返距离要长,不要跳跃、停顿。每日 1~2 次,每次 20 ~ 30 分钟,20 次为 1 个疗程。

3. 按法　操作:患者俯卧,上胸部和腹部分别垫 2 ~ 3 个枕头,使前胸悬空,两手臂肘关节弯曲,放于枕旁。术者站于旁,在患者腰背部沿脊柱及其两侧,用㨰法治疗,同时另一手掌按压患者背部进行掀按动作。并嘱患者呼吸,当呼气时向下掀按,吸气时放松。指按或肘按脊柱两侧膀胱经、秩边、环跳、居髎,每日 1 次,15 次为 1 个疗程。

4. 牵引推拿法　操作:术者立于患者的一侧或前方,进行平行式对抗牵引推拿,在逐渐加大牵引力的同时,给予适当的推、揉、弹拨、闪颤等推拿法,重点作用脊椎和脊椎两侧的软组织,使关节松动,尽量舒展肌肉和韧带,有时可听到明显的弹响声。每日 1 次,10 次为 1 疗程。

5. 踩跷法　操作:患者俯卧,术者双手扶住预先设置好的横木上以控制自身体重和踩踏时的力量。同时用脚踩踏患者腰部适当的弹跳动作,弹跳时足尖不要离开患者皮肤。根据患者的体质和病情,可逐渐增加踩踏力量和弹跳幅度。每日 1 次,每次 10 ~ 15 分钟,10 次为 1 个疗程。

二、物理治疗

物理疗法对患者的康复具有重要的意义。发病后较早和长期地进行康复理疗,有利于保持或恢复肢体功能。使用物理疗法,可缓解疼痛、消退肿胀、改善功能障碍、预防及纠正关节畸形。要根据其病理过程及不同病期,采取不同的方法,如体疗、自我按摩、日常生活动作训练、辅助装置的应用等。

(一)急性炎症期

疾病早期急性炎症期,临床表现为疼痛及功能受限,可选用以下物理疗法。

1. 紫外线治疗　每日或隔日 1 次,3~5 次。多个关节交替进行均可。

2. 水杨酸离子导入疗法　每日 1 次,每次 15~30 分钟,20 次为 1 个疗程。

(二)骨质改变期

对骨质有改变者,理疗的目的是改善骨、软骨的营养,预防关节强直。

1. 短波、微波疗法　属高频电疗法,能深部透热,改善血液循环,增强新陈代谢,促进关节病理代谢产物消散,有利于骨与软骨营养。

2. 音频电疗　具有消炎、镇痛、松解组织的作用,并能促进局部血液循环,改善骨及软骨的营养。每日 1 次,每次 20 分钟,20 次为 1 个疗程。

3. 温泉或矿泉水浴疗法　可促进改善关节功能,预防关节强直。

(三)关节强直期

关节强直期,关节功能障碍,严重影响劳动及日常生活,可选用热水浴或热疗,水温在 40 ℃左右,时间为 20~30 分钟。药浴法,加中药乳香、没药、冰片、苍术、白芷、五加皮等,加工成粉末浸浴。对全身关节可用药浴疗法,如能在水中练体操则效果更为理想。

三、药物治疗

(一)中药内治法

1. 分期论治　本病以疼痛为主要表现,"宣通"气血是各型的共同治法。治疗大法不外寒者温之,热者清之,留者去之,虚者补之,但须分新久虚实。根据辨证分早、中、晚三期治疗。从本病的临床症状来看,早期以实证为主,中期则虚实相兼常见,晚期则以阴阳气血俱虚为主。

(1)早期

1)风痹、寒痹、湿痹。

治则:祛风、散寒、逐湿、温通经脉。

方药:蠲痹汤。

2)热痹。

治则:清热解毒,活血通络。

方药:麻杏石甘汤加味。

(2)中期

1)阳虚寒湿型。

治则:温阳益肾,通络散寒。

方药:乌头桂枝汤加味。

2)阳虚血瘀型。

治则:补肾壮阳,活血通络。

方药:温肾逐瘀汤。

3)阴虚湿热型。

治则:滋阴益肾,通络蠲痹。

方药:六味地黄丸加味。

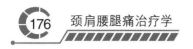

（3）晚期

1）气血亏虚型。

治则：调补气血，通络止痛。

方药：黄芪桂枝五物汤加味。

2）肾阳亏虚型。

治则：温阳益气。

方药：真武汤加味。

3）肾阴亏虚型。

治则：滋补肝肾，强壮筋骨。

方药：六味地黄汤加当归、白芍。

2. 从肾论治　强直性脊柱炎属中医的"骨痹""尪痹"，临床应从肾论治。

（1）肾虚督寒证

1）症状：腰骶、脊背疼痛，痛连颈项，背冷恶寒，肢节游走性疼痛，酸楚重着，或晨起腰骶、项背僵痛，或僵硬弯曲，活动不利，得温痛减，舌苔淡或白，脉沉弦或细迟。

2）治则：补肾强督，温经散寒，活血化瘀。

3）方药：补肾强督治尪汤加减。

（2）肝肾两虚，筋骨失荣证

1）症状：腰背疼痛，腰骶及项背强直畸形，活动功能障碍，胸廓不张，低热形羸，腰膝酸软，头晕目糊，耳鸣耳聋，畏寒肢冷，阴萎，面色苍白，舌质略红，少苔或薄白，脉沉细数尺脉弱。

2）治则：滋补肝肾，壮骨荣筋。

3）方药：健步虎潜丸合补肾强督治尪汤加减。

（3）督脉邪壅，久郁化热证

1）症状：背脊钝痛，腰、尻、髋部酸着重滞，甚或掣痛欲裂，脊柱强直、畸形、活动严重障碍，形体消瘦，五心烦热，或有低热、口干、肌肉触之热感，肢体喜放被外，不久又怕冷，大便干，小便黄，舌质红，舌苔黄厚而腻，脉象滑数或弦滑数。

2）治则：益肾壮督，清热活络。

3）方药：补肾清热治尪汤加减。

（二）中药外治法

应用中药外治病变的主要目的是减轻或缓解疼痛，以及改善关节的活动功能。其作用的机制是：通过温热作用，改善局部的血液循环，减少致痛物质在局部的堆积；通过某些中药对局部皮肤的刺激作用，改善局部血液循环（舒筋活血）；通过某些中药如细辛、川乌、草乌、生半夏、筚茇、良姜、牛蒡子、花椒等对皮肤局部末梢神经暂时的麻醉作用而起止痛效果。

1. 湿热敷法　采用中药煎剂湿热敷，除温热作用外，可通过配伍的药物煎剂起到舒筋活血、散寒止痛等作用。因而比一般热疗具有很大的优越性，适用于疼痛较重者。临床可参考选用下方。

方一：透骨草松节各 60 g，细辛、川乌、桂枝、荆芥、防风、羌活、牛蒡子各 15 g。

方二：透骨草 50 g，虎杖 30 g，红花 20 g，全蝎 15 g，蜈蚣 10 条，桂枝、没药各 10 g。

方三：制川乌、制草乌各 30 g，细辛、良姜、桂枝、筚茇、红花各 15 g。

以上各方，均水煎 3 次，混合后共得药液 500～1 000 mL，待冷热合适（50～70 ℃）时，用小毛巾或纱布蘸药液作湿热敷，每次 20～30 分钟，稍凉即换热毛巾外敷，最外层用塑料布或厚质材料外敷，减缓热量的散失。每日 2～3 次，用过的药液可保留重用，每剂 3～5 天更换 1 次。

2.熨法

方一:乳香、没药、生川乌各 30 g,花椒 20 g,生马钱子 10 g。

方二:透骨草 60 g,桂枝、川乌、白芥子、细辛各 15 g,马钱子 10 g。

方三:川乌、草乌、生南星、附子各 30 g,炮姜、赤芍各 60 g,苍术 50 g,防风 30 g,白芷 30 g。

方四:乳香、没药、生川乌、白芥子各 20 g,马钱子、花椒各 10 g。

以上各方,均研末用水或食醋调湿,装入布带中,蒸热后敷患处,每天 1 ~ 2 次,每次 30 ~ 60 g,外用热水袋保温,每剂可用 5 ~ 7 天,适用于风寒湿痹痛及本病后期疼痛。

3.搽剂

方一:生川乌、生草乌、生附子、生麻黄、干姜、肉桂各 30 g,生乳香、生没药 生南星、细辛各 20 g。用 60% 酒精或白酒 1 000 mL 浸泡,外搽患处。

方二:生半夏、生南星、生川乌、生草乌各 30 g。加入白酒或 60% 酒精 500 mL 浸泡,外搽患处,每天 2 次。

以上两方中的药物有较明显的毒性,外搽范围不宜过大,以免用量过多,若配合在按摩后使用效果更佳。

方三:使用挥发酒搽剂,如红花油(含红花、丁香、桂皮等提取物)、麝香风湿油等。

4.膏药 外用膏药由祛风除湿、温经散寒、舒筋活血等中药与麻油或香酒等加工配制而成,应用于病变局部,具有保温通络、活血止痛功效,常用者有伤湿止痛膏、麝香虎骨膏、狗皮膏、金不换膏、万应膏、追风膏等。对强直性脊柱炎的局部镇痛效果较好。

5.穴位贴敷 取穴分 4 组。

(1)督脉穴位:大椎、至阳、筋缩、命门、腰阳关。

(2)膀胱经侧线第一穴位:大杼、膈俞、肾俞。

(3)膀胱经第二侧线穴位:膏肓俞、志室、秩边。

(4)阿是穴。

药物主要成分为乳香、没药、皂角刺、白芥子、川乌、草乌、威灵仙、透骨草、穿山甲、吴茱萸。共研细末,密封保存。用高纯度白酒将药粉和为糊状。先用热醋敷贴穴位 30 分钟,然后每穴贴花生米大小药糊 1 块,胶布固定,12 小时后去掉。第 1、4 组穴位每次必贴,第 2、3 组穴位酌情选用。每日 1 次,10 次为 1 个疗程。疗程间休息 5 天,3 个疗程后评价疗效。

6.药袋热敷 处方:山柰、羌独活、川芎、白芷、徐长卿、青木香、苏木、桂枝、当归、制乳香、制没药、细辛各等份,冰片少许。

上药共研细末,与淘洗干净的细沙 2 份拌匀,装入布袋内,留置 0.5 ~ 1.0 小时,每日 1 次,10 天为 1 个疗程。具有温经散寒、祛瘀止痛之功效。

四、针灸治疗

针灸治疗强直性脊柱炎,对控制症状、减轻痛苦、缓解病情有一定意义。但单纯针灸治疗,往往难以治愈,需配合其他治疗方法。

针灸治疗本病,除从足太阳经和督脉选穴论治,还应重视足少阴经腧穴的选用。既要注意近部取穴,更应重视整体治疗。充分发挥其疏通气血、舒筋活络、祛风除湿、补肾强腰等多方面的作用。

(一)毫针

1.处方一

(1)取穴:大椎、气海、关元、神阙、身柱、腰阳关、相应病变局部的华佗夹脊穴。

(2)方法:局部皮肤常规消毒,针刺得气后,用平补平泻法,留针 20 ~ 30 分钟。每日或隔日

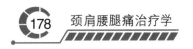

1 次,7 次为 1 个疗程。本方适用于风湿性的强直性脊柱炎。

2.处方二

(1)取穴:大椎、身柱、曲池、腰阳关、相应病变局部的华佗夹脊穴。

(2)方法:常规消毒后,先针大椎、身柱、曲池,中强刺激泻法,不留针;后针华佗夹脊穴、腰阳关,用轻中等刺激,留针 10 ~ 15 分钟,出针时摇大其针孔,令其出血。每日 1 次,10 次为 1 个疗程。本方适用于风热湿性的强直性脊柱炎。

3.处方三

(1)取穴:肝俞、肾俞、足三里、相应病变局部的华佗夹脊穴。

(2)方法:消毒后,肝俞、肾俞、足三里均用补法,不留针;局部华佗夹脊穴针刺得气后,先泻后补,留针 5 ~ 10 分钟。每日或隔日 1 次,7 次为 1 个疗程。本方适用于正虚邪留性的强直性脊柱炎。

(二)梅花针

1.取穴　阿是穴周围,腰骶部膀胱经线。

2.方法　轻叩,以局部皮肤红晕为宜。叩后可配合拔火罐效果较好。

(三)耳针

对强直性脊柱炎早期症状的治疗有一定的效果。

1.取穴　肾、膀胱、肝、腰椎、骶椎、内分泌、肾上腺、神门、皮质下。

2.方法　每次选 3 ~ 6 穴,用中强刺激捻转数秒钟后,留针 20 ~ 30 分钟。留针时,每 10 分钟捻转 1 次,每日或隔日治疗 1 次。对于恢复期患者,可用中药王不留行籽胶布贴压耳穴,每日自行揉压,保留 2 ~ 3 天,左右耳交替应用。

(四)皮肤针叩刺

在两侧夹脊穴,轻叩使微出血,每次 15 分钟,每日 1 次,10 天为 1 个疗程。疗程结束后休息 1 ~ 2 天,再行下 1 个疗程的治疗。

(五)灸法

1.取穴　同毫针取穴法。

2.方法　常用艾条灸、艾炷灸、温灸器灸。每次选 3 ~ 5 穴,灸 10 ~ 20 分钟或 5 ~ 7 壮,每日 1 次,10 次为 1 个疗程,间隔 2 ~ 3 天第 2 个疗程。

3.禁忌　孕妇腰骶部不宜施灸。

(六)刺络拔罐法

1.取穴　按病变关节取穴,或在肿胀强直明显处。

2.方法　严格消毒后,用皮肤针叩刺出血,然后加拔火罐,拔出血水,并使皮肤轻度青紫,每日或隔日 1 次,6 次为 1 个疗程。本法适用于风湿热痹及痰瘀痹阻所致的强直性脊柱炎。

五、穴位注射

硬膜外药物滴注疗法在国内临床应用较多,它是利用在病变脊椎阶段硬膜外腔滴注大量液体,对水肿、粘连的脊神经进行冲击及钝性分离粘连,由于液体内含有大量的营养神经细胞和消除无菌性炎症的药物,可使脊柱病变部位疼痛迅速消除,晨僵减轻,有助于本病的康复。本法常用于强直性脊柱炎急性发作而一般治疗方法效果欠佳的情况下。

1.取穴　大椎、腰阳关、阿是穴。

2.方法　将上述诸穴严格消毒后,用 5 mL 注射器及 6 号注射针头抽取威灵仙注射液,针刺得气后,回抽无血,即可推药,每次 0.5 ~ 1.0 mL,每 3 日 1 次,6 次为 1 个疗程。

六、牵引治疗

对于畸形不甚严重,畸形存在时间也不太久的病例,可用皮牵引或骨牵引或牵引床试行纠正,对髋关节畸形的牵引重量可用 4~6 kg,膝关节畸形牵引可用 2~4 kg。

在关节突间关节及各韧带尚未骨化,呈现中度或重度畸形,采取俯卧位或仰卧位治疗无效时,可试行下肢皮肤牵引法,其要点如下。

患者仰卧位,头颈、背部及下肢适当加垫,将床脚抬高约 20 cm,在其每侧下肢悬吊重量约 5 kg 的重物,在患者可耐受前提下,每次坚持约 30 分钟,每日进行 3 次,并逐渐撤除垫物。不牵引 2~3 周后,若无明显效果,则应停用此法。

七、其他疗法

(一)一般治疗

对早期患者,强调从事正常活动,坚持关节功能锻炼与卧床休息相结合,要背靠椅子挺直背坐着,必要时可根据情况挺直腰站立,夜间睡硬板床,不垫枕头,维持良好的姿势和正常身躯,以免脊柱和颈椎变形。重者须卧床休息,每日使患者进行充分的锻炼,如各关节活动、扩胸、挺直躯干及深呼吸运动。如畸形进展时,可用支架或器械矫正。

(二)对症治疗

(1)眼部治疗:为了预防虹膜炎发展为青光眼和失明,可局部或全身应用阿托品和糖皮质激素治疗。

(2)心脏病治疗:可与其他原因造成心脏异常的治疗相同,有手术指征时,可考虑手术治疗。

(3)肺部并发症治疗:有细菌或霉菌并发感染时,可应用有效的抗生素或抗霉菌制剂。

(4)当颈椎畸形压迫神经时,可手术切除骨板,解除压迫症状。

(三)埋线疗法

根据发病段位,如病在胸段,脊柱向后凸,则应在病脊柱的脊柱棘突间选穴埋线。如侧弯,向左者,应在脊柱督脉右侧旁开 1.5 寸处,相当于脊柱横突端的后缘处定穴埋线。向右侧弯者,则在与左侧弯相反处定穴埋线。伴坐骨神经痛者,可酌情配患肢的环跳、风市、承扶、殷门、委中、阳陵泉和昆仑等穴。

1.操作　患者取俯卧或侧卧位,按无菌操作对穴位常规消毒后,用 2% 普鲁卡因在穴位上注射小皮丘麻醉,然后再将已消毒好的穿刺针退出针芯少许,装入肠线,在穴位局麻皮丘处,将针迅速刺入皮下,而后根据穴位所需的深浅度,确定进针的角度和方向。

2.手法　进针用力要柔和,所刺穴位注意避开血管。待有酸、麻、胀、凉或热感(得气),或沿本经传导扩散感时,采用针灸的强刺激手法(体弱或畏针耐受力差者,可用中弱刺激手法),目的为加强疗效,而后,退针时要用酒精棉球按压在针体旁,待针眼不渗血后,用小块胶布封贴 3 天。

临床研究表明,埋线法能迅速、直接而持久地改变病灶的周围环境,改善局部血液循环,促进新陈代谢,从而消除局部的无菌炎症。

(四)心理疗法

目前,无论在国内或国外,不少患者、家属,甚至有些医生都错误地认为本病无法治疗。对本病的发展,或听之任之,或求助于玄学。在这种悲观思想的影响下,许多本来行之有效的治疗方法,不能发挥其应有的治疗作用,以致病情更加严重。

临床经验证明,充分发挥患者的主观能动性,树立与疾病作斗争的决心和信心,加上设计合理、安排得当的中西医结合的各种治疗方法,对绝大多数人来说确实可以做到减轻疼痛、预防和矫治关节畸形、改进或重建关节功能的目的。临床上那些病情严重,各种治疗无效,终至严重残疾的患者只占极少数,约5%。即使对这些严重残疾的患者,采取适当的手术治疗,也可减轻残废,改进功能。但是,那种认为本病很容易治疗的思想也同样有害。因本病确属相当难治的慢性病,不但见效慢,还易出现反复。患者、家属和主治医生若没有充分的思想准备,一旦治疗遇到挫折,就易灰心丧气,甚至半途而废。因此,医生必须向患者解释清楚,平时多交流,帮助患者树立战胜疾病的信心。

患者心理教育是强直性脊柱炎治疗成功的前提保证,其作用有以下几个方面。

(1)早期诊断,尽早治疗以减少治疗的难度和复杂性,降低致残率。

(2)对于确诊患者,帮助他们了解本病病程和预后,使之认识治疗的意义及长期性,从而调动患者治疗的积极性和恒心。

(3)了解药物的作用和可能发生的副作用,以及处理办法,以免发生不必要的用药中断或发生不良后果。

(4)使患者认识正确的行为和医疗体育的重要性并给予指导,如戒烟,注意卧、坐、行姿势等,以保证即使脊柱强直,也能保存最佳功能位置。

(5)指导患者择医选药,以避免因"病急乱投医"而上江湖骗子的当,既费时又耽误治疗等。

(6)鼓励和促进患者间的联系交流,以吸取各人经验教训作为借鉴。

(7)鼓励患者保持乐观精神,正确处理社会、经济、亲友关系并取得支持。

(五)运动疗法

体育运动是强直性脊柱炎患者康复的重要内容之一,传统的体育运动作为治病和康复的方法有着十分悠久的历史,为历代医家所重视,并创造了许多有针对性、行之有效的运动方法。值得注意的是,积极、合理的运动在某种意义上比药物还重要,故应持之以恒,即使病情严重,也不必中止,尽可能做些力所能及的活动,因为大多数严重畸形发生在急性发作的时期。

1. 膝胸运动　仰卧后,双足着床板,屈膝,慢抬起一膝向胸部方向屈曲,双手抱膝后继续拉向胸前,至满意为止;恢复原双足位置。另一膝作上述运动。左右各重复2~3次后,放松,做双手抱双膝运动2~3次,至僵硬感消失为止。

2. 日常的运动　日常应时时记住保持身体挺直。在坐立时尽量挺胸收腹,避免懒散的驼背姿势。写字时桌子要高,椅子要低。如水温合适,游泳也是很好的运动,既能扩胸、活动肢体关节,又有利于维持脊柱正常的生理曲度,在国外十分提倡。但本病患者严禁跳水,以免造成颈椎和颈髓损伤的严重后果。

3. 有针对性的矫形体操　是预防和纠正脊柱、关节畸形的主要措施。如简单的深呼吸运动和扩胸运动,可预防肋椎关节强直,增加肺活量,还间接起到预防驼背作用。打太极拳对本病患者较合适。

为了保证运动锻炼的顺利进行并从中得益,首先应做到持之以恒,根据各人具体情况,选择适当的时间,坚持有规律的锻炼;其次是做好运动前的热身准备,以免运动中出现损伤,如先热身、做准备运动,或理疗、热水浴等;再次是选择锻炼方法,根据各人病情,侧重某些方面的运动,并注意循序渐进;最后是避免运动量过度,以免事与愿违。运动时,"恰如其分"很重要,如果运动后症状减轻,疼痛没有加重,可适当增加些运动量,反之,运动后疼痛、不适加重,则运动量过大,应适当减少运动或在一段时间内增加休息时间。休息和运动应相辅相成。

目标导航

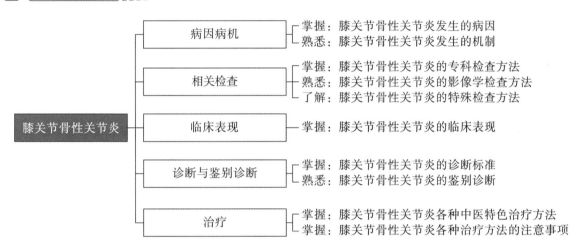

膝关节骨性关节炎，亦称退行性骨关节病、骨质增生，在临床上是一种常见多发病，是引起膝关节疼痛的主要原因之一。它是一种退行性骨关节病，其特征是关节软骨发生原发性或继发性退行性病变，并在关节边缘有骨赘形成。其病理变化以软骨变性及软骨下骨质病变为主。大多因外伤受损、关节间隙不对称所致力线改变、关节面破坏及骨质疏松、增生等因素造成。临床表现为局部疼痛、关节僵硬、行走跛行等一系列症状。

病因病机

一、病因

根据有无局部原因存在，可将本病分为继发性和原发性两种。

原发性骨性关节炎最常见，又称特发性骨性关节炎。多见于体力劳动者、血压高者、妇女、50岁以上者、体型肥胖的患者。该病可以累及多关节，多表现为远侧指间关节炎和赫伯登（Heberden）结节，有明显家族遗传的特点，称为多发性骨性关节炎。也可以累及单个关节或几个关节，主要是负重关节，膝关节居第一位。原发性通常进展缓慢，而且不太严重。继发性骨性关节炎也很常见，常继发于关节畸形、关节损伤、关节炎症或其他伤病，继发于创伤者又称创伤性关节炎。

两种类型的晚期可能是同样的结果。原发性骨性关节炎是以关节软骨进行性磨损、糜烂、溃蚀和退行性改变，软骨蛋白糖的降解，胶原纤维结构破坏为特征的病变，强调软骨和滑膜细胞的作用。

尽管对原发性骨性关节炎的病因目前尚未完全明了,但已明确以下许多因素可以造成关节软骨破坏。

1. 年龄因素 随年龄增长,从中年到老年常发生关节软骨退行性变,关节多年积累性劳损是重要因素。同时老年人软骨基质中的黏多糖含量减少,基质丧失硫酸软骨素,纤维成分增加,软骨的韧性减低,因而容易遭受力学伤害而产生退行性改变。可以说关节软骨本身的改变是发病的内在因素。滑膜细胞分泌功能降低,所分泌的滑液成分改变,比如透明质酸类物质减少,影响了对关节软骨的润滑与营养。但都难以说明众多的具有骨性关节炎改变的老年人中,为何只有少数人出现症状,有些人退变磨损很明显而症状不重;反之有些人软骨退行性改变不重而症状却很明显。

2. 性别因素 男女均可受累,但以女性多见,尤其是闭经前后的妇女。说明该病可能与体内激素变化有关。

3. 遗传因素 临床见到末端指间关节骨关节炎,有 Heberden 结节者[若出现在近端指间关节则称为布夏尔(Bouchard)结节],家族中姑姨、姐妹常患同样病,因此,推测本病与遗传因素有关。

4. 体重因素 肥胖和粗壮体型的人中发病率较高。体重超重,势必增加关节负重,促成本病发生。

5. 饮食因素 营养不良也是致病因素之一。关节软骨内没有血管,其营养依靠从关节液中吸取。软骨的修复是靠外层的软骨细胞分裂繁殖和软骨细胞分泌基质来完成的,当营养和氧供应不足,影响到软骨细胞的增殖时,就会导致软骨基质减少,软骨新生不足而变软弱,极易在负重部位发生磨损,并且病变随年龄增长而日趋加重。

6. 气候因素 常居潮湿、寒冷环境的人多有症状。可能与温度低,引起血运障碍有关。血运障碍,可使骨内血液循环不畅,骨内压及关节内压增高而造成疼痛、肿胀等症状。

关节创伤如关节骨折或脱位;慢性劳损如膝内翻、膝外翻、半月板切除术后、先天性髋关节脱位、髋内翻等均可诱发膝关节骨性关节炎,属于继发性骨性关节炎。还可以继发于炎性关节疾病,如急性或慢性化脓性炎症、结核、类风湿关节炎,以及内分泌紊乱(如糖尿病、肢端肥大症)、新陈代谢紊乱(如褐黄病、假性痛风、大骨节病、剥脱性骨软骨炎)、畸形性骨炎、发育紊乱(如股骨头骨软骨病、股骨头骨骺滑脱、脊柱侧弯、膝关节滑膜软骨瘤病)、神经性关节病和缺血性坏死等。

二、病机

骨性关节炎,无论原发还是继发,最终的病理机制改变是同样的。

早期,变化最先发生于关节软骨。关节耗损超过再生能力时即发生变性。关节承重区的软骨变软,表面干燥,失去光泽和平滑,变得粗糙,呈黄色,弹性降低,表面出现不规则的压迹、麻点样小窝和线形沟,或纤维变,状如天鹅绒样改变,软骨逐渐变薄、碎裂,出现垂直裂隙,以致表面软骨形成小碎块,脱落于关节腔内,或在原处浮起,软骨碎裂剥脱后暴露出软骨下骨质。显微镜下,可见软骨表层基质减少,原纤维变性,丧失其同质性,在垂直于水平方向裂开,软骨细胞肿胀、崩解或增生,软骨细胞的正常排列发生改变,细胞集合成为一种与表面相垂直的柱条,进而受损软骨变软、糜烂、变薄。软骨表层基质染色不良,细胞数目增多。近来认为磷灰石(氢氧磷酸钙)晶体小结与骨关节炎的早期发病有关。随着软骨细胞的衰变与破坏,从溶酶体释放出蛋白分解酶或滑液中的透明质酸酶,与血浆酶进一步促进关节软骨分解,成纤维细胞及滑膜绒毛增生,软骨最终消失,纤维化。

在应力和磨损最重的部位,软骨逐渐被全层破坏,使软骨钙化层,甚至软骨下骨质裸露,骨面下骨髓腔内血管和纤维组织增生,不断地产生新骨,沉积于裸露骨面下变厚变硬,形成硬化层,其表面被磨光如象牙样,故称为牙质变。这种象牙样改变的骨面是由钙化软骨、新形成的致密骨、坏死的骨质和纤维软骨组成。关节面下方的骨髓腔也呈纤维样变性、水肿和充血,象牙样骨面常有较大的裂孔,关节运动时所产生的压力波可通过该裂孔传导至骨端松质骨内的髓腔内,使髓腔内的骨小梁因受压而萎缩吸收,因而产生囊肿样改变。囊肿的内容有时是关节液,有时是纤维组织或纤维软骨组织。关节软骨破坏区的周围出现骨赘增生,是由于软骨边缘软骨膜过度增殖而产生新的软骨,形成软骨性骨赘,并进而骨化形成骨赘。这种修复现象可以增加关节负重面积,降低单位面积的承受压力。被破坏的软骨区下的血管增生,软骨下骨质的微细骨折愈合,以及骨内静脉瘀血,骨内压力增高,这些均是刺激骨赘增生的原因。肌腱、关节囊和韧带附着处属于末端结构,也可以随着关节退行性变而发生增殖钙化现象,表现为钙化潮线上涨,纤维软骨增生,血管侵入、钙化,以至于骨化而形成骨赘。二者均起于软骨的退行性改变,是对施加于关节的应力变化发生反应而形成的新骨。不仅是关节外形变化,而且由于骨小梁增加或吸收,骨质内部构造也发生了改变。骨赘中心为松质骨与骨端松质骨相连续,其表面为纤维软骨或纤维组织所覆盖。

软骨退变磨损,骨质硬化、囊变、骨赘形成,关节肥大变形,构成了骨关节炎的病理核心,导致一系列与之相关的临床症状。这也是命名为骨关节炎的依据。

在本病的早期,滑膜并无明显改变。随着病情的进展,关节滑膜和关节囊受脱落的软骨碎片的刺激而充血、水肿、增生、肥厚、滑液增多,产生继发性滑膜炎。滑膜可以吞噬包埋软骨碎屑而使滑膜增生、变厚,呈绒毛状,关节囊纤维化并挛缩。有人提出滑膜炎性变化与软骨损伤后引起的自身免疫反应有关。表现为滑膜液内单核细胞、免疫球蛋白和补体增多,滑膜可见充血和单核细胞浸润。滑膜表面皱襞和绒毛增多,滑膜细胞的细胞质减少,纤维增多,基质减少,代谢功能减弱。滑膜下层弹力纤维和胶原纤维随年龄而增多。滑膜表面与毛细血管间距离扩大,引起循环障碍。滑膜的血液循环障碍和滑膜细胞溶酶体酶释放改变了滑液的成分,又反过来加速了关节软骨的退行性改变。

关节内游离体可来源于滑膜绒毛化生的软骨,或者脱落的软骨碎屑。关节内渗液可能增多,渗液清晰,黏稠度降低,蛋白含量低,细胞计数稍高于正常,有时可发现氢氧磷酸钙或焦磷酸结晶体。偶尔可以有血性渗出液。关节滑液变稀,影响了其对关节软骨的润滑和营养功能。滑液稀释、关节面改变、关节异常负重,导致关节润滑较差,也加重了关节软骨的变性。

相关检查

一、影像学检查

(一)X 射线检查

骨性关节炎早期仅有软骨退行性改变时,X 射线片可能没有异常表现。随着关节软骨变薄,关节间隙逐渐变窄,间隙狭窄可呈不匀称改变。在标准 X 射线片上,成人膝关节间隙为 4 mm,小于 3 mm 即为关节间隙狭窄。60 岁以上的人正常关节间隙为 3 mm,小于 2 mm 为关节间隙狭窄。个别人关节间隙甚至可以消失,进而软骨下骨板致密、硬化,如象牙样。负重软骨下骨质内可见囊性改变。这种囊性变常为多个,一般直径不超过 1 cm,可为圆形、卵圆形或豆粒状。关节边缘(实际上是软骨边缘)及软组织止点可有骨赘形成。或见关节内游离体,骨质疏松,骨端肥大,软组织肿胀阴影等。但关节间隙狭窄、软骨下骨板硬化和骨赘形成是骨性关节炎的基本 X 射线特征。Ahlback (1968 年)提出根据 X 射线检查可将骨性关节炎的严重程度分为 5 度:1 度,关节间隙狭窄(50% 关节软骨磨损);2 度,关节间隙消失;3 度,轻度骨磨损;4 度,中度骨磨损(磨损造成骨表失 0.5 ~

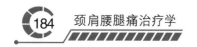

1.0 cm);5 度,严重骨磨损常有关节半脱位。

（二）超声检查

超声检查尤其是高频探头的应用能清晰显示关节面软骨的厚度及表面是否光滑,关节滑膜病变积液及骨赘脱落的显像更有其独到之处,能准确描绘出这些病变的程度、性质及范围,明显优于X 射线平片。

表现:①关节面软骨发生病变后最早出现软骨低回声带变薄,多以外侧明显,致内外侧厚度不等,软骨边缘模糊、毛糙甚至局部缺损,重者可见关节软骨低回声带消失。②骨质增生:纵切扫查膝关节内外侧,上下关节缘呈"唇样"突起,回声性质同骨组织。③滑囊炎表现:渗出积液时呈无回声暗区,滑囊壁增厚回声增强,部分可肥厚呈"绒毛"状,探头挤压可见绒毛样结构浮动。若积液伴有骨赘脱落,可在暗区内显示强回声团后伴声影,推挤可移动,酷似"胆囊结石"征象。但超声也有其局限性,如对晚期软骨下硬骨病变的诊断,由于超声衰减明显仍需与 X 射线检查结合全面考虑。

（三）磁共振成像

使用肢体表面线圈,分别作横切位、矢状位和冠状位平面检查。可显示骨皮质、髓组织、关节软骨、两侧半月板、交叉韧带、脂肪垫、肌腱、肌肉、皮肤、脂肪组织、血管、神经束等。

二、实验室检查

全身状况多属正常。关节滑液分析也正常,清晰、淡黄、黏稠度高,白细胞计数常在 1 000 以内,偶尔可以达到几千,主要为单核细胞。偶见黏蛋白凝块坚实。有时可见到红细胞、软骨和纤维碎屑。

三、专科检查

（一）视诊

检查时患者充分暴露被检查部位,两侧对比,观察膝关节有无肿胀,如有,是局限性肿胀,还是全关节肿胀;有无畸形;膝关节周围有无窦道、肿块;有无股四头肌萎缩等。

（二）触诊

触诊时应熟悉膝部的体表标志。检查时多嘱患者取仰卧位,双下肢自然伸直,医生用手指辨别不同组织的外形、硬度、弹性、柔韧度、活动度等,还应注意关节周围有无压痛,有无肿物,关节内有无积液,滑膜是否增厚,关节活动时有无摩擦音（感）等体征,要遵循由远到近、由轻到重、两侧对比、反复检查比较的原则。

1.压痛点　要查清压痛的范围、深浅,有无结节、条索、凹痕、增高、粗涩、僵硬等,有无激痛现象。查压痛点还应注意按顺序检查:髌骨周缘,股骨内、外上髁,胫骨平台,侧副韧带,髌韧带,胫骨结节。关节间隙应自膝"象眼"向后沿半月板前角、体部、后角部按压。膝部的压痛点多位于髌骨边缘、髌韧带两侧"象眼"部、关节间隙、侧副韧带、胫骨结节和踝部、腓骨头等处（图 12-1）。如压痛点位于髌骨两侧及"象眼"部,多见于膝关节炎;压痛点位于髌骨下缘和髌韧带两侧及深面,多见于髌骨下脂肪垫劳损或髌骨软化症;压痛点位于关节间隙侧方,多见于该侧半月板损伤;压痛点位于关节间隙前方,见于膝横韧带或半月板前角损伤;伸膝位"象眼"处压痛而屈膝位消失,则提示该侧半月板前角损伤;压痛点位于侧副韧带局部或其上、下附着处,多见于相应侧副韧带损伤;压痛点位于胫骨结节处,多见于胫骨结节骨骺炎;压痛点位于髌骨软骨面,多见于膝关节骨性关节炎。

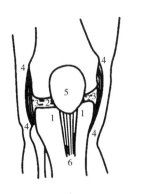
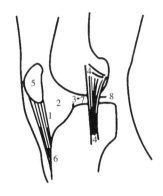

图 12-1 膝部常见压痛点

2.关节积液 正常膝关节内约 5 mL 滑液,主要生理功能是润滑关节、缓解冲力、营养软骨。膝关节积液时,需做浮髌试验。一般积液量在 10 mL 以上,浮髌试验即可呈现阳性(图 12-2)。

3.肿物 检查髌骨上滑囊、髌骨、髌韧带两侧、关节间隙、腘窝等处有无肿物(图 12-3)。注意其性质、硬度及活动度。触诊可扪及 3 类肿物:第一类是囊性肿物,膝关节有丰富的滑囊组织,恒定的滑囊很多。当这些滑囊发生炎症积液时,可出现囊性肿物,按之质软有波动感,如髌上囊肿、髌前囊肿。腘窝囊肿和半膜肌腱囊肿在腘窝部。第二类是较硬的肿物,一般按之无波动感,但不如骨组织那样硬。如肿物在膝关节间隙前方或后方时,特别在伸膝或屈膝时出现,多为半月板囊肿;如肿物位于关节间隙、侧副韧带之前,且随膝关节时隐时现,有时可出现关节绞锁现象,此为关节内游离体,俗称"关节鼠",多发生在关节损伤后关节软骨脱落,亦可为膝关节滑膜软骨瘤等。第三类是质硬的骨或软骨组织肿物,常见为骨肿瘤,应仔细与上述肿物鉴别。骨肿瘤好发于股骨下端和胫骨上端,多呈偏心性肿大,位置固定,推之不动。如骨软骨瘤呈局限性突出,表面高低不平,质地坚硬无压痛或轻度压痛。胫骨上端巨细胞瘤触之如乒乓球感。骨肉瘤触之较软,压痛明显,皮温高。

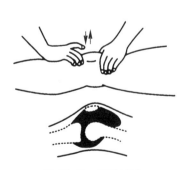
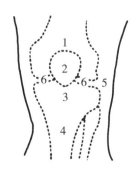

图 12-2 浮髌试验　　图 12-3 膝部肿块好发部位

4.滑膜增厚 正常的滑膜不能触到,若按、摸膝关节时感觉软组织增厚,提示滑膜有增厚的可能。如膝内触及痛性条索,多见于皱襞综合征。引起增厚的原因可见于各种性质的慢性炎症,多见于风湿性膝关节炎、膝关节结核等。

5.摩擦感 膝部髌腱腱鞘炎患者在膝关节运动时,可感知有轧砾感,在骨性关节炎时,可感知髌骨与股骨髁有摩擦感。有时这种摩擦声音可以听到。此外,膝关节面不平滑、髌骨软化、关节内游离体等均可起摩擦感或摩擦音。

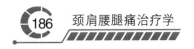

6.髌骨触诊

(1)对髌骨软化症的患者,检查髌骨关节面有无触痛。嘱患者仰卧伸膝,股四头肌放松,检查者一手将髌骨推向内侧与外侧,另一手依次触摸可能触及的髌骨关节面,可触到关节面不平滑并有压痛。

(2)髌骨有外伤时,可用指甲背面沿髌骨表面自上而下滑动或用铅笔从上而下在髌骨表面滚动,如有明显疼痛,提示有髌骨骨折可能。

(三)叩诊

轴向叩痛可见于胫骨平台或股骨髁部损伤;叩击髌骨,若髌下痛可能为髌骨软化症或骨性关节炎。

四、膝关节功能活动检查

(一)主动运动检查

膝关节的中立位是下肢伸直在0°位,髌骨和足趾向上。膝关节主动运动功能的检查主要有以下几个方面。

1.伸膝运动　正常为0°,或有5°~10°过伸。检查时让患者从蹲位站起,注意是否能够直立和膝关节完全伸直。也可嘱患者坐于床边,双小腿自然下垂,然后令其做伸直小腿动作。参与此运动的肌肉主要是股四头肌。有时患者不能立即伸直膝关节最后的10°,需经很大努力才能慢慢伸直。这种情况称伸直延迟,常伴有股四头肌无力。

2.屈膝动作　正常为120°~150°。检查时嘱患者俯卧于床上,两下肢伸直并拢,然后令其屈小腿。参与屈膝运动的肌肉有股二头肌、半腱肌、半膜肌、缝匠肌、股薄肌、腓肠肌等。也可让患者深蹲。检查时两侧对比,观察其两侧屈膝角度是否相等。

(二)被动运动检查

1.屈曲　患者仰卧于诊察床上,两下肢并拢,检查者一手握住踝部,另一手放在被检查侧腘窝下方,起一个支点的作用,但不影响膝关节的活动,然后抬高膝部,尽量屈曲膝关节、髋关节,注意足跟与臀部之间的距离。正常时屈腿很容易,足跟可接触到臀部。

2.伸直　患者仰卧位,检查者两手仍放在患者的踝部和膝部,然后拉小腿向下伸直膝关节。从屈到伸的弧形应该是顺滑的。正常时,两侧膝关节可伸直到0°或有轻度过伸。有病变时则不能完全伸直。

五、特殊检查

(一)膝过伸和过屈试验

患者仰卧或坐位,伸膝,检查者一手扶按其大腿下1/3前方,适当用力下压。另一手握小腿踝上适当用力上提,使膝被动过伸,检查有无疼痛,然后再使膝尽量屈曲。过伸时股胫关节间隙前区痛可能为半月板前角损伤、髌下脂肪垫炎或膝横韧带损伤;若腘部疼痛则可能为腘斜韧带损伤。膝全屈痛可见于半月板后角损伤或滑膜炎等。

(二)浮髌试验

患者仰卧,膝伸直放平,股四头肌放松。检查者一手掌置于髌骨上方,从髌上4横指处起(髌上囊上缘)向下施压,将囊内液体挤入关节腔内,使髌骨浮起;再用另一手示指叩按髌骨,如感到髌骨与股骨有撞击感为阳性。一般积液量为10 mL以上浮髌试验即可为阳性。若髌骨随着手指的按动而出现浮沉的现象,表示积液量较多。患者直立时,髌上囊的积液自然流到髌骨后方,如股四头肌松弛,髌骨离开股骨滑车,这时用两个拇指分别推动两侧髌骨对比两侧感觉,如果髌骨被关节积液浮起,推动时有髌骨和股骨撞击感,即为阳性。关节内积液性质,如急性外伤则可能为关节内积血,如急性感染则可能为关节内积液,一般肿胀多为渗出液,通过关节穿刺即可识别。

(三)髌骨摩擦试验

髌骨摩擦试验又称索-霍(Soto-Hall)征。检查者用手触压髌骨,然后做膝关节的主动及被动屈伸运动,若膝关节出现摩擦音及疼痛时,为阳性。见于髌骨软化症。

(四)麦氏(Mc Murray)征试验

患者仰卧床上,髋膝屈曲呈锐角,尽量使足靠近臀部,检查者一手放在其膝部,手指摸关节间隙,另一手握其踝部,令患者肌肉放松。检查方法有原始法和改良法两种,主要是重复半月板受伤动作。

将患者的髋与膝由被动屈曲逐渐伸直,同时使其小腿外展外旋(原始法)或内旋(改良法);再使小腿内收内旋(原始法)或外旋(改良法)。如果在某一固定角度触到或听到响声,并伴有疼痛,即为半月板损伤。这是由于膝部角度的变化,任何内侧或外侧软骨的碎片将被夹于股骨与胫骨的关节面之间。在膝伸直时,股骨在这不正常的软骨上于外侧即是外侧半月板损伤。记录应为内收(或外展)内(或外)旋位,自屈而伸至中立位,外(或内)侧出现疼痛及弹响。

(五)重力试验

患者侧卧,患肢悬空,膝主动伸直,患侧在下时受到挤压,若有音响或疼痛即为阳性;翻转身体使患侧在上,间隙张开,痛、响减轻或消失为阳性。多见于盘状软骨,以关节内侧多见。

(六)前抽屉试验

患者仰卧,被检查膝屈曲90°,检查者固定其踝部,双手握住其小腿上端从后向前牵拉,若胫骨向前移出(主要是观察胫骨结节)超出正常侧5 mm为阳性(正常侧可前移1~2 mm),提示前交叉韧带损伤。为了使被检查肢体放松,也可令患者坐于床边,使其垂膝放松,更便于检查。

还有人采用改良的前抽屉试验:患者仰卧,屈髋45°,屈膝90°。检查者坐于患者被检查肢体的足部,以确保它处于中立位、内旋30°和外旋30°位,并使腘绳肌放松,以手摸其肌腱可知,再行前抽屉试验。

(七)后抽屉试验

典型的后抽屉试验是在屈膝90°位进行,胫骨置于内旋、中立和外旋3个位置。检查者坐住其足以确保胫骨在所需的旋转位置上。双手握持其胫骨上端并用力向后推,若后移超过1 cm为后抽屉试验阳性,意味着后交叉韧带损伤。也可在屈膝60°位做这一检查。

应注意,急性后交叉韧带断裂时本试验可能为阳性,与肌紧张有关。因此,又创立了以下3种改良方法。

1.松缓轻柔的后抽屉试验　患者坐于床边,屈膝约90°,靠小腿重力使胫骨下沉,而使膝关节放松,检查者把拇指放在股骨髁上,用鱼际向后推压胫骨近端,若感到胫骨平台向后移为阳性,代表后交叉韧带断裂。

2.反向拉赫曼试验　患者俯卧位,膝微屈曲。检查者一手固定股骨远端,另一手抓住胫骨近端向后推,同时患者应放松肌肉,若胫骨后移为阳性,代表后交叉韧带断裂。

3.高德福林(Godfrey)试验　患者仰卧,检查者握其小腿,使其髋膝分别屈曲到90°。然后用手按住胫骨结节处向下方用力,若发现胫骨结节后移则表示后交叉韧带断裂。

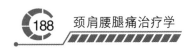

（八）挤压或研磨试验

患者俯卧,患膝屈曲,检查者沿小腿用力向下按压,同时作旋转动作,并在不同的屈曲角度做这一动作。痛在内侧关节间隙为内侧半月板损伤;痛在外侧间隙则考虑是外侧半月板损伤。屈曲位痛时病在后角,伸直位痛时病在前角。

临床表现

膝关节骨性关节炎主要症状是疼痛、肿胀、畸形和功能障碍等。

一、疼痛

（一）疼痛程度

几乎所有病例都有疼痛,根据疼痛的程度从轻微到严重可分为 5 度。

1. 不痛　患者因膝部其他症状而求医,日常活动不痛,偶有疲劳感,或沉重感,或不适感。

2. 轻度疼痛　各种动作刚一开始时稍有疼痛,完全能够忍受,不妨碍生活与工作,或劳累后或远行后疼痛。

3. 中度疼痛　步行时疼痛,短时间休息后可以减轻或消失。疼痛已引起患者注意,或干扰其情绪,但尚能完成各种活动,生活尚可。疼痛尚能忍受,不需服用或需偶尔服用止痛药。妨碍运动,甚至影响工作。

4. 重度疼痛　负重和做各种动作时强烈疼痛,以致妨碍活动,影响生活,常需服止痛药。休息后虽然可能减轻,但仍然疼痛,或有自发痛。

5. 剧烈疼痛　无论休息还是做何种动作都强烈疼痛,以致不能活动,生活不能自理,不得不服止痛药,甚至服药也仍然疼痛,干扰休息和睡眠。

多数患者膝痛属于轻度和中度,少数为重度,偶见剧痛或不痛。疼痛多为钝痛,伴沉重感、酸胀感或僵滞感,活动不适。属重度或剧烈疼痛者,或持续几天,或很快消失,少数也有持续较久,或一作某种动作就痛者。也有伴发肿胀、红热呈急性炎症反应者,可能与关节内合并轻度感染,或与生化反应刺激有关。

（二）疼痛特点

1. 始动痛　膝关节处于某一静止体位较长时间,刚一开始变换体位时疼痛,也有人称之为"胶滞现象"(gelling);活动后减轻,负重和活动多时又加重,具有"痛—轻—重"的规律。

2. 负重痛　患者常诉说游泳、骑自行车时膝不痛,而上下楼、上下坡时膝痛,或由坐位或蹲位站起时痛,或是拉孩子、提担重物时膝痛。这是由于加重了膝关节负荷而引起的膝痛。比如乘长途汽车,屈膝久坐,到站后刚一站起时疼痛明显,稍加活动后好转,活动久了又痛。再如坐在戏剧院内,由于座位限制较长时间被迫屈膝,精神又集中于看戏,戏终人散突然站起,会感到骤然膝痛,甚至有跪落感。国外有人称之为"戏剧院征",它是始动痛与负重痛的共同作用所致。若在站起负重前,先不负重地活动一下腿膝,再站起则疼痛就会减轻或不痛。

3. 主动活动痛　重于被动活动痛,因主动活动时肌肉收缩加重了关节负担。

4. 休息痛　膝关节长时间处于某一体位静止不动或夜间睡觉时疼痛,又称静止痛。与静脉血液回流不畅,造成髓腔及关节内压力增高有关。常需经常变换体位才得缓解。

疼痛多与气温、气压、环境、情绪有关,秋冬加重,天气变换时加重,故有"老寒腿""气象台"之称。疼痛多位于髌骨之间或髌骨周围和膝关节内侧,膝外侧或后侧较少。两处或两处以上疼痛,或疼痛部位不定,经常变换者也不少见。

二、肿胀

既可以由关节积液所致,也可以由软组织变性增生,如滑膜肥厚、脂肪垫增大等,甚至是骨质增生、骨赘引起。较多见的是上述两种或三种原因并存。以髌上囊及髌下脂肪垫肿胀较多见,也可以是全膝肿胀。可将肿胀分为三度:略比健侧肿胀为轻度,肿胀达到与髌骨相平为中度,高出髌骨为重度。以轻度和中度肿胀多见。也有表现为局限性肿胀者,多见于髌上内外侧,与关节内压力增加,髌上囊向内或向外疝出有关。还常见于内外膝眼及腘窝处。

三、畸　形

以膝内翻畸形最为常见,这与股骨内髁圆而凸起,胫骨内侧平台又较凹陷,而且骨质相对疏松又兼内侧半月板较薄弱有关,甚者伴有小腿内旋。畸形使膝关节负荷更加不匀,越发加重畸形。另一个常见畸形是髌骨力线不正,或髌骨增大。由于股内侧肌萎缩,使髌骨内外侧牵拉力量不均衡,受外侧强韧的支持带牵拉髌骨外移。由于骨质增生而髌骨显得增大。

四、功能障碍

膝关节是下肢运动的中枢,其功能在于活动和支撑负重。由于骨性关节炎所引起的功能障碍可分为两类,即运动节律及运动能力的改变。绝大多数属于功能受限,很少见到关节功能永久性完全丧失者。但有个别病例关节绞锁,关节活动可能完全受限,不能支撑负重,但当关节绞锁解除后,症状都能有所缓解。

(一)运动节律异常

即关节活动协调性改变,如打软(giving way),或滑落感,或跪落感,或错动感,以及绞锁、弹响或摩擦音等。

1.打软或跪落感、错动感　较常见,尤其上下台阶或走不平的路时,患者常常突然自觉患膝有一种要跪倒的滑落感,由于不稳而担忧。此系损坏的关节软骨面受压所致,或关节稳定装置功能障碍,如股四头肌,尤其股内侧肌力量减弱所致。经常打软也会加重关节软骨的损伤。摩擦音为细碎的响声,多由于关节面轻微粗糙不平所致,此不同于生理性关节音响,后者仅见于活动之初,清脆短促,活动2~3次之后即可消失。也可能由于肌腱或腱周组织炎症渗出而产生摩擦音。这两种病理摩擦音的性质和部位不同,不难区别。

2.弹响声　则更为响亮。来自关节内者,多系关节面有较大的缺损或凹凸不平,或游离体或破裂的半月板卡于两骨之间所致。来自关节外多系肌腱摩擦滑过突起处所致。

3.绞锁　则更为严重,系两个关节面之间卡进异常物体,如游离体、破裂的半月板,引起较重症状,多为突然发生,剧烈疼痛,关节不能活动,不敢屈也不敢伸,也不能负重,常伴恐惧感,有时可突然自行解锁而明显缓解,或需医生施以手法紧急解锁。滑膜皱襞卡进两骨之间,也可产生类似的症状,称为假性绞锁,因为它没有真正卡住,很容易自行缓解,但往往反复发生。频繁的真正绞锁,无疑会损伤关节软骨面,应针对其病因,彻底治疗。

(二)运动能力减弱

运动能力减弱包括关节僵硬、不稳,活动范围减少,以及生活和工作能力下降等。

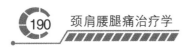
1. 关节僵硬 系指经过休息,尤其是当膝关节长时间处于某一体位时,自觉活动不利,特别是起动困难,或称之为胶滞现象。这是一种弹性僵硬,与摩擦和粘连不同,可以随膝关节活动而改善。也不同于类风湿关节炎之早晨起床时的僵硬,此种僵硬可见于任何时间的长久不动之后。

2. 不稳 常见原因之一是伸膝支撑稳定的力量减弱,如股四头肌萎缩。另外是侧向不稳,表现为步态摇摆,如膝关节反复肿胀,积液较多,关节松弛,而致关节不稳。

3. 关节屈伸活动范围减少 关节经常肿胀疼痛,被迫处于轻度屈膝位以增加关节腔内容积,久之则腘绳肌痉挛,伸直受限。股四头肌力量减弱也能引起伸膝受限。屈曲受限多系关节囊挛缩、骨赘增生、关节面不平、髌骨移动度减少,甚至关节内或关节外粘连,用力屈曲则增加关节内压力而引起不适;或因增生物或粘连而妨碍屈曲,也可能影响伸直。骨性关节炎所引起的多系膝关节活动范围减少,很少使关节强直不能活动。

4. 步行能力 要看平地步行的距离和速度,上下台阶、蹲、坐、站、走、跑、跳等日常活动是否正常,是减弱还是不能,以及完成联合动作,如穿鞋、系鞋带等动作情况。

诊断与鉴别诊断

一、诊断

根据临床表现、实验室检查和影像学表现可作出判断。
膝关节骨性关节炎诊断标准如下。
(1)过去的几个月中膝关节大多疼痛。
(2)关节边缘有骨赘增生。
(3)滑液分析为典型骨性关节炎表现。
(4)年龄≥40岁。
(5)发病期间早上关节僵硬≤30分钟。
(6)关节活动时有"咔嗒"音。
具有上述的(1)和(2),或者(1)(3)(5)和(6),或者(1)(4)(5)和(6),可以诊断为膝关节骨性关节炎。其敏感性为94%,特异性为88%。

二、鉴别诊断

对于膝关节骨性关节病,根据临床症状、体征和X射线所见,作出诊断并不困难。但在老年人,特别是膝关节骨性关节病合并其他膝关节疾患时,易漏诊其他疾病。

1. 髌骨软化症 膝关节活动量越大,疼痛越明显,且有过伸痛,行走无力。膝前侧、下端、内侧、外侧及腘窝均有压痛,按压髌骨时伸膝,可触及摩擦感及疼痛。髌骨研磨试验阳性。

2. 膝关节侧副韧带损伤 在韧带损伤部位有固定压痛,常在韧带的上下附着点或中部。膝关节呈半屈曲位,活动关节受限。侧方挤压试验阳性。

3. 膝关节半月板损伤 有外伤史,伤后关节疼痛、肿胀,有弹响和绞锁现象,膝内外间隙压痛。慢性期股四头肌萎缩,以股四头肌内侧尤明显。麦氏征和研磨试验阳性。

4. 髌下脂肪垫损伤 有外伤、劳损或膝部受凉病史。膝关节疼痛,下楼梯为甚,膝过伸位疼痛加重,髌下脂肪垫压痛明显,膝过伸试验阳性,髌腱松弛压痛试验阳性。X射线膝侧位片,可见脂肪垫支架的纹理增粗,少数可见脂肪垫钙化阴影。

5.化脓性关节炎　多为治疗疼痛和关节积液行关节穿刺及类固醇注入而引起的医源性感染。如出现局部发红、发热、自发痛、关节液混浊,应怀疑是感染。

6.特发性膝关节出血　一般合并于50以上的老年人,有高血压史,上臂束臂试验阳性(血管脆性增加),穿刺可见20~30 mL的血液潴留。一般认为是滑膜血管脆弱所致,有人称之为关节中风。

7.痛风性膝关节炎　发病年龄与骨关节病重叠。关节积液从透明至混浊都可,有多核白细胞增多。X线可见关节整体的骨萎缩,偶见股骨内髁及胫骨关节面的空洞样透明层。血尿酸含量增高。

8.假痛风　关节软骨及半月板软骨有焦磷酸钙及羟基磷灰石结晶沉着,60岁以上居多,年轻人多为家族性。男女比例约为1.5∶1(痛风为20∶1)。X射线示钙化阴影发生在纤维软骨(椎间盘、耻骨联合、胸锁关节、半月板、三角纤维软骨)、关节软骨、关节囊。临床上根据其症状像某种疾病而分类(McCarty分类)。

A型(假痛风型):急性或亚急性发作,不同于痛风的是膝关节是发病的母关节,20%的患者血尿酸升高。

B型(假类风湿关节炎型):对称性关节肿胀、凹陷性水肿、晨僵,10% RF阳性。

C型(假骨关节炎型):有急性发作史。此型易与骨关节炎混淆。

D型(假骨关节炎型):慢性骨关节炎表现。在少见骨关节炎部位(肩、肘、腕关节)发生骨关节炎症状时应怀疑此症。

E型(假神经源性关节炎):类似Charcot关节,无Charcot关节病因。

F型:无症状。

在畸形及破坏严重的病例其他关节有同样变化时,应怀疑此症。

9.神经障碍性关节病或沙尔科(Charcot)关节　90%以上是由脊髓痨所致,其他可因脊髓损伤、糖尿病等引起。早期即可有50 mL以上的大量顽固性关节积液,因深感觉消失、显著的骨破坏及增殖引起关节的畸形和不稳定。根据梅毒血清反应、Westphal征(脊髓痨时膝反射消失)和阿-罗瞳孔(Argyll-Robertson)[脊髓痨时瞳孔缩小,对光反应消失,但调节反射(视远物时瞳孔缩小)仍存在]等特殊检查可确定诊断。

10.膝关节特发性骨坏死　较高龄者,突然发生膝关节的剧痛,出现股骨内髁的骨坏死。不作处理可能自然修复,在此区域可见畸形及关节间隙的狭窄。这在膝关节骨性关节炎的内侧型病例中也可见,可有内髁部的骨缺损及透亮层。病史中如有4~5天的剧烈疼痛,要考虑此病。

11.隐神经卡压　压痛部位不在关节间隙,而在膝关节的后内侧缝匠肌肌腱的后方。可有小腿、足内侧部的感觉减退及卡压点的蒂内尔(Tinel征)。在膝关节骨性关节炎中,主诉腘绳肌附着部疼痛的患者较少,确认卡压点的压痛很重要,松崎等指出在收肌管出口部分有压痛点。

12.近侧胫腓关节不稳定　发病年龄不一定是高龄。通常伴有不固定的膝关节痛及腓总神经麻痹的症状。多在下蹲时自觉小腿麻木。其中部分为腓骨头习惯性脱位。患者主诉膝外侧无力打软,有弹响,可呈外侧半月板损伤的症状。好发于青春期女性。

治　疗

患者因年龄较大,常合并有心血管疾病和肝、肾功能不全,糖尿病等疾病,因此,在治疗本病

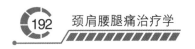

时,尤其手术治疗时,必须全面考虑这些问题,以防术后发生脑血管意外、心肌梗死、肺梗死、静脉栓塞等严重并发症。一定要注意全身状况,牢记"救命第一,救肢第二"的原则。

属于继发性骨性关节炎者,在对症治疗同时,还要针对病因施治,坚持"急则治其标,缓则治其本""治病必求其本"的原则。

骨性关节炎发展缓慢,早期症状较轻,无明显功能影响,所以不是所有患者都需要治疗,只有出现关节僵硬、剧烈疼痛,才为治疗指征。但是在病变早期也应当采取适当的保健和预防措施,坚持"治病于未然",预防为主的原则。不仅可以使症状不发生或晚发生,对症状明显者也可以有减轻痛苦和治疗疾病的作用。

一、手法治疗

(一)方法一

1.治则　活血通络,滑利关节。

2.取穴及部位　阴陵泉、阳陵泉、鹤顶、膝眼、筑宾、委中、承山、绝骨、膝阳关、血海、足三里及下肢外侧。

3.手法　点揉法、点按法、擦法、拿法、揉法。

4.方解　阴陵泉、阳陵泉是为主穴。鹤顶、膝眼位居病所,也为治疗膝部病患的奇穴,可疏通经气、活血通络、解除关节疼痛和僵硬。筑宾穴是阴维脉之穴,又是足少阴肾经与阴维脉之交会穴,有调补肝肾、强筋健骨之功。绝骨穴是八会穴中之髓会,具有舒筋活络、强筋健骨的作用,委中、承山为足太阳膀胱经穴,膀胱与肾相表里,肾主骨,手法刺激委中可有疏通经气、强骨壮筋、滑利膝关节之效。六穴共用舒经活络,活血养筋以消除关节乏力、肿胀疼痛,并稳定关节平衡,防止关节进一步劳损和畸形,为辅穴。膝阳关为足少阳胆经之腧穴,有温通经脉、行血散瘀的作用,血海为足太阴脾经位于膝上部的穴位,有理血和血、散风除湿之功,二穴共用可促进膝部气血运行,防止和消除股四头肌萎缩引起的膝软和疼痛,是为佐穴。足三里为足阳明胃经之合穴,阳明经为多气多血之经,点按可促进气血生发和流通,加强膝部的新陈代谢,修复受损的组织,恢复膝关节力学平衡,为使穴。诸穴合用活血通络,滑利关节,强筋健骨,消除疼痛和肿胀,加强关节稳定,防止股四头肌萎缩,恢复关节韧带的功能,减轻膝关节的畸形。

5.操作

(1)患者取仰卧位,下肢微屈,膝下垫一个软枕。先用揉法揉膝关节周围,再用点揉法沿髌骨边缘及关节间隙治疗,手法力量由轻逐渐加重。

(2)患者取仰卧位,用擦法由股外侧沿足阳明经向下,擦至小腿外侧,并点按膝阳关、血海、阴陵泉、阳陵泉、鹤顶、膝眼、足三里等穴。

(3)患者取仰卧位,拿股内侧肌群,继以揉法揉膝关节四周,以透热为度。

(4)最后取俯卧位,膝部垫软枕,用点按法推委中、承山等穴。然后用擦法擦大腿后侧肌群。

(二)方法二

解锁法:用于关节绞锁时。不论是关节内游离体还是半月板破裂,嵌于两骨之间均可引起绞锁,产生剧痛和功能障碍,应紧急解锁以解除痛苦。

1.解锁手法一　患者仰卧,患膝抬起,助手扶持固定其患侧大腿。术者一手握其踝部牵引,同时作旋转、晃动、伸膝动作;另一手拇指按压在其患膝关节隙疼痛处,同时向内按压,膝达伸直位,活动恢复即为解锁,解锁后症状多可消除。若患者体形胖大,术者也可用腋下夹持踝部牵引,一手持小腿作旋转屈伸,另一手操作同前。

2.解锁手法二　患者体位同上,术者以肩抗其患膝,面向踝侧,以背顶靠其大腿,双手握踝牵引,边牵边旋转边伸直,即可解锁。

3. 解锁手法三 伸屈复位法。患者仰卧位,术者立于其患侧(比如右侧),左臂屈肘,用前臂托住患肢的腘窝作支点,右手握住小腿远端做力点。左臂用力向上牵拉同时右手用力向下牵拉小腿,使之加大膝关节间隙。在牵引下作膝关节屈伸活动,有时可听到解锁声即示缓解。未解锁可在牵引下作小腿内翻、内旋或外翻、外旋动作,听到解锁声,即告成功。或在伸屈膝关节时,顺势突然用力屈曲或伸直膝关节,利用突然的活动,将相嵌滑过或解除。

4. 解锁手法四 推拉复位法。患者仰卧,屈膝90°,术者位于其患侧,以臀部坐其患足或用膝部压住其患足作固定。然后双手环抱其小腿上端,用力行前后推拉(近似抽屉试验),或在推拉同时作小腿内外旋转动作,利用关节的滑动解除绞锁。

(三)方法三

消肿止痛法:用于畸形不重的病例,有改善血液循环、消除肿胀、缓解肌肉痉挛、减轻疼痛和增强膝关节活动功能等作用。急性发作期,红、肿、热、痛时暂停使用。患者仰卧位,常用手法为擦、揉、弹拨、揉拿放松腘绳肌,揉髌下脂肪垫、搓髌、旋髌、刮髌、提髌、松髌,以及擦压、提拿股四头肌、伸膝扳等手法。俯卧位,常用手法为点按委中穴、揉、擦、推、拿、散、扳镇、捋等。

(四)方法四

整理放松手法:常用揉、搓、牵抖、拍打、摩擦手法。

(五)方法五

1. 部位 以患膝髌骨周围、腘部为主,重点取犊鼻、鹤顶、膝眼、阳陵泉、梁丘、风市、伏兔、委中、承山等穴。

2. 操作 ①患者仰卧位,先以滚法施于股四头肌,着重在膝髌上部的鹤顶、梁丘、血海、伏兔穴,约5分钟;②采用按揉与弹拨法交替作用于膝髌韧带、内外侧副韧带,着重取犊鼻、内外膝眼、鹤顶、阴陵泉、阳陵泉、梁丘穴;③提拿髌骨、委中及承山穴;④患者俯卧位,以滚法施于大腿后侧、腘窝与小腿后侧约5分钟,重点在腘部;⑤恢复仰卧位作屈膝摇法,配合膝关节的屈膝、旋内、旋外被动活动,最后在膝关节周围擦热结束。

(六)方法六

徐山按摩疗法。

1. 松髌方法 患者仰卧,术者拇指与其他四指捏握在髌骨与股骨关节缝侧缘,上下滑动10~20次,力量视病情及患者耐受情况而定。

2. 髌下脂肪垫手法 患者仰卧,术者站于患侧,左手在髌骨上缘向下推髌骨,右手掌心向上,拇指或示、中指推到髌下缘,在痛点刮筋2分钟左右。

3. 痛点刺激与镇定法 根据患者不同疼痛部位,让患者取不同体位,在压痛明显部位用拇指强刺激手法1分钟,后改为镇定2分钟。

4. 伸膝及屈膝法 本法适用于膝关节伸屈功能受限者。①伸膝法:患者仰卧,术者一手握大腿下端,另一手握小腿上端,令患膝过伸,保持伸直位1~2分钟。如有伸膝受限者,寸力过伸扳腿,以恢复伸膝功能。②屈膝法:患者俯卧,患肢置跟臀位,要求足跟接近臀部,保持2分钟。此方法均需做2~3次。

5. 揉法 患者俯卧,术者用手掌或拇指置于受累腘窝处以揉捏和按结合,须轻而有力。上述手法每隔3天1次。对膝关节肿胀及功能明显受限者,配合外用闹洋花、海桐皮、伸筋草、透骨草、川椒、红花、当归、艾叶、牛膝、防风、独活水煎熏洗,每日2次,每次30~45分钟。

(七)方法七

1. 腰背部推拿 患者俯卧,术者双手分别置于患者身柱及中枢穴部,以掌指关节着力,沿棘突、棘突间隙作揉法，由上至下，双手揉至骶尾部止。手法力度轻柔，反复操作 2~3 分钟后，术者一手置患者肺俞穴处，另一手置对侧胆俞穴处；双手同时作揉法，沿膀胱经向下揉至白环俞后，交换两手位置，重复以上操作。手法力度深透，揉膀胱经 3~4 分钟。

2.膝部推拿

（1）揉膝：患者仰卧。术者位于患侧，双手分别置于患侧阴市、足三里穴处，以第 5 掌指关节着力，作力度深透的揉法，持续操作 2~3 分钟。依法俯卧位在殷门、委中、承山穴处施术。

（2）揉膝：患者仰卧。术者站于患侧，双手分别置于患侧伏兔、梁丘穴处。左手以小鱼际掌根按揉伏兔穴，右手以掌根在梁丘穴处按揉股四头肌腱。手法力度中等，持续操作 2~3 分钟后，术者左手以示、中、环指末节指腹着力，在冲门穴处作顺时针方向的揉动，右手掌心置于患侧髌骨上，以轻柔和缓的力度，做顺或逆时针方向的揉动，持续操作 2~3 分钟。然后术者左手以示、中、环指末节指腹着力，在患侧冲门穴处作顺时针方向的揉动，右手拇指与中指分别置于患侧膝眼处，作顺或逆时针方向的揉法。最后嘱患者俯卧，术者双手分别置于患侧环跳、委中穴处，以示、中、环指末节指腹着力，在环跳穴处作顺时针方向的揉法，在委中穴处作顺或逆时针方向的揉法。手法力度中至重，持续操作 2~3 分钟。

（3）拿膝：患者仰卧。术者位于患侧，双手分别置于患侧股四头肌腱、髌韧带处，持续作 2~3 分钟轻柔和缓的拿法。然后术者左手置于患侧伏兔穴处，以指腹着力，作力度深透的拿法。右手置于患侧髌骨上，以指端着力，拿捏髌骨周缘，手法力度柔和，持续操作 2~3 分钟。

（4）分筋：患者仰卧。术者位于患侧，双手拇指分别置于患膝内、外膝眼处，以指尖着力，沿胫骨平台边缘向两侧作分筋，至侧副韧带处止。手法力度深透，持续分筋 1~2 分钟后，术者双手中指分别置于患膝胫、腓侧副韧带处，以末节指腹着力，沿侧副韧带作滑动或拨动的分筋 1~2 分钟。然后嘱患者俯卧，术者双手拇指分别置于患侧腓肠肌内、外侧头处，以末节指腹着力，作滑动或拨动分筋。手法力度深透，持续分筋 2~3 分钟。

（5）摇扳搓膝：患者俯卧。术者左手扶住患侧腘窝上部，右手握患侧小腿前侧，作顺或逆时针方向的摇动，幅度由小到大，力度由轻到重，速度缓慢，摇膝 2~3 分钟后扳膝。屈曲扳膝时，术者一手扶住患侧臀部，另一手握患侧小腿前侧，缓慢屈曲，扳动患膝至不能再屈曲时，停留片刻以镇定。伸直扳膝时，术者左手固定患侧腘窝上部，另一手握患侧小腿后侧，缓慢伸直，扳动膝关节。扳膝 2~3 遍。最后术者以双手小鱼际侧着力，分别置于患侧髌底、髌尖及髌骨两侧，依次作搓法，以局部出现明显热感为度。

（6）点按曲泉、委中、合阳、梁丘、足三里、膝阳关、阳陵泉等穴。

（八）方法八

（1）患者俯卧，术者站于其旁，在下肢自臀横纹至腓肠肌做多指拿揉法、揉法，重点施术于腘窝处，约 2 分钟。右拇指、示指相对揉捻半腱肌、半膜肌，拇指揉拨腘绳肌，反复施术，各约 1 分钟。拇指点揉委中、阳谷、承山、承筋等穴，每穴约半分钟。

（2）患者侧卧，患侧在上。术者站于其后，用双手沿胆、胃经自上而下做拿揉法、揉法，反复施术，约 2 分钟。拇指点揉或肘压环跳、风市、膝阳关、阳陵泉，每穴约半分钟。

（3）患者侧卧，健侧在上。术者站其后，在膝关节内侧分别做掌根揉、多指拿法，重点施术于关节间隙及血海区，约 2 分钟。拇指点揉血海、箕门、地机、阴陵泉，每穴约半分钟。

（4）患者仰卧，术者站其旁，用双手掌根部沿下肢脾、胃经走行自上而下做揉搓法，反复施术，约 2 分钟。用双手拇指同时点按梁丘、血海及内、外膝眼等穴，以局部有酸胀感为宜。多指拿揉股四头肌及髌骨，反复施术 2 分钟。

（5）对症治疗：轻度水肿者，用双手掌自胫、腓骨上端推至梁丘、血海，一般 30~60 次。膝关节发凉者,点按气冲、伏兔。腘窝小腿后侧疼痛者,揉拿、揉按局部,弹拨委中、承筋等穴,拿点昆仑、太溪。

(九)方法九

按、动结合手法(本类手法可在上述手法施术后进行,亦可与上述手法同时据病情结合应用)。

1. 仰卧位

(1)拿捏屈伸法:术者站于患者体侧,一手拿持患膝髌上股四头肌,另一手托于小腿后侧上端。令患者屈膝屈髋(度数因病情而定),在患者被动伸膝的同时,用力拿持股四头肌。膝关节活动幅度及拿捏力量的大小,依患者病情及耐受程度而定。此法可拨离股四头肌粘连。

(2)多指拿按髌骨屈伸法:术者一手五指分开拿持患膝髌周缘,另一手托于小腿后侧上端。令患者屈髋屈膝,在患膝被动伸直时,五指同时协调用力拿按髌骨,并在伸膝过程中巧妙地使髌骨在指下活动。手法需由轻到重,以患者能耐受为度。开始时不可用力过大,以免加剧关节肿胀。此法有利于剥离粘连,改善髌骨活动范围。

(3)拇指按压屈伸法:术者一手拇指按压患膝间隙、膝眼、痛点,另一手托小腿后侧下端。患者屈膝屈髋。在患膝被动伸膝的同时拇指用力按压。伸膝幅度及拇指用力均宜由小到大。此法有利于改善膝关节活动范围。

(4)拇指按压环转法:术者一手拇指按压患膝间隙、膝眼、痛点,另一手拿持踝关节上方。患者屈膝屈髋。在膝关节被动环转的同时拇指可随指下关节间隙的改变不断移动,寻找痛点并用力按压。亦可在环转膝关节的同时做膝关节被动屈伸活动。此操作注意事项与作用同上法。

(5)提拉屈伸法:术者站于患者体侧,面对患者,以腋下挟持踝关节上方,双手拇指分别按于内、外膝眼,其余四指分别拿持腘窝两侧。患者被动屈膝屈髋。在患者被动屈伸膝关节的同时,双手向上提拉膝关节,同时双拇指用力按压膝眼穴。操作时应协调用力,不可用力过猛过急,以免造成膝关节疼痛。此法有利于分离关节囊粘连,改善膝关节活动范围。

(6)提拉环转法:准备手法同上法。操作时应在向上提拉的同时使小腿作环转运动。亦可在环转的同时做膝关节屈伸运动。操作注意事项及作用同上法。

(7)提拉旋转法:术者站于患者体侧,一手前臂托于小腿后侧上端,另一手拿持踝关节上方。患者被动屈膝屈髋。术者双手协调用力,在提拉的同时旋转小腿。操作注意事项及作用同上。

2. 侧卧位

(1)按压主动屈伸法:患侧在上。术者站其后,一肘按压患者环跳穴,另一手拇指按压阳陵泉,令患者主动屈伸膝关节。屈伸时幅度由小到大。此法适用于关节无明显粘连、畸形者。

(2)按压被动屈伸法:患侧在下。术者一手拇指按压患者膝关节内侧、血海区痛点或关节间隙,另一手拿持踝关节上方。拇指在膝关节被动屈曲的同时用力按压。此法有利于解除膝关节内侧疼痛,改善关节活动范围。

3. 俯卧位

(1)拇指按压屈伸法:术者一手拇指分别按于委中、承筋或腘肌部位,另一手拿持踝关节上方。拇指在膝关节被动屈伸时用力按压。此法有利于解除腘窝及小腿后侧疼痛,解除肌肉痉挛,校正膝关节屈曲畸形。

(2)拇指按压旋转法:准备手法同上法。拇指在患膝被动旋转的同时用力按压相应穴位和痛点。此法有利于剥离粘连,校正关节屈曲畸形。

(十)方法十

先嘱患者仰卧,术者站在患侧,用拿、捏、按、揉等手法在患膝周围反复操作10分钟左右。用手掌按揉、研磨髌骨,上、下、左、右推动髌骨;再一手扶膝,另一手握踝,使小腿行正反方向旋转各5次;

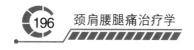

然后一手前臂放于患膝后侧,另一手握踝,尽量让膝关节屈曲;最后用手指弹拨关节周围的韧带、肌腱,并点按膝眼、血海、阳陵泉、阴陵泉、委中、承山等穴。最后轻揉、搓擦结束。隔日 1 次,10 次为 1 个疗程。

(十一)方法十一

(1)揉、按、提、拿股四头肌远端,双手搓、挤压膝关节内外侧。

(2)屈膝 90°下拔伸膝关节 1～2 分钟。

(3)点按梁丘、血海、膝眼、足三里。

(4)研磨、推移髌骨,逆、顺时针交替研磨髌骨,最大限度沿各个方向推移髌骨,增加髌骨活动范围。

(5)提拿髌骨,以指尖拿住髌骨,并向上提升 5～10 次。

(6)伸、屈膝关节,于最大限度时停留片刻,加做膝关节内、外翻活动,增加膝关节间隙。

(7)提拿、揉按下肢后侧肌肉。

(十二)方法十二

(1)患者俯卧,先用㨰法及提拿法作用于股后侧及小腿后侧,手法应轻柔渗透,3～4 分钟,然后点按委中、承山、承筋等穴。

(2)患者仰卧,先用拿法作用于大腿前侧股四头肌,约 2 分钟,点按风市、梁丘、阳陵泉等穴。

(3)暴露病患膝关节,以冬青膏为介质,以一指禅推膝关节周围,重点为犊鼻、内膝眼、血海、鹤顶、梁丘、阴陵泉、阳陵泉等穴,然后用掌根或鱼际揉法作用于患膝周围,6～8 分钟。

(4)患者仰卧屈膝,以冬青膏为介质,用擦法作用于髌骨下缘、膝内外侧各 8～12 次。以透热为佳。最后用双手拇指按住内、外膝眼处,加压同时作伸膝动作至中立位或至患者所能伸至角度 6～8 次,以结束手法治疗。但操作时用力应均匀,特别是患者膝关节有屈曲功能障碍时,伸膝的角度应以患者所能承受的程度为限。

以上治疗 1 日 1 次,12 次为 1 个疗程。

(十三)方法十三

1. 循经点穴,舒缓疼痛　膝关节是足阳明胃经、足太阳膀胱经、足太阴脾经三经所过。先以拇指点按足三里、阴陵泉、阳陵泉、昆仑等穴各 1 分钟以疏通经脉,缓解疼痛。

2. 松解内外侧副韧带　患者仰卧位,术者坐于患侧,沿患侧大腿至膝部自上而下顺其经络,用鱼际、拇指反复按揉,放松肌肉,然后顺内外侧副韧带走向,用拇指弹拨,松解粘连。

3. 松解髌骨　患者仰卧位,伸直患肢,术者坐于患侧,用四指将髌骨推向内侧,拇指沿髌骨内侧缘反复按揉弹拨,再用拇指将髌骨推向外侧,余下四指沿髌骨外侧缘反复按揉弹拨,直至髌骨两侧粘连松解。再用一手固定髌骨上缘,另一手拇指沿髌骨下缘用力向斜上方推,出现酸胀为佳。

4. 按摇膝眼　患者仰卧位,屈膝,术者立于健侧,一手按内外膝眼,另一手握踝,先屈伸,然后顺时针、逆时针各摇动膝关节 6 次,以解除膝关节内滑膜嵌顿。

5. 双推内外膝　患者屈髋屈膝位,术者双手手掌紧贴膝上缘,沿股骨缘直推至大腿根部,再沿胫骨缘推至足踝,反复几次,用力要适度、深透,推至局部发热。

6. 松解腘窝及小腿　患者俯卧位,屈膝,放松小腿及腘窝肌肉。术者立于健侧,先用拿法自上而下放松肌肉 5 分钟,然后用拇指沿两条大筋弹拨,以松解腘窝周围粘连,最后用手掌自腘窝至小腿反复推几次直至皮肤发红。

二、物理治疗

（一）中药离子透入

具体方法：采用北京产 GA-1A 低中频治疗机，取纱布垫 2 块，用药液 25 mL（取透骨草、鸡血藤、牛膝、乳香、没药、伸筋草各 25 g，苍术 30 g，防风、羌活各 20 g，细辛 5 g，马钱子 1 g。加水 1 000 mL，先武火煎 20 分钟，再用文火煎 30 分钟，滤取药液 500 mL 装瓶备用），将纱布浸透后贴敷于患处，将治疗机正负极板分别放在 2 块药垫上，用沙袋固定妥善后开机，每天治疗 1 次，每次 30 分钟，10 天为 1 个疗程，每个疗程间隔 1 周。一般治疗 2 ~ 3 个疗程。

（二）电磁式体外冲击波疗法

患者俯卧于操作床，机器选用德国西门子和深圳科达电气公司电磁式碎石机，此两种类型电磁式碎石机均具有双束交叉 X 射线定位系统。X 射线透视下定位，冲击波聚焦部为中心点位于骨赘上 1/3，工作电压 12.1 ~ 16.0 kV，冲击波频率 120 次/分钟，冲击次数 2 000 ~ 2 200 次，每周 1 次，连续 2 周，1 个月后继续治疗 1 次。患者均在清醒状态下治疗，不用任何止痛剂或镇静剂。

治疗过程中无不良反应，冲击波治疗结束后，患者即可下地行走，局部皮肤无肿胀，无皮下出血及瘀斑，膝关节疼痛明显缓解，局部舒适感，膝关节屈曲活动增加 30° ~ 40°。

（三）红外线

红外线对准膝关节，距离 30 ~ 50 cm，每日 1 ~ 2 次，每次约 30 分钟。

（四）其他物理疗法

低频及中频电流疗法，如感应电、音频、频谱、电脑中频电疗法等均具有舒筋、活血、镇痛作用，可酌情选用。高频电疗法，如超短波、微波及短波透热疗法和超声波疗法、水疗法等亦可视情选用。

三、药物治疗

（一）中药内服

膝关节骨性关节炎，属于中医痹证范畴。中医认为"诸筋皆属于节""膝乃筋之府""肝主筋""食气入胃，散精于肝，淫气于筋"，说明膝病与筋脉、肝胃及气血密切相关。临床应辨证施治，选用适当的药物，并随症加减。

1. 行痹　膝痛游走不定，或轻或重，时此时彼，痛无定处，关节屈伸不利，舌苔薄白或白腻，脉浮。关节疼痛、屈伸不利为风寒湿邪的共同症状。由于风寒湿邪留着经络，致气血运行不畅，不通则痛，筋脉关节缺乏气血濡养，故屈伸不便。行痹的主要特点为痛处游走不定，变化多端，多因风性善行走窜之故。治当祛风通络、舒筋固表，方用玉屏风散（黄芪、防风、白术）合麻黄附子细辛汤，加牛膝、五加皮、秦艽、威灵仙、桂枝等。

2. 着痹　以肿胀为主，膝关节内有积液，肢体酸沉重着，肌肤麻木不仁，下肢活动不便，疼痛缠绵，钝痛为主，肢体困倦，头沉身重，脘腹胀满，舌质淡，苔白腻，脉濡缓。湿邪重浊黏滞故痛有定处，麻木沉着。湿邪黏滞故活动不便，肢体困倦，此乃湿邪致痹。治当利湿行水、消肿止痛，方用四妙散（苍术、黄柏、牛膝、薏米）加味，加萆薢、茯苓、泽泻、秦艽、防己、五加皮等。

3. 痛痹　膝痛日久，固着不移，痛有定处，疼痛较剧，得热痛减，遇寒加重，局部不红不热，关节屈伸不利，形寒肢冷，下肢末梢发凉，面色苍白，小便清长。舌质淡，苔薄白，脉弦紧或沉迟。痛痹的主要特点为痛有定处，且疼痛程度较为剧烈。此乃寒邪偏胜，寒为阴邪，其性凝滞，故痛有定处。气血受寒则凝滞阻抑,运行不畅,故疼痛强烈。寒性收引,故关节不可屈伸。得热则血行较通畅故其痛减,遇寒则血更凝涩,故疼痛加剧。舌苔脉象也均属寒象。治当温经和阳,散寒止痛,方用阳和汤(熟地、鹿角胶、姜炭、肉桂、麻黄、白芥子、甘草),加牛膝、威灵仙、淫羊藿等。寒甚痛剧可用神效散(《疡医大全》方),内含红花、肉桂、川乌、草乌,合仙桃丸(《普济方》方)即乌头加五灵脂、威灵仙。川乌、草乌应先煎,然后加入诸药,此方止痛甚效,但不宜久服。

4.热痹 膝痛伴局部红肿灼热,得冷则舒,痛处不可触按,关节不能活动,身热口干,面赤心烦,便秘溲黄。舌苔黄,脉滑数。热为阳邪,其性属火,故局部灼热红肿,得冷则舒。热邪瘀阻经脉,气血不能流通,故疼痛,此属热搏之痛。关节疼痛,又兼红肿,故不能活动。热盛灼津则口干舌燥。治当清热解毒,消肿止痛,方用白虎加桂枝汤(石膏、知母、甘草、粳米、桂枝)加味,加入黄柏、苍术、牛膝、薏米、忍冬藤、连翘、豨莶草等。

5.瘀痹 有损伤史,疼痛剧烈,痛点固定,痛如锥刺、刀割,痛甚拒按,不敢活动,或有关节绞锁,舌质紫暗或深红,脉沉涩。损伤之处,瘀血停聚,气滞血凝,故疼痛剧烈,痛处不移。舌质紫暗脉涩均为瘀血之象。治当活血化瘀、理气止痛,方用身痛逐瘀汤(《医林改错》方)加味,牛膝、地龙、羌活、秦艽、香附、甘草、当归、川芎、黄芪、苍术、黄柏、五灵脂、桃仁、没药、红花,加丹参、乳香等,水煎服,必要时可冲服三七粉,每次1~2 g。有绞锁者当行手法解锁。

6.郁痹 痰湿阻滞于肌腠之间,关节疼痛肿胀,软组织增生,按之如揉面感,或觉硬韧粗涩,膝痛绵绵,肿胀日久不消,酸软无力,不耐行站。舌苔白腻,脉滑。此乃湿邪蕴积日久,痰饮生于皮里肉间,滞于肌肤故肢体笨重,行动乏力。痰饮积聚而致肿胀如面团状。痰饮属湿,其性滞留不散,故病情缠绵,日久不愈。治当祛痰散结,行水利湿,方用白芥子散(白芥子、木鳖子、没药、桂枝、木香)加味,加防己、萆薢、泽泻、葶苈子、泽兰等。

7.气血虚痹 虚痹可分两型,即气血不足和肝肾亏虚型。气血不足以肌肉萎弱、膝软无力、步态不稳为主,疼痛缠绵不休,劳累加重,休息减轻。久站久行及上下台阶疼痛加重,不负重则疼痛减轻。面色苍白,心悸眩晕,气短乏力,舌质红、苔薄,脉弦细。此型以无力为主。治当益气养血,滋阴生津,强筋健膝,方用芍药甘草汤加味,药用白芍、赤芍、甘草、牛膝、木瓜、五加皮、人参、黄芪、生地、熟地、山萸肉、菟丝子、杜仲、续断、寄生等。

8.肝肾虚痹 属肝肾两亏之虚痹,症见膝痛无力,关节不稳,关节变形,如膝内翻或髌骨外移,关节肿大,步态摇摆,行动不便,以不稳和畸形为主,舌苔淡白或舌质红苔少,脉沉弱或细数。治当补肝肾强筋骨,投以健步壮骨丸,或六味地黄丸。

热痹可用水调散(黄柏、煅石膏等量共研细面,水调外用)外敷。痛痹及瘀痹可用刘寄奴散(刘寄奴3份、川芎1份、川乌1份,共研细末水调外用)外敷。其余各型可配合外用膝痛熏洗药。

(二)验方

1.温肾通络汤 炙附片12 g,补骨脂、狗脊、路路通、白术各15 g,桑寄生、穿山龙、车前子、党参各20 g,甘草10 g。气血不足加黄芪、熟地;阳虚较甚加肉桂、干姜、鹿角胶;风寒偏盛加川乌、草乌;伴肢体麻木抽搐加木瓜、僵蚕。水煎服,每日1剂。

2.增生消痛汤 穿山甲9 g,皂角刺、红花、熟地各12 g,蒲公英、金银花各24 g,土鳖虫10 g,赤芍、独活、王不留行、鹿衔草各15 g,川牛膝18 g,三七粉(冲)2 g,薏苡仁20 g。如关节肿胀明显,伴有关节腔积液,去熟地、鹿衔草,加黄柏12 g,车前草20 g,防己、炒水蛭各9 g。水煎服,每日1剂。

3.地鳖杜仲汤 炙地鳖、蕲蛇肉、生甘草各9 g,白蒺藜、骨碎补各15 g,厚杜仲、红梅梢、生薏苡仁各30 g,生黄芪12 g,肿胀甚者加减泽泻15 g,白茯苓9 g,疼痛甚者加鬼针草30 g,络石藤12 g,骨赘明显伴有骨质疏松者加补骨脂12 g,怀牛膝9 g。水煎服,每日1剂。

4.蠲痹饮(独活寄生汤合骨质增生汤加减组成) 羌活、独活、防风、秦艽各12 g,杜仲、牛膝、骨碎补、鹿衔草、威灵仙、淫羊藿、当归、芍药、土鳖虫、木瓜、茯苓各 15 g,桂枝 9 g,细辛、红花各 6 g,鸡血藤、伸筋草、黄芪、薏苡仁各 30 g。日服 1 剂,煎取 2 次,分 2 次服,连服 10 天为 1 个疗程,连续观察 2 个疗程。

5. 膝痹汤　桑枝、萆薢、黄芪、杜仲各 15 g,泽兰、延胡索、郁金、车前子、威灵仙、牛膝、甘草各 10 g。湿热明显者加苍术 12 g、黄柏 10 g、薏苡仁 15 g、忍冬藤 30 g、当归 6 g,偏寒者加川乌 10 g 或熟附子 10 g,疼痛严重者加细辛 2 g,三七 10 g(先煎),肿胀明显者加泽泻 15 g、滑石 30 g(先煎)。上药用清水 500 mL 煎取 150 mL 左右药液,温服,每日 3 剂。将所剩药渣再加水 1 000 mL 煎 15 分钟左右,待药液温度适中外洗患处。

6. 骨刺肿痛散　白芥子、生天南星、生半夏、桃仁、红花、生大黄、血竭、木香各等份。烘干轧细末后备用,在 3 层厚的纱布条上摊薄层凡士林(纱布条长度为患膝周径),然后撒上适量骨刺肿痛散药末,环敷于患膝,用纱绷带扎紧以防滑落。5 天后换药,嘱患者每次换药前用温水洗患膝,以利药性内透。同时辅导患者进行股四头肌锻炼:患者坐位,膝关节屈曲 90°,然后将膝关节伸直,维持片刻后放下,开始每次做 3～5 遍,以后逐渐增加,每天锻炼 2～3 次,以不加重患膝肿痛为度。

7. 麻桂温经汤　麻黄 8 g,桂枝、桃仁各 12 g,红花 10 g,细辛 9 g,白芍、当归各 20 g,牛膝 15 g,黄芪 30～50 g,甘草 6 g。寒偏胜者,关节冷痛,冬令痛甚,常需戴防寒护膝,稍遇寒冷则疼痛难忍,脉沉紧,苔白厚,加制川乌、制附片各 10 g。痰湿偏胜:关节沉重或稍肿胀,脉沉滑,苔白腻,加薏苡仁 20 g,白芥子、制南星各 10 g。有明显瘀血症,休息时疼痛加重,活动后稍减轻,痛有定处,脉沉涩,舌质紫或有瘀斑,加川芎、丹参各 20 g,三棱 15 g。病程较久,缠绵不愈,酌加全蝎、蜈蚣,以搜风透络,解痉舒筋。

8. 健骨伸筋汤　伸筋草 50 g,骨碎补、丹参、牛膝、五加皮、延胡索各 15 g,衔草 20 g,薏苡仁 10 g。每日 1 剂,水煎服,早晚饭后 30 分钟服。4 周为 1 个疗程。

9. 附桂骨痛胶囊　每次 4 片,每日 3 次。

(三)中药熏洗

实践表明,中药熏洗法具有明显的消炎、镇痛作用,能有效地消除关节滑膜炎症,松解关节粘连,恢复关节囊、关节韧带弹性,改善骨内微循环,降低骨内压。因此,本法也常被临床选用。

1. 两乌伸筋液　制川乌、制草乌、桂皮、牛膝、归尾、川芎、红花、乳香、没药各 15 g,威灵仙、松节、伸筋草、透骨草、丹参各 30 g。将上药装入备好的纱布袋内封口(不宜封太紧),放入药盆倒入温水 2 500～3 000 mL 浸泡 30 分钟,将药盆置于火上加盖煎煮至沸后,文火再煎 20～30 分钟端下药盆,取食醋 250 g 趁热倒入药内调匀,将患膝置于药盆上 15～20 cm 处,膝上用塑料布或毛巾遮盖,使药水蒸气上熏患膝而不外散,待水温降至 40 ℃ 左右时,取出药袋敷在患膝上用药水反复泡洗患膝 30 分钟至 1 小时,泡洗同时嘱其做膝关节屈伸功能锻炼,洗后擦干患膝,以避风寒。每日 2 次(第二次熏洗加热时,不再加醋),每剂用 2 天,5 剂为 1 个疗程。睡前熏洗,洗后即寝,效果尤佳。

2. 熏洗液　苍术 30 g,防风、牛膝、当归、羌活、地黄、雷公藤、红花、川椒、寻骨风、川乌、木瓜、白芷、透骨草各 20 g,鸡血藤、乳香、没药、威灵仙、黄柏、海桐皮、伸筋草各 25 g,草乌、细辛各 10 g,马钱子 1 g。用纱布包裹上药,加水 1 000 mL,武火煎 20 分钟,再以文火煎至 600 mL。去包裹后,趁热熏洗患膝,至出汗为度,并用力按摩患处。每日 2 次,每剂可用 5～7 天,5 剂为 1 个疗程。

3. 平乐郭氏方　当归、川芎、川续断、木瓜、川牛膝、艾叶、透骨草、赤芍、红花、大黄、五加皮、防风、白芷、威灵仙各 15 g,鸡血藤、伸筋草、制乳香、制没药各 30 g。上药用布包好,加水 3 000 mL,煎沸约 30 分钟后取出药包,把药液倒入盆内,加入芒硝 30 g、食醋 250 mL 搅匀。熏洗时先以热气熏蒸,并用毛巾蘸药液交替热敷痛处,待水温降至 50～60 ℃ 时,将患膝浸入盆内浸洗,若水温下降可加温再洗。每次熏洗约 1 小时,每日 1～2 次。冬季 1 剂药可熏洗 3～4 天,春秋季 3 天,夏季 2 天。

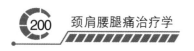

7 天为 1 个疗程。

4. 王捷自拟外洗方　桂枝、麻黄、制川乌、制草乌、威灵仙、秦艽、海桐皮、独活各 9 g,制延胡索、茯苓、当归各 15 g,细辛 3 g,伸筋草、忍冬藤各 30 g。水煎用湿毛巾浸汁湿敷膝关节,同时进行关节伸屈功能锻炼。注意保持水温恒定,每次 30 分钟,每日 3 次。7 天为 1 个疗程。

5. 李凤海自拟外洗方　威灵仙、牛膝各 50 g,苏木、络石藤、透骨草各 30 g,伸筋草、土鳖虫、川乌、草乌、独活、桑寄生、红花、芍药、川芎、延胡索、肉桂各 20 g,将上药装入纱布袋内,放入熏蒸床电热锅中,加适量水浸泡后,加热 50 ~ 80 ℃,随患者耐受程度调整温度。患者患膝暴露,俯卧于熏蒸床上,患膝对准电热锅上口,床单覆盖,使中药蒸气直接熏蒸患处,每次 30 ~ 40 分钟,每天 1 次,15 次为 1 个疗程。

6. 药醋疗法　制川乌、制草乌、制附子、鸡血藤、威灵仙、丹参、红花、怀牛膝各 20 克,米醋 1 000 mL。将上药除米醋外用纱布包裹,放入 2 500 mL 凉水中浸泡 30 分钟后,煮沸 30 分钟,然后将药液倒入盆内加醋,先用 2 块小方巾蘸药液交替热敷痛处。待水温降至 40 ℃ 时,用药水洗患膝,并不停揉搓患处。如水温下降可加温再浸洗,每次洗 1 小时左右,每日 1 次,每剂药洗 3 天,10 剂为 1 个疗程。

7. 弃杖散　生川乌、生半夏、独活、淫羊藿、泽兰、苏木、杜仲、伸筋草、透骨草各 30 g,冰片、牛膝各 20 g,白芷、陈艾各 60 g,打碎成粗粉,制成散剂,装入布袋,开水煎煮 20 分钟后捞出,凉至 50 ℃ 左右,热敷患膝 30 分钟,每日 2 次,10 次为 1 个疗程。

8. 金桂外洗方　半枫荷 60 g,细辛 9 g,桂枝 20 g,生川乌、生草屋、宽筋藤、伸筋草、入地金牛、威灵仙、海桐皮、透骨消各 30 g。加水 2 500 mL 煎至 500 mL,去渣取汁,加入白酒 2 两,备用。用法:用毛巾蘸药液,敷于患膝,毛巾干湿以不滴水为度,在毛巾外裹一层玻璃纸,再在其外置一热水袋。每次敷 1 小时,每天 2 ~ 3 次,以 3 周为 1 个疗程。治疗期间积极锻炼股四头肌。

四、针灸治疗

(一)针刺疗法

1. 方法一

取穴:鹤顶、膝下、膝眼、梁丘、足三里、阳陵泉、阴陵泉。

针法:均用平补平泻手法,留针 20 分钟,隔日 1 次(病情较重者,可每日 1 次),10 次为 1 个疗程。其中,膝眼可直刺,从前向后内直刺,或从前内向后外刺入,深 1.5 ~ 2.0 寸,针感为局部发胀,有时可向下扩散;亦可斜刺,自外膝眼对准内膝眼透刺,进针 2.0 ~ 2.5 寸,针感为局部酸胀感。阳陵泉可向胫骨后缘斜下刺入,深 1 ~ 3 寸,使局部产生酸胀感并向下扩散,亦可透阴陵泉。

2. 方法二

取穴:以大轮穴(股骨内髁上缘,膝内侧压痛点)和膝阳关穴为主。

针法:采用齐刺手法(即患处正中直入 1 针,两侧旁开 1 寸向正中斜刺 2 针),以得气时酸麻感觉延展至膝部为宜,留针 20 分钟,必要时加艾炷灸 3 壮。隔日 1 次,5 次为 1 个疗程。

3. 方法三

取穴:膝眼(双)、阳陵泉、梁丘、血海、委中和阿是穴为主穴,以膝阳关、阴陵泉、委阳和承山为配穴。

针法:每次必须针刺主穴,膝关节前部症状重者加配膝阳关、阴陵泉;伴膝关节后部症状重者加配委阳、承山。待针刺结束后宜用梅花针在阿是穴轻叩,少量出血即可,然后取与部位相称的火罐拔吸其上,10 分钟后起罐。隔日治疗 1 次,10 次为 1 个疗程。每疗程结束休息 3 天。

(二)电针疗法

1. 方法一

取穴：鹤顶、膝下、梁丘、足三里、阴陵泉、阳陵泉。

针法：每次选用2个穴位，用密波5分钟后改为疏密波。每日1次，每次10～15分钟，10次为1个疗程。

2. 方法二

取穴：血海、膝眼、阴陵泉、足三里、委中、阳陵泉、阿是穴，据疼痛部位选用相应腧穴3～5个。

针法：进针得气后留针30分钟，加用电针续断波，频率50～60次/分钟，电流强度以患者能耐受为度。针后选痛点或血海、委中刺络拔罐，取血10 mL左右。每日1次，10次为1个疗程，疗程间隔4～5天。

(三)耳针疗法

取穴：相应区压痛点、交感、神门。

针法：上穴用中强刺激捻转数秒钟后，留针20～30分钟。视病情轻重可每天或隔天针刺1次，10次为1个疗程。

(四)耳压疗法

取穴：相应区压痛点、交感、神门。

方法：常规方法贴双侧耳穴，将边缘压紧，同时按压已贴好王不留行籽的耳穴0.5～1.0分钟，手法由轻到重，按至有热胀感和疼痛（以患者能忍受为度）。其后嘱患者每日自行按压药丸3～4次，每次2分钟左右。每5天更换王不留行籽1次。

(五)艾灸疗法

取穴：膝关节附近穴位。

灸法：选准穴位后，将燃着的艾条在皮肤上往复回旋熏灸，每穴每次施灸10～15分钟，每日1～2次，10次为1个疗程，疗程间隔5天。

(六)腹针疗法

取穴：以天地针（中脘、关元）、腹外陵、腹大横为主穴，配穴为滑肉门、腹部奇穴下风湿点（腹外陵外五分下五分）、气旁（气海穴旁开1寸处）、左侧膝关节病变，取穴以腹部左侧穴位为主，右侧膝关节病变多取腹部右侧腧穴。

手法：腹部进针时应避开血管，施术要轻、缓，针刺多采用深刺，抵达预计深度时，一般采用只捻转不提插和轻捻转慢提插的手法，进针后，停针3～5分钟侯气，3～5分钟后再捻转使局部产生针感，再隔10分钟后行针1次，加强针感，使之向四周和远处扩散，留针30分钟后起针，5天为1个疗程，观察2个疗程。

运动治疗：施术时，要求患者轻缓屈伸膝关节，10～15次/分钟，以不感到膝关节酸困为度。

(七)膝三针疗法

取穴：阳陵泉、阴陵泉、梁丘。

方法：患者仰卧，患侧下肢半屈曲位（腘窝下用软物支持，以使下肢肌肉放松）。常规消毒穴位，取30号2寸不锈钢毫针，阳陵泉直刺1.2寸，阴陵泉直对阳陵泉刺1.5寸，梁丘直刺1.2寸。手法为平补平泻，得气后留针30分钟。留针期间3穴均于针尾插艾条段温灸。隔日1次，10次为1个疗程，休息3～5天进行下一疗程。

(八)针刺为主疗法

取穴：外膝眼透内膝眼、阳陵泉透阴陵泉、足三里、鹤顶、悬钟穴。如湿盛配丰隆穴。

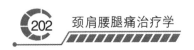

手法:虚证用补法,虚寒证再配合温和灸,实证用泻法。针刺得气后留针 20 分钟,每日针 1 次,12 次为 1 个疗程,疗程间隔 7 天。同时配合中药辨证施治。肾阴虚用左归饮加减:女贞子、怀山药、云苓、黄精各 15 g,旱莲草、生地各 20 g,菟丝子 12 g,牛膝 10 g,田七末(冲)2 g。肾阳虚用右归饮加减:杜仲、山萸肉、黄精、鸡血藤、当归各 15 g,牛膝 10 g,肉桂(后下)3 g,田七末(冲)2 g。

五、封闭、穴位治疗

(一)注射疗法

注射疗法分局部痛点注射(封闭疗法)和关节腔内注射两种,均应严格消毒,定位准确。注射疗法可以消除原病灶刺激,阻断病理反射的发生和发展,消除炎症渗出增生肿胀,缓解肌肉紧张或肌痉挛,改善局部血液循环,制止原发和激发疼痛。膝关节骨性关节炎,关节囊外软组织也有慢性劳损和退行性变性,仔细触摸可查到疼痛激发点、痛性筋结或条索,常见于髌骨周围、股骨滑车内外髁缘、关节隙半月板周围和髌下脂肪垫等处。封闭常用药物为普鲁卡因或利多卡因,再加入适量的糖皮质激素类(如泼尼松龙、地塞米松等)药,近年来使用曲安奈德注射液。注入痛点或穴位也有效,但切记不可注入腱内,每周 1 次,不超过 3～5 次。关节穿刺可经髌骨周围任何一点刺入,但以外上、内上和髌骨外缘较常用。从髌骨间隙刺入,如果关节内有积液,应先行抽出,然后注入药物。用激素类药物,虽然能抗炎消肿、抑制增生、止痛,尤其是消除滑膜炎症,但文献介绍可能加速软骨病损,故不宜多用久用。也有人用噻替哌向关节腔内注射以抑制滑膜增生,但因对全身会产生副作用,也不宜多用。透明质酸钠,可增进关节滑液润滑功能,可以应用。也可用中药,如雪莲注射液。

1. 方法一　在局部麻醉后用 8 号针头穿刺进入膝关节腔,先抽尽积液,注入川芎嗪 4 mL,压迫针孔,创可贴外敷,同时被动活动膝关节数下,每周 1 次,6 次为 1 个疗程。并用损伤洗剂(生麻黄、桂枝、伸筋草、海桐皮、威灵仙、羌活、独活各 10 g,当归、桑寄生各 15 g,红花 6 g),每日 1 剂,水煎外洗患处 2 次,每次 20～30 分钟。

2. 方法二　患者取坐位,屈膝,严格按照无菌操作,进行常规皮肤消毒后,术者戴手套铺洞巾;注射部位选择髌骨下缘内侧进针,刺入关节腔内先做回抽,若有关节积液必须抽吸干净,再注入透明质酸钠溶液 2 mL,拔针后以无菌敷料覆盖,并被动屈伸膝关节数次,以利针剂均匀布散于膝关节软骨表面。5～7 天重复注射 1 次,5 次为 1 个疗程,可长期使用。

3. 方法三　采用进口曲安奈德 40 mg、2% 利多卡因 2～3 mL、维生素 B_{12} 0.5 mg、维生素 B_6 50 mg,加生理盐水至 15 mL 配制成复合液。膝关节屈曲 90°,于患侧膝关节双膝眼或关节间隙疼痛处,常规皮肤消毒、注射。10～14 天注射 1 次,一般注射 1～4 次,平均 2.8 次。

注意事项:①严格掌握适应证及禁忌证,糖尿病、严重高血压、活动性溃疡病、甲状腺功能亢进、结核病等禁用;②严格无菌操作;③药物(尤其是激素)用量不宜过大,间隔时间不宜过短;④个别妇女治疗后可出现月经紊乱,绝经后少量阴道流血,经对症处理或停药后即可恢复;⑤治疗后 2 天内,部分患者可出现失眠,面色潮红,血压、血糖轻度升高等表现,口服适量地西泮症状即可消失。

(二)水针穴位注射疗法

取穴:患侧梁丘、风市、鹤顶、血海、阳陵泉、阴陵泉、足三里、委中、三阴交等,每次选用 2～3 穴,交替运用。

药物:骨宁、当归、丁公藤、复方丹参、维丁胶性钙、地塞米松、维生素 B_1、维生素 B_{12} 等注射液,上述各药灵活辨证运用。每周穴位注射 2 次,10 次为 1 个疗程。

(三)局部封闭疗法

2% 利多卡因 5 mL 加泼尼松龙 25～50 mg,局部痛点封闭,每周 1 次,3 次为 1 个疗程。

六、综合治疗

(一)针灸配合中药熏洗

1.针灸　主穴取内外膝眼、阳陵泉、足三里,配穴取阴陵泉、血海、梁丘、阿是穴。用1.5~2.0寸毫针快速进针,得气后留针,然后用艾条在内外膝眼、阿是穴上温和灸15分钟,灸毕起针,日1次。

2.中药熏洗　羌活、独活、制川乌、制草乌、艾叶、乳香、没药、路路通、透骨草、王不留行各10 g,威灵仙、川牛膝各15 g,水煎沸后先用热气熏蒸膝部后用药水热敷患膝。每日1剂,每次熏洗30分钟,每日2次。

(二)中西医结合疗法

1.局部熏洗　熏洗方组成:桑枝、桂枝、透骨草、伸筋草各30 g,艾叶、红花、生川乌、生草乌、牛膝、刘寄奴、木瓜各15 g,花椒10 g。用法:将药物倒入大砂锅中,加水浸泡15分钟后煎30分钟,稍冷却后用药液及药渣熏洗患膝,温度以不烫伤为宜,每次熏洗30分钟,每日2次,每剂药可熏洗2~3天。冬季天冷时,可在熏洗处加盖一块棉布罩,使热量不易散发。

2.关节内注射　患者仰卧位,患膝局部常规用碘酒、酒精消毒,以髌骨内下缘"膝眼"处为穿刺点,关节腔内注入玻璃酸钠注射液2 mL,注药后屈伸关节数次。每周注射1次,5周为1个疗程。

3.中成药内服　内服壮骨关节丸,1次6 g,2次/天,4周为1个疗程。

4.功能锻炼　每日进行股四头肌舒缩锻炼,防止肌肉萎缩。

(三)中药蜡敷加熏洗疗法

1.药物配制　川芎、桃仁、三棱、莪术、土鳖虫、穿山甲、乳香、没药、红花、伸筋草、川乌、草乌、羌活、透骨草、木瓜、血竭、三七、续断、骨碎补、川椒各50 g,白芷20 g。将上述诸药共研细末,用高度白酒2 000 mL浸泡15天后过滤,过滤液装瓶密封备用,剩余的药渣另作熏洗之用。此外,另备48~50号石蜡5 000 g。

2.中药蜡敷　操作技术为第一步制作蜡饼,取石蜡2 000 g左右隔水加温熔化后,置于30 cm×20 cm的模具内制成蜡饼,与此同时,取15 cm×15 cm双层纱布蘸适量药液后敷于膝关节需治疗的皮肤部位。待蜡饼定型、表面温度降至45 ℃左右时,将蜡饼敷于药布之上,外包毛巾等物保温,每次可敷1天以上,每日1次,15~20次为1个疗程。

3.中药熏洗　取药渣的2/3,加水4 000 mL左右,煮沸后置于盆内,立即将患膝关节暴露其上,外罩塑料布等物品保温以使其蒸气保持较高温度达到熏蒸目的。当水温降至皮肤可耐受程度时,患者以小毛巾蘸水搓洗按摩患部,每次熏洗不少于40分钟,每日1次。10次后加入剩余的1/3药渣。依病情需要,一剂药可连续熏洗30次以上。

4.注意事项　石蜡溶液温度宜控制在75 ℃以下,蜡饼温度不应低于43 ℃。此外,为使蜡饼塑型良好,每次熔蜡时应加入200 g左右的新蜡。

(四)中药外用内服

1.内服　基本方熟地、杜仲各20 g,枸杞子、何首乌、山萸肉、川牛膝、当归各15 g,鸡血藤、透骨草、伸筋草各30 g,威灵仙、骨碎补、乳香、没药各12 g,土鳖虫10 g。阴虚有热者,可加丹皮、知母各9 g;阳虚畏寒者,可炮附子9 g、桂枝10 g。以上诸药水煎2次,共得滤液400 mL,早晚分2次温服,每日1剂。

2.外用　在内服中药的同时,将中药内服方煎后的药渣中趁热加入小麦麸50~100 g、食醋30~50 mL,充分搅匀,以手握药渣指缝中不出水为度,将药渣装入棉布袋内,热敷膝关节两膝眼穴处(注意勿烫伤皮肤)。药袋上面放置塑料热水袋保温。每日1次,每次1小时。

（五）关节松动术结合肌力训练

1.关节松动术　松动手法以 Maitland 手法为主,治疗时患者取坐和卧位,分别对股胫关节、髌股关节和近端胫腓关节行长轴牵引,前后方向滑动、后前方向滑动、侧方滑动、上下滑动、伸膝摆动等松动手法,每个松动动作持续约 20 秒,重复 5~8 次。根据患者疼痛和僵硬的程度,以及身体状况选用Ⅰ~Ⅳ级手法。

2.肌力训练　患者在治疗师指导下进行训练,方法如下。①屈伸踝关节:患肢自然伸直,主动进行足跖屈和背屈运动。②膝伸展:沿床边坐,双膝自然下垂患肢反复主动进行伸膝运动。③直腿抬高:仰卧位,患肢伸直抬高到最大角度并维持 20 秒。④沙袋训练:增强伸膝肌群肌力。患者取坐位或仰卧于床边,双下肢自然下垂于床下,在患肢小腿远端放置沙袋,并主动伸直患肢。沙袋重量根据患者训练时间长短及肌力大小而定。以每次能完成 10 次主动伸膝动作的重量为佳。⑤墙壁拉力器训练:增强屈膝肌群肌力。患者面向墙壁拉力器而坐,患肢伸直,把拉力器一端系于患侧踝部,主动屈曲踝关节。

以上肌力训练每个动作重复进行 10~15 次,每日 2~3 次。肌力训练时应根据患者具体情况区别对待。早期或疼痛较重时,以方法①②③进行主动训练,待肌力改善或疼痛缓解后可增加方法④⑤的抗阻训练。

（六）手法配合中药疗法

1.方法一

(1)推拿按摩。①点穴:冲门、血海、膝眼、委中、足三里等。②松肌:捏拿弹拨股二头肌腱、内收肌腱、腓肠肌内外侧头及跟腱。③按摩痛点:轻手法按摩膝关节周围数分钟,再点揉痛点,并将髌骨向周围推拉提按。④牵拉膝关节:术者右手握患肢踝关节,左手前臂托于患膝关节窝下,持续牵拉数分钟后,内外旋转活动膝关节并将小腿向臀部屈曲加压;再伸直并使达过伸位,反复数次。⑤提拉股四头肌腱,屈伸膝关节:术者右手握患肢踝关节,使膝关节伸屈,屈曲时左手推股四头肌腱;伸直时,左手提拉股四头肌腱,反复数次。⑥点穴、松肌:按①②方法重复操作 1 次。每天 1 次,14 天为 1 个疗程。

(2)中药治疗:以自拟通痹散内服外敷。药用赤芍、白芍各 15 g,独活、桑寄生、防风、五加皮、制川乌(另包生煎)、牛膝、秦艽各 9 g,续断、威灵仙各 12 g,肉苁蓉 10 g,熟地 18 g。湿重去熟地,加草薢 10 g、淫羊藿 15 g、丹参 8 g、薏苡仁 12 g;热重加黄芩 10 g;有风寒发凉者加苏木 10 g、细辛 6 g;肿痛加三七 15 g、川芎 10 g;关节内有积液加苍术、茯苓、防己各 10 g。每天 1 剂,水煎服,药渣用纱布包裹敷患处。14 天为 1 个疗程。

(3)功能锻炼:中药外洗热敷后,应立即进行膝关节功能锻炼。早期以不负重活动为主,如肌肉收缩、放松静力活动,关节不负重屈伸活动等;后期改用患膝负重做屈伸、内外旋转等锻炼,每日 10~15 次,但应避免剧烈的超负荷活动。

2.方法二

(1)内服法:采用自拟益肾壮骨汤,方药由杜仲、牛膝、丹参、淫羊藿各 10 g,续断、骨碎补、鸡血藤、黄芪各 15 g,炮山甲 6 g,熟地黄 12 g,甘草 3 g 等组成。每日 1 剂,10 天为 1 个疗程,治疗时间1~2 个疗程。

(2)手法治疗:以拇指、示指分别点按髌上两侧梁门、血海穴约 70 次,再点按两侧髌下膝眼约 70 次。揉按髌上囊、髌骨下缘各 70 次。推髌向侧方移动,左右各 70 次。屈伸膝关节并内收、外展、内外旋各 10 余次。轻轻牵引下肢并稍抖动膝关节 3~5 次。

以上操作约 10 分钟,每日或隔日 1 次,10 天为 1 个疗程,治疗时间 1~2 个疗程。

（七）耳体针结合疗法

1. 耳针

（1）取穴：神门、膝、肾、肝、肾上腺。

（2）操作：先用2%碘酊消毒耳郭，再用75%酒精药棉反复消毒2次脱碘，并借消毒的同时，充分揉搓耳郭，使之充血发红。然后用0.5寸耳针采用手法刺入上述穴位，并分别持续捻转1～2分钟，使其进一步充血，发红发热。然后嘱患者配合活动，或上下楼梯，或反复屈伸膝关节，留针时间20～30分钟，其间每隔10分钟运针1次。

2. 体针　耳针毕，即针体针。取穴以血海、内外膝眼、阴陵泉、阳陵泉、三阴交为主穴。若膝关节内侧压痛者则配曲泉；膝关节外侧压痛者则配膝关；屈伸不利严重或下蹲明显受限者则配鹤顶或委中穴。

操作：选用30号1.5～2.0寸毫针刺入上述穴位，务使得气，以产生酸沉重胀感为度。其中内外膝眼对刺，针感不必太强烈。阳陵泉务使产生往足胫、足背外侧下行的感应；三阴交穴有针感往上下传导的感觉为佳。全部穴位均用平补平刺手法。针后再在血海、内外膝眼三穴处套一长2～3 cm艾炷熏灸。留针时间30分钟左右，其间运转2～3次，针毕去除耳体针。10次为1个疗程，休息3天，继续下一疗程。

（八）综合康复疗法

1. 膝关节腔内注射透明质酸钠　膝关节经常规消毒后选髌外上穿刺点，按无菌操作行髌骨关节穿刺，确认进入关节腔后，注入透明质酸钠2 mL和1%利多卡因1 mL。若有关节积液，则先抽出积液后再注射药物。拔出穿刺针后，轻缓活动关节。每周给药1次，一般注射3次。

2. 运动疗法　于透明质酸钠关节内注射后第2天开始行下肢肌肉等长练习，采用"tens"法则让患者先做屈伸膝主动练习，然后分别于膝关节0°、90°位时做等长收缩，收缩10秒，其中最初和最后2秒用于较缓慢的增加及减低张力，中间6秒作持续的高强度等长收缩，收缩10秒后放松10秒，重复10次为1组练习，每个角度练习5组，组间休息1分钟。等长练习结束后作自我手法按摩，并对血海、足三里、犊鼻、阴陵泉、阳陵泉等做点穴刺激，每次约30秒。等长练习在坐位下进行，以防膝关节负重。

七、其他治疗

（一）一般措施

（1）积极参加练气功、打太极拳等传统体育锻炼，以提高整体素质。这对中老年人显得尤为重要。劳逸结合，适当休息。应使患者知道本病虽然有一定痛苦和不便，但一般不至于严重残废。解除其思想顾虑，即使受累膝关节已不能恢复正常，也应指导患者正视现实，在病情允许的范围内工作和生活，不可使受累关节过度负重、受潮、受凉、过于劳累，并应避免久坐、久站。不应使膝关节处于某一体位长久不动，尤其不宜长久屈膝小于90°位，应适当活动关节。

（2）消除关节劳损因素。肥胖患者应节制饮食，减轻体重；或坚持多乘车（包括骑自行车），少走路，尤其少上下台阶及走不平的路。对不良姿势，如扁平足，膝内、外翻，驼背和脊柱侧弯等，应尽量予以纠正。使用手杖或拐杖也是减轻关节负重的好方法。

（二）功能锻炼

除加强股四头肌力量练习外，还应增强下肢后侧肌群力量和腰臀部肌力量的练习，以增强膝关节的稳固性和提高膝关节的活动能力。功能锻炼以主动不负重活动为主，先作增强肌力练习，再逐渐练习增加关节活动。

1.四步练功法

(1)直腿抬高:患者仰卧,患膝伸直位抬高 30 ~ 40 cm,足跟高度相当于健侧足尖高度,股四头肌用力收缩,尽量维持在这一体位,同时计时,实在坚持不住时,可放下休息(图 12-4)。同样时间,为一次,每组 10 ~ 15 次。上、下午各 1 组。直到直腿抬高能连续坚持 1 分钟,再转入下一步锻炼。

(2)负重直腿抬高:动作同上,只是在抬起的肢体足背上负担一定重量,从 1 kg 开始,逐渐增加到 5 kg(图 12-5),若也能维持 1 分钟,可转入第三步。

(3)负重短弧练习:患者仰卧,患膝下面垫一枕头,使之屈膝 30°,患足负重从 5 kg 开始逐渐增加到 10 kg,做抬腿伸直练习(图 12-6),能维持伸直 1 分钟,再转入最后一步。

(4)负重长弧练习:患者坐在床边或椅子上,屈膝 90°位,小腿下垂,足背负重从 10 kg 开始逐渐增至20 kg,练习负重抬腿伸直,若能维持伸直位达 1 分钟,则生活、工作可达正常(图 12-7)。

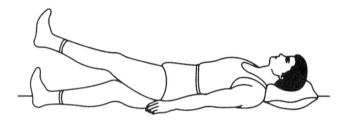

图 12-4　仰卧直腿抬高练习

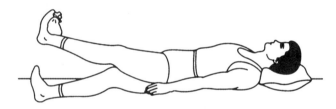

图 12-5　负重直腿抬高练习

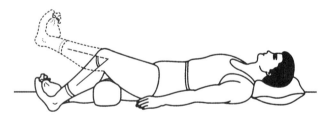

图 12-6　负重短弧练习

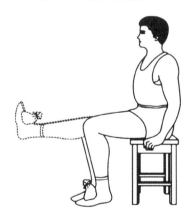

图 12-7　负重长弧练习

2.改善膝关节伸直功能 患者坐于床上,患膝尽量伸直,足背伸,同侧手向下按膝,屈腰使对侧手够足(图12-8)。

3.增加膝关节屈曲活动度 患者坐于床边或椅子上,患肢小腿下垂,以健肢协助按压患肢,增加屈曲(图12-9)。

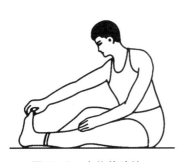 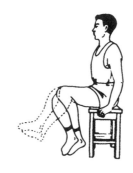

图12-8 坐位伸膝练习 图12-9 坐位垂膝摆动屈伸练习

患者仰卧床上,患肢屈髋90°,患膝尽量屈曲,以健肢协助按压患侧小腿以增加膝关节屈曲(图12-10)。

患者跪坐床上,自行向后跪压以增加屈膝角度(图12-11)。

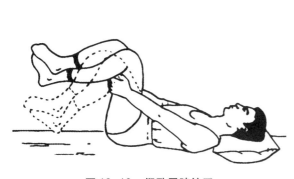 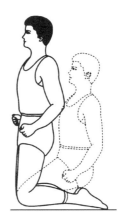

图12-10 仰卧屈膝练习 图12-11 跪位屈膝练习

4.注意事项

(1)改进训练方法:针对不同年龄、项目、技术能力、训练水平和身体素质等情况,合理安排训练计划,使训练尽量科学化,防止单一的膝屈伸过度活动。

(2)加强自我保护和医务监督,并积极地对伤病进行治疗:运动前应做好各关节的准备活动,以提高运动员的兴奋性和关节灵活性。运动后应积极进行放松活动。对受伤或疲劳明显的运动员,采取边治边训练的方法。应用护膝以利于伤病的康复和减少本病的发生。

(3)其他:清心寡欲,节制房事。

第十三章 股骨头缺血性坏死

目标导航

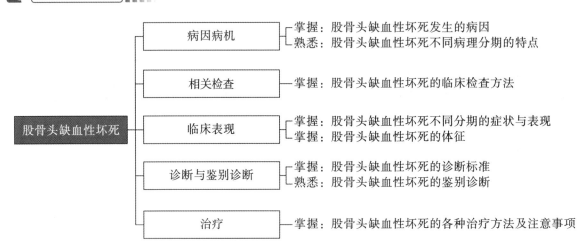

股骨头缺血性坏死

- 病因病机 —— 掌握：股骨头缺血性坏死发生的病因
               熟悉：股骨头缺血性坏死不同病理分期的特点
- 相关检查 —— 掌握：股骨头缺血性坏死的临床检查方法
- 临床表现 —— 掌握：股骨头缺血性坏死不同分期的症状与表现
               掌握：股骨头缺血性坏死的体征
- 诊断与鉴别诊断 —— 掌握：股骨头缺血性坏死的诊断标准
                    熟悉：股骨头缺血性坏死的鉴别诊断
- 治疗 —— 掌握：股骨头缺血性坏死的各种治疗方法及注意事项

股骨头缺血性坏死是指由于多种原因股骨头邻近关节面组织的血液供应被破坏，而造成股骨头坏死，是临床常见的髋关节疾病之一。在其负重面上日久会发生区域性的关节面塌陷、变形，最后造成髋关节的严重残疾。

股骨头缺血性坏死发病率高峰在 40～50 岁，男女比例约为 4∶1，常为单侧起病，2 年内 60% 的患者对侧髋关节亦受累。由于创伤、药物滥用、酗酒等因素，股骨头缺血性坏死近年来的发生率有逐年上升的趋势。

中医学认为本病属于"骨蚀""髋骨痹""骨痹""骨痿"的范畴。

病因病机

一、中医学认识

中医古籍中并无股骨头缺血性坏死的直接记载，但文献中有股骨头缺血性坏死症状的描述。如《灵枢·刺节真邪论篇》"虚邪之人于身也深，寒与热相搏，久留而为内著，寒胜其热，则骨疼而肉枯，热胜其寒，则烂肉腐肌为脓，内伤骨，内伤骨为骨蚀。"《素问·长刺节论篇》"病在骨，骨重不可举，骨髓酸痛，寒气至，名骨痹。"《圣济总录》中的"髋骨痹"。《素问·萎论篇》的"骨痿"等。

本病病因可归纳为气血瘀滞、肝肾亏虚、湿热痰火、肝火留筋等。

（一）气血瘀滞

"气为血之帅，血为气之母"，跌倒损伤、手术创伤或慢性损伤后，局部气机不畅，脉络损伤，使瘀血阻滞经络，脉络不通。《诸病源候论》说："血气隔绝，不能周荣"。风寒湿邪乘虚而入，羁留于关节，致气血瘀滞，痹阻不通，筋脉失于温煦，久之则股骨头坏死。

（二）肝肾亏虚

先天之本在于肾，肾藏精、生髓、主骨，肝主筋，先天不足或后天失养，致肝肾亏虚。肝肾不足，髓海空虚，肾不能主骨，骨髓不能充养而致骨急懈惰；肝血不能荣筋而致松弛乏力，骨萎筋松，关节活动不利。

（三）湿热痰火

素体肥胖或过食肥腻、嗜酒者，脾失健运，水湿运化失常，湿困于脾土，久而化热生痰。痰火内蕴，随气而行，痰热互搏，黏性愈重，流注关节，阻于髋部，血脉不通，筋骨失却营气充养，骨枯髓空而病。另痰湿郁久而化热，下注关节，灼津伤阴，软骨枯萎，发而为病。

（四）肝火留筋

肝主疏泄，主筋，外感湿邪或七情太过，肝疏泄不及，肝气郁结，郁久而化火，存于筋中，气机运行阻滞，肝血不足，血不养筋，故肢体麻木，关节活动不利。

二、西医学认识

目前股骨头缺血性坏死不同阶段的病理改变已经很明确，但尚未清楚其坏死的机制。诱发股骨头缺血性坏死的病因很多，从文献资料统计来看，有50余种，如股骨颈骨折、髋关节脱位、减压病、酒精中毒、骨质疏松等。

Ficat与Arlet将这些因素分为"明确的"和"不明确的"。John将这些因素做了如下归纳：创伤性骨坏死来自突然的缺血，常阻断了骨内和骨外的动脉；非创伤性骨坏死最终表现为血管内凝血（血栓和继发出血），作为一个中间的机制，可以被各种危险因素所激活。

（一）创伤性股骨头缺血性坏死

1. 股骨颈骨折　股骨颈骨折后易发生股骨头缺血性坏死，其发生的时间，一般认为绝大多数在骨折后1~5年，最早可以在伤后2~3个月出现。其坏死发生率因统计的标准不同，发生率有显著差异，一般在20%~40%。股骨头缺血性坏死的范围初期多发生在股骨头的上外方，表现为局部骨密度增高，骨小梁不清晰，以后缺血性坏死区域扁平塌陷。股骨颈骨折所致缺血性坏死的发生主要取决于股骨头供应血管的损伤程度，以及侧支代偿的能力。

2. 外伤性髋关节脱位　髋关节脱位多发生于青壮年，多由强大的暴力所致。股骨头脱出髋臼，导致股骨头圆韧带被牵拉断裂，关节囊紧张，甚至撕裂，不但下干骺端动脉断裂，上干骺端动脉也常有不同程度的损伤。若髋关节脱位再合并股骨头骨折，则发生股骨头缺血性坏死的概率更高。单纯性髋关节脱位引起股骨头坏死率为0~30%，合并骨折时，股骨头坏死率较单纯脱位高。Arlet统计为54.6%，Ficat认为如果脱位超过24小时再复位，坏死发生率接近100%，如果在脱位后最初几小时复位，则坏死发生率仅为20%~30%，提示外伤性髋关节脱位应及早复位。

3. 髋臼骨折　髋臼骨折导致股骨头坏死，与其整复的时间及整复的质量有关，整复越早，效果越好。有学者报告，6小时内整复者，坏死率为5%，6~24小时内整复者，坏死率为10%，48小时内整复者为12.5%，72小时内整复者为13%，4天内整复者为16%，6天内整复者为20%。髋臼复位不良、关节面欠平整，或过早负重者，则易早期出现创伤性关节炎改变，坏死率明显增高。

4. 粗隆间骨折　单纯的粗隆间骨折对股骨头血运破坏机会较少，一般较少引起供血障碍。

(二)非创伤性股骨头缺血性坏死

1. 减压病性股骨头坏死　此病的名称很多,有40余种,包括气压病、潜水员病、高空飞行病等。潜水员、沉箱工人、隧道工人、飞行人员等,由于环境压力改变,减压不当,即减压速度过快,幅度太大,以致减压前已溶解于体内的气体(主要是惰性气体氮)脱离溶解状态,形成气泡而栓塞脉管和(或)压迫组织所引起。

骨坏死是潜水病在骨关节系统中的晚期并发症之一,以股骨头,股骨远、近端,肱骨上端,肱骨头及腓骨上端多见,也有报道发生在骨盆、肱骨下端、腓骨、半月状骨等处。

减压性骨坏死与减压病有密切关系,重度急性减压病后期出现的骨坏死灶较多,关节面破坏严重;中、轻度减压病骨坏死灶出现较少,因此,它是减压病的一种局部表现。

2. 血管栓塞性股骨头坏死　包括镰状细胞贫血、戈谢病,某些确定的栓塞性动脉炎、动脉硬化、肿瘤压迫营养动脉等。

(1)镰状细胞贫血:主要是指Herrick贫血,该病是由于血红蛋白结构异常所引起的一种家族性遗传性异常血红蛋白病,属隐性遗传。有种族性,主要发生于热带非洲和移居美洲的黑人。此类患者的血红蛋白均属多聚血红蛋白,在缺氧情况下,异常血红蛋白被扭曲拉长,溶解度降低,红细胞变为镰刀状,红细胞僵硬,变形能力差,难以通过窦状隙,导致发生血管内阻塞,缺氧进一步加重,红细胞进一步镰状化,可连续发生组织血管的阻塞。发生在骨血管内则会产生骨缺血性坏死。

(2)戈谢病(Gaucher disease):本病又称为脑苷脂病,是一种葡萄糖苷代谢遗传性缺陷疾患,为常染色体隐性遗传,由于β-葡萄糖苷酶的缺乏引起葡萄糖苷脂积蓄,过多地积蓄导致网状内皮细胞变为典型的戈谢细胞。这些细胞多聚集在肝、脾、淋巴结和骨髓组织内,戈谢细胞在骨髓组织内生长变大,使骨内毛细血管管腔受压狭窄,髓内血供减少或阻断,导致骨缺血性坏死。

(3)血友病:是一组遗传性凝血因子缺乏,有自发或轻微外伤后出血倾向的疾病。病因已经明确,为凝血因子Ⅷ(甲型)、Ⅸ(乙型)、Ⅺ(丙型)缺乏。血友病引起股骨头缺血性坏死的机制是由于自发髋关节囊内或骨内大量出血,关节内压力和骨内压持续升高,压迫上干骺端动脉和股骨头内循环,导致股骨头缺血性坏死。

3. 酒精中毒性(包括急、慢性酒精中毒)　最早报道酒精中毒致股骨头坏死为Menkin和Brower(1961),所谓酒精中毒应包括酒精滥用和酒精依赖两方面。由于个体差异及人种差异,酒精中毒的标准很难用简单的标准去衡量。

酒精中毒导致股骨头缺血性坏死是多种机制综合作用的结果,长期过度摄入酒精导致机体产生一系列的病理变化,但其中的病理变化尚未清楚,大多学者认为有以下病理机制。

(1)脂质代谢紊乱:过氧化脂质能够引起细胞膜的重度损伤,局部缺血、酒精及其代谢产物产生的直接细胞毒性作用,使原本在缺血状态下的骨细胞进一步损害,导致不可逆的变性坏死。

(2)脂肪肝和高脂血症:脂肪肝是酒精中毒患者常见的并发症。Jones认为酒精源性患者因为脂肪代谢紊乱引起脂肪肝,不断放出脂肪栓子进入血液,脂肪栓子滞留于软骨下血管床内,引起软骨缺血而坏死。

(3)局部血管炎:有学者认为某些个体大量饮酒,会导致血中游离脂肪酸升高,刺激前列腺素升高,使局部发生血管炎,在股骨头微血管存在病变的情况下,局部血管炎会导致局部血栓的形成。

(4)骨质疏松:饮酒可造成维生素D代谢紊乱,甲状旁腺功能减退,骨细胞代谢降低,成骨能力减低,发生骨质疏松,导致局部受力面积减少而产生高应力的成骨反应,骨细胞破坏,软骨下出现微小骨折,引起局部骨内压升高和出血,导致骨坏死。

4. 长期大量使用皮质类固醇药物　由于激素在全身系统疾病治疗中广泛运用,自1957年Pietrogrami和Mastromarino首次报道了长期应用激素导致骨坏死后引起人们重视,世界各地对激素性股骨头缺血性坏死的报道逐年增多。与其发病机制有关的学说包括：①脂肪栓塞学说；②骨质疏松学说；③血运障碍学说；④骨内高压学说等。

5. 辐射损伤性　辐射是指 X 射线、中子流和 γ 射线电离辐射。辐射所造成的损伤与个体敏感性、辐射的强度、时间、部位有关。辐射损伤性股骨头坏死的机制尚未清楚。放射对组织的损伤可引起即刻或延迟细胞坏死，细胞分裂停止，后代细胞畸形，异常的修复机制和新生物。损伤的严重程度由多方面的原因决定，如放射种类、积累剂量和照射方法，还受年龄、个人易感性和其他生物因素的影响。

放射性骨坏死血组织学比较复杂，这些改变主要是由射线对骨质和骨髓的损伤，以及因此引起的骨质吸收和不全修复所致。在儿童，骨骺板损伤可引起骨生长障碍。外照射和体内照射对骨的影响相同。

患者表现为骨坏死局部皮肤色素沉着或溃疡，下颌骨坏死。由于牙齿是潜在的感染源，容易继发骨髓炎，此时局部红、肿、疼痛，或有脓液流出，牙齿多松动或脱落，成人的症状常由病理骨折引起。从开始放射治疗到出现症状的间隔时间一般为数月至数年。

6. 特发性缺血性骨坏死　指那些未见明显原因的骨坏死症，坏死多发生在关节软骨下面，常见于股骨头、膝关节、踝关节等处。原因不明，可能与血管侧支循环差，导致微细损伤、劳损或不明原因的梗死，骨髓内压升高有关。血液供应中断后，骨细胞坏死，重新血管化，坏死骨组织的重建等均和其他原因所引起的股骨头坏死相同。本病中、老年男性多见，主要症状为髋关节疼痛、功能受限和跛行。X 射线表现一般落后组织学改变 2 年，而且不易区分骨坏死和骨修复。

7. 结缔组织疾病　某些结缔组织疾病可引起股骨头缺血性坏死。Douboishe 和 Gogen 早在 1960 年就报道了系统性红斑狼疮（SLE）所致股骨头缺血性坏死，但是由于 SLE 患者已经使用了激素，所以难似肯定是否为 SLE 引起的股骨头缺血性坏死。

类风湿关节炎（RA）是一种至今原因不明的慢性结缔组织疾病，是免疫介导损伤所引起的另一种疾病。同样，对于 RA 能否引起股骨头缺血性坏死仍未明确。大多数学者认为，RA 所致的股骨头坏死绝大多数是由服用激素所引起的，但我们在临床上观察到从未服用过激素的类风湿关节炎患者仍发生了股骨头缺血性坏死。

8. 某些代谢性疾病　痛风、高尿血酸所引起的股骨头缺血性坏死，临床报道在 4% ～25% 之间，其发病机制尚未完全清楚。目前存在两种学说：脂肪代谢异常和脂栓学说。Rofesqueral 曾报道过 12 例"痛风性髋病"，患者常在午夜后发作，且与情绪、饮食等因素有关。

9. 某些毒性物中毒　包括铁、四氯化碳、砷、苯等。铁中毒多发生在南非，这是由南非黑人大量饮用存放在铁容器中含有大量无机铁的啤酒所引起的。目前认为，铁中毒导致股骨头缺血性坏死的原因是骨质疏松。

10. 其他　如黏多糖贮积症等。此处是指黏多糖贮积症中的Ⅳ型，为常染色体隐性遗传病。所致股骨头坏死的原因尚未清楚，可能是股骨头与髋臼不匹配、髋臼过浅、股骨头因韧带松弛造成撞击，造成股骨头缺血性坏死。

三、病理

前述各种病因都是破坏了股骨头血液循环而造成股骨头缺血性坏死，所以病理改变也都是相类似的。

(一)早期

许多学者对新鲜股骨颈骨折伤后几天至几周的标本进行了研究，认为对股骨头造成损害的程度，决定于血液循环阻断范围的大小及时间，以及血运阻断的完全与否。Woodhouse 实验中采用暂时阻断血液供应 12 小时,可造成股骨头缺血性坏死,骨坏死在组织学上的表现是骨陷窝变空。对于缺血后陷窝中骨细胞逐渐消失的过程有不同认识,有人认为在骨细胞消失之前骨仍然是活的。有人则认为伤后 15 天内,骨的血液如能恢复,则不产生骨坏死。Catto 在研究了股骨颈骨折伤后 15 天内取下的 59 个标本后认为,红骨髓的改变是缺血的最早且最敏感的指征,伤后 2 天之内没有细胞坏死表现;伤后 4 天细胞死亡,核消失,成嗜酸染色。骨小梁死亡的指征是陷窝中骨细胞消失,但这一过程在血液循环被破坏 2 周后开始,至 3~4 周后才完成。疾病的早期,由于滑液能提供营养,关节软骨没有改变。

伤后几周之内,可见修复现象,从血液循环未受破坏区,即圆韧带血管供应区和下干骺动脉供应的一小部分处,向坏死区长入血管纤维组织。坏死的骨髓碎片被移除,新生骨附着在坏死的骨小梁上,之后坏死骨被逐渐吸收。有的学者认为,实际上所有股骨颈骨折最初均有一定程度的缺血性坏死,常涉及股骨头的很大一部分,但是这些股骨头只有很小一部分能在临床及 X 射线片上表现有缺血性坏死。可以设想这是由于大多数病例获得了修复。

(二)发展期

在一些病例中,股骨头缺血性坏死未能修复,则发展为典型的缺血性坏死表现。

1. 肉眼观察　髋关节滑膜肥厚、水肿、充血,关节内常有不等量关节液。股骨头软骨常较完整,但随着病变严重程度的加重,可出现软骨表面有压痕、关节软骨下沉,触之有乒乓球样浮动感,甚至软骨破裂、撕脱,使骨质外露,表明股骨头已塌陷。更严重者股骨头变形,头颈交界处明显骨质增生成蕈状。髋臼软骨面早期多无改变,晚期常出现软骨面不平整,髋臼边缘骨质增生,呈退行性骨关节炎改变。个别病例有关节内游离体。

沿冠状面将股骨头切开,观察其断面,可见到股骨头坏死部分分界清楚。个别病例有关节内游离体。其深面常附着一层骨质。这层骨质之深面常有一裂隙。再深面为白色坚实的骨质,周围有一层粉红色的组织将其包绕,股骨颈骨质呈黄色。

2. 显微镜检查　沿股骨头的冠状面做一整体大切片,经染色后可观察股骨头全貌。然后按部位做局部切片,观察详细病变。经观察,股骨头缺血性坏死的病理改变较恒定,可分为以下 5 层(图 13-1)。

(1)关节软骨层:股骨头各部位关节软骨改变不一。有些部分软骨表面粗糙不平,细胞呈灶状坏死。软骨基质变为嗜酸性。有的软骨呈瓣状游离,但软骨并未死亡,可能滑液仍能供其营养。软骨之下所附着的一层薄骨质,称之为软骨下骨。如软骨下骨很薄,则细胞仍存活,较厚的软骨下骨细胞常无活力。

(2)坏死的骨组织层:镜下可见这部分骨质已坏死。陷窝中骨细胞消失。髓细胞被一些无细胞结构的坏死碎片所代替。坏死区内常见散在的钙化灶。

(3)肉芽组织层:包绕在坏死骨组织周围,其边缘不规则。镜下可见炎性肉芽组织,有泡沫细胞及异物巨噬细胞。某些部分可见纤维组织致密,缺少血管。有的部分纤维组织疏松,有血管。靠近坏死骨部分,大量破骨细胞侵蚀坏死骨表面,并可见新形成的软骨。

(4)反应性新生骨层:镜下可见坏死骨的积极修复及重建,在坏死骨小梁的支架上有新骨沉积,大量新生骨形成,骨小梁增粗。

(5)正常骨组织层:为股骨颈上的正常骨组织,这一层的骨小梁与反应性新生骨层相比较细,含有丰富的髓细胞。

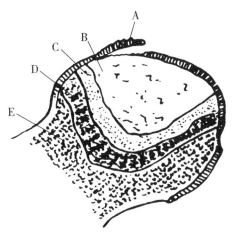

A.关节软骨;B.坏死的骨组织;C.肉芽组织;D.反应性新生骨;E.正常骨组织。

图 13-1　股骨头缺血性坏死的病理改变

相关检查

一、X 射线检查

1.股骨头坏死的 X 射线表现　X 射线片检查方便、费用低,无论在综合性或地方基层医院都可以广泛采用。借助 X 射线片可对关节面形态、关节间隙及骨结构进行观察研究。它反映了骨小梁结构功能性改变,是所有骨关节疾病诊断的初步检查,如阴性并不能认为是正常的依据,因为 X 射线片是对骨内矿物质含量即钙质含量的反映,而在股骨头缺血性坏死的早期阶段只有骨组织的死亡而无骨修复,此时无骨的矿物质含量的变化,因而无法在 X 射线片上显示。只有活骨组织对坏死组织进行修复,引起骨坏死区及周围的矿物质含量有较大变化时,在 X 射线片上才能显示。

由于 X 射线片的精确性和客观性,因此,它在任何一种分类系统中都被认为是最重要的判断标准。但在骨修复开始以前,不显示任何影像学的改变,故对早期诊断意义不大。

临床症状的轻重与 X 射线所见常无一致的关系。

(1)早期:X 射线检查可能无阳性发现,故对有临床症状者,不能否定此病的存在,应密切随访。当有 X 射线阳性表现时,显示为患侧股骨头骨骺较小、变扁、密度均匀增高,骨小梁消失,股骨颈变粗而短,骨骺线增厚而不规则,附近骨质疏松且可有囊样改变,出现关节囊肿胀、关节间隙增宽。

(2)进展期:骨骺坏死与修复、再生同时进行,而以修复、再生为主,表现股骨头坏死加重,密度明显增高且不均匀,外形更扁且不规则,由于肉芽组织伸入进行修复而形成节裂,且出现数量不等的新生骨,股骨更短而粗,局部骨质疏松囊样变更显著,骨骺线宽而不规则,有时早期愈合,关节间隙正常或稍宽(图 13-2)。

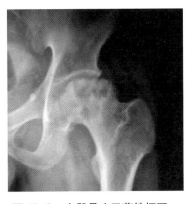

图 13-2　左股骨头无菌性坏死

（3）晚期：随着病程进展和修复，软组织肿胀逐渐消退，由于长时间的失用性萎缩，髋部及骨盆诸骨骨质普遍疏松，股骨头坏死骨被吸收，节裂消失。由于新骨重新形成，股骨头逐渐恢复其光滑整齐的外缘，但仍留下蕈状畸形。为了适应股骨头形状，髋臼也变扁变浅，且外形不规则，关节间隙正常或形成半脱位后继发退行性骨性关节炎，但不发生关节强直。

2.股骨头缺血性坏死塌陷的预测　如何预测股骨头缺血性坏死后塌陷，是临床中的重要问题。蔡汝宾、聂强德通过对103例股骨颈骨折后股骨头坏死塌陷的长期随诊，提出了早期预测股骨头塌陷的指征。

（1）塌陷发生的时间：平均发生在骨折后34个月，最短12个月；发生在骨折后1～5年者占93.2%。作者认为，根据这个时间因素定期复查是早期发现股骨头塌陷的前提，在骨折愈合期至少需每半年拍摄X射线片复查1次，直至5年，以便及早发现股骨头塌陷。

（2）"钉痕"出现：内固定钉早期移动常为骨折不愈合的征象，但当骨折愈合后再发现钉移动，则可视为塌陷的早期征象。紧贴钉缘的松质骨常形成一条硬化线，当钉移动时此硬化线离开钉缘，在X射线片上清晰可见，称为"钉痕"，这一特征较临床诊断塌陷平均提前17个月。

（3）疼痛：骨折愈合后再次出现疼痛者，应及时拍摄X射线片。约有86.4%的患者在塌陷前有疼痛，平均提前13个月。

（4）股骨头高度递减：股骨头塌陷是一个细微塌陷的积累过程，因此，股骨头高度的动态变化能更准确地显示这一过程，有可能在X射线显示肉眼形态改变前作出预测。为此，作者设计了一种测量方法：取旋转中立位髋关节正位片，由小粗隆上缘（O）至大粗隆（B）连一线，再由O向上与OB垂直画一线与股骨头表面相交于A（图13-3）。

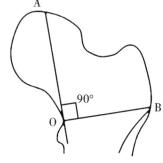

图13-3　股骨头高度测量法

按X射线片顺序分别测量AO与OB长度，用AO表示股骨头的高度。如投照规格一致，即OB长度不变，可由AO直接读出股骨头高度的变化。结果发现，AO缩短比原诊断塌陷提前12.8个月。

（5）硬化透明带：股骨头塌陷前呈现对比明显的硬化透明带。硬化透明带的出现说明由活骨区向死骨区扩展的修复过程缓慢或停止，致使新生骨在边缘堆积，形成一个明显的硬化透明带，预示股骨头即将塌陷。硬化透明带的出现距临床诊断平均提前10.7个月。

二、CT检查

CT主要靠骨小梁的形态分布即放射状排列的骨小梁改变的情况及骨性关节面中断、破坏等征象诊断股骨头缺血性坏死。

CT成像对组织有较高的分辨率，能清楚地显示不同组织，特别是观察股骨头坏死病变所在的位置及范围，可以为手术治疗方法的选择与定位提供参考。CT扫描显示骨坏死区内增生、硬化、碎裂和囊性变等，较常规X射线更为清晰，更利用进行定位，因此，对治疗方案有指导意义。

但CT同样要等骨组织在X射线上的密度发生改变时，才能作出诊断，同时对髋关节、髋臼的整体情况观察不足。因此，CT检查不适用于股骨头坏死的早期诊断。

1.CT检查的适应证

（1）髋部有主要症状，而常规X射线检查未见异常；尤其是酒精中毒、类风湿关节炎、高脂蛋白血症、大量或长期激素治疗中及治疗后、全身性红斑狼疮、血液病等多种疾病的患者，髋部有明确的创伤史，以及对侧已有骨缺血性坏死者。

（2）凡临床怀疑或常规X射线检查疑有股骨头无菌性坏死的患者。

（3）手术前明确骨无菌性坏死的范围，为手术方案制订提供可靠和详细的资料。

2. 股骨头的正常与坏死的 CT 表现　CT 扫描横断面图像上正常股骨头位于髋臼中心，在不同层面上可显示为球形或球钩形，周边是纤细的高密度骨皮质，光滑锐利，内侧可见圆韧带窝，中央骨小梁密集成为致密之中心骨团，自此致密中心向外有呈放射状或伪足样分支排列的骨小梁，骨小梁由粗变细连续向四周延伸直达骨皮质处，称之为"星状征"。当扫描至在粗隆出现后的层面中，星状征可略粗大而不规则，于股骨头的前、内后侧可见一大半圆形排列之高密度骨小梁带，与骨皮质间略有距离，边缘不十分锐利，与骨皮质一起共同形成似双环现象，称之为"双环征"。

CT 表现分为早期和晚期两个阶段。早期阶段股骨头完整无碎裂或仅有轻微的散在碎裂，股骨头骨小梁所形成的"星状征"变形或消失，从股骨头中央到表面有点片状高密度骨增生影，"星状征"的周围部位呈丛状改变或相互融合。Dilhmann 提出"星状征"的边缘部分呈纵状改变或相互融合是股骨头无菌性坏死的早期 CT 征象。晚期改变为股骨头碎裂变形，碎骨片之间有骨质吸收区，呈不规则低密度囊变区（图 13-4），"星状征"明显变形或消失，丛状影和骨小梁融合不仅发生于"星状征"中央，亦见于其周围区。晚期可有关节间隙变窄，关节内有积液时表现为关节囊肿胀（图 13-5）。

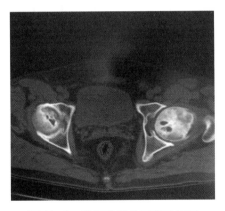 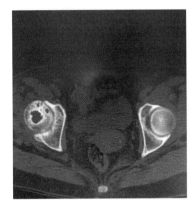

图 13-4　双侧股骨头无菌性坏死　　　图 13-5　右侧股骨头无菌性坏死

轴位 CT 成像对于股骨头顶端、髋臼顶部和髋臼前后缘方面，由于部分容积效应而不易显示，因此，对于是否有股骨头顶部塌陷显示困难。而这些部位是髋的主要负重部分，也是股骨头无菌性坏死最先有改变的地方。Magid 等推荐多平面图像重建技术，如矢状面或冠状面重建，认为这种技术能提供其他检查手段不能提供的信息，从而弥补这一缺陷。同时还可显示整个股骨头和髋臼的轮廓、髋关节间隙的改变，可以更多地发现临床和平片未怀疑到的很早期的股骨头无菌性坏死，并可显示软骨下潜在的损害，如半月征或边缘征，提示即将来临的股骨头塌陷。

三维 CT 成像图像逼真，直接体现出人体的三维立体结构，而且图像可以旋转而从多角度观察，因此，对于股骨头外形、关节间隙的改变均能较好显示，并且可以显示股骨头表现的囊状区，但三维 CT 成像对早期病变无诊断价值。

当疑有股骨头无菌性坏死而行 CT 检查时应常规结合多平面重建进行图像分析，有助于明确病变范围，准确地进行分期，为制订治疗计划提供可靠依据。

三、MRI 检查

由于 MRI 具有较高的软组织分辨能力，其对股骨头缺血性坏死的异常表现在临床症状出现前一段时间即可显示，而在 X 射线片检查中尚属正常。部分病例在核素骨扫描中也不能诊断。

MRI 能对骨髓坏死组织进行检查诊断，MRI 高信号反映的是股骨头骨髓脂肪坏死(细胞部分)，而硬化骨及坏死骨髓碎屑及纤维组织则呈现低信号。由于 MRI 所具有的较高的软组织分辨能力，故反映病变区域的组织学方面的变化有着独特的优越性，无假阳性。其与同位素相比更为敏感，加之具有轴位、矢状位、冠状位多平面扫描，参数多，使其成为目前诊断早期股骨头缺血性坏死最为敏感而准确的方法。

MRI 在骨坏死早期即能提供有关骨生理变化的信息(与骨位素相同)，而在骨坏死晚期又能提供在解剖方面的改变，可见 MRI 具有其独特的优越性。

四、放射性核素成像

骨显像的基本原理是当示踪剂进入人体后，部分进入骨组织，与骨的羟基磷灰石晶体结合，可大量固定于脱水骨和新生骨的表面。在动态相中，其放射后活性曲线主要反映股骨头血管的血流量。当血流受阻时，血流量减少，放射性活性曲线下降或后移。在血池相中，主要反映股骨头静脉血流回流状况，如股骨头静脉血流淤积不畅，则放射性强度明显增高。

股骨头缺血性坏死早期，局部血供和代谢低下，患侧股骨头对放射性核素的摄取减少，患头/健头比降低。且可根据患头/健头比降低的幅度，判断缺血性坏死的严重程度。此后坏死区出现修复反应，组织学上主要表现为骨髓脂肪、成纤维细胞和成骨细胞等增生，死骨边缘可有新骨形成，这些因素均可使骨显像表现为患侧股骨头放射性浓聚，患头/健头比增高。

核素骨扫描可在股骨头血供减少，而无早期临床症状时即能显示病变。可对早期怀疑有股骨头缺血性坏死的患者，如长期服用激素、长期大量饮酒及患有减压病的患者进行普查。

五、数字减影血管造影

数字减影血管造影(digital subtraction angiography，DSA)通过其高选择性的动脉造影，可清楚显示股骨头的血液供应，其与核素髋关节扫描相比，它具有良好的空间分辨力，结合 X 射线片、CT 等检查可为治疗方法的选择提供有效证据。

DSA 可清晰显示股骨头上、下关节囊动脉的血液供应情况，为治疗的选择提供良好而确切的提示。

股骨上端的动脉走行位置及分布较规则，行径较直，为曲度自然的弧形弯曲，连续良好。目前针对股骨头缺血性坏死的病因，多数学者认为是供应股骨头的血液循环受到损害。因此，行动脉造影可发现动脉的异常改变，为早期诊断股骨头缺血性坏死提供依据。

Mussbicher 对 21 例股骨头缺血性坏死的患者做动脉造影，发现所有上支持带动脉均不显影，髋臼和圆韧带动脉充盈增加，下支持带动脉增宽。作者认为股骨头缺血性坏死者与无股骨头缺血性坏死者相比，动脉造影的结果差别明显，故认为发现上支持带动脉不显影具有早期诊断意义。

骨髓静脉造影可以显示骨髓内静脉引流的状态，反映骨内微循环功能。股骨缺血性坏死的主要表现为骨干反流，2 支或 2 支以上静脉不显影，多条静脉明显变细，干骺端造影剂淤积。前二者是可靠的依据。

六、彩色多普勒超声检查

正常股骨头声像图表现：正常股骨头呈半月状光滑的强回声带，股骨头中心见泪点状强回声为圆韧带附着点，股骨头内部为细腻均匀的弱回声，关节腔清晰，可见血流频谱，血流速为 10～15 cm/s。

异常股骨头声像图表现，基本上有 2 个特征：一是股骨头坏死的早期，股骨头均匀一致性回声增高,表面不光滑,髋关节的内侧间隙增宽;二是中晚期关节腔变窄,模糊不清,半球表面弧形线不连续,增厚、粗糙、锯齿状,股骨头内部回声减低,血流速度减慢为 5~8 cm/s 或不显示血流频谱。

七、骨的血流动力学检查

Ficat 认为,对于 X 射线片表现正常或仅有轻度骨质疏松,临床无症状或有轻度疼痛、髋关节活动受限者,做骨的血流动力学检查可以帮助确诊有无早期股骨头缺血性坏死,准确率达99%。

方法:将一直径 3 mm 的套管自外侧骨皮质钻进粗隆区,并密封骨皮质使之不漏水。将套管与压力传感器及记录仪相连。套管内注入肝素盐水。插入套管后第一步是记录骨内压力 5 分钟。一般基础压力低于 4.0 kPa。而骨坏死时,压力平均值为(5.6±0.88)kPa。正常时,骨内注入 5 mL 生理盐水不产生疼痛,骨内压可不增加或暂时增加。如果骨内压上升高于 10 mmHg,或升高持续 5 分钟以上,则压力试验为阳性。第二步为经股静脉造影,即通过套管注入造影剂 10 mL,分不同时间拍摄 X 射线片。正常时,可见收受股部的 4 条主要静脉迅速显影,5 分钟后骨内造影剂排空。当骨外主要静脉无或很少充盈、造影剂反流到股骨干至小粗隆水平以下、注射后 5 分钟仍可见造影剂等,应视为病理情况。

骨血流动力学检查有下列结果可考虑股骨头缺血性坏死:①基础骨内压>4.0 kPa;②压力试验>1.3 kPa;③有一条以上骨外静脉充盈不良;④造影剂反流到股骨干;⑤造影剂在干骺端滞留。

上述检查仅适用于早期诊断,即对股骨头缺血性坏死Ⅰ、Ⅱ期,及 X 射线片尚无表现的病例。对于Ⅲ、Ⅳ期患者,由于关节软骨常已破裂,骨与关节间隙相通,骨内压力常下降,故不准确。

临床表现

近年来临床所见股骨头缺血性坏死病例有逐渐增多的趋势,成为诊治中的重要问题之一。股骨头缺血性坏死的标志是骨细胞在陷窝中消失,而不是骨结构的折断。当其重新获得血液供应后,则新生骨可沿骨小梁逐渐长入,使坏死的股骨头愈合。但这一过程持续时间较长,在此期间如未能明确诊断、处理不当继续持重,可发生股骨头塌陷,造成髋关节严重残疾。因此,在诊断中强调早期诊断,及时防治股骨头塌陷,是十分重要的。

一、症状

(一)初期(前驱期)

症状不典型,但常可有以下比较有特异性的表现:①髋隐隐作痛或酸软、乏力不适。②大腿内侧及腹股沟酸痛或有牵拉感。③膝关节无规律疼痛。④患侧卧位时疼痛,很难摆出一个舒适的姿势。⑤髋外展轻度受限。以上症状常间歇性发作,活动后加重。

(二)进展期(极期)

1.疼痛

(1)性质:早期以髋、膝关节或大腿内侧疼痛为主,活动后加重,偶有患肢游走性疼痛。中期疼痛呈隐匿性进展,一旦发生髋痛,其牵扯痛和反射痛急剧加重,呈现刺痛、刀割痛、电击痛、灼痛或撕裂样痛。

(2)部位:初起时以髋、膝关节、大腿内侧为主,其次为大腿前侧、臀后、小腿外,在病变极期,患肢剧痛,患者有时亦不能确切指出疼痛严重部位,晚期疼痛则固定在腰骶部、髋、腹股沟、大腿内侧及膝关节处。

(3)规律:①持续性疼痛,股骨头缺血性坏死患者最大的痛苦就是疼痛,中晚期持续性疼痛极难缓解,卧床休息虽能减轻疼痛但不能终止疼痛。夜间痉挛痛:小腿和足部的痉挛痛常发生在夜间,剧烈痛感使患者痛醒,可持续数分钟至20分钟左右,不规则发作,睡眠时足跟不自主牵伸可诱发痉挛痛,其发生原因,可能为神经肌肉接头处代谢产物堆积或代谢规律变化所致。②间歇性疼痛,在病变的早期有时会出现无诱因自动缓解期,多在卧床休息数日后出现,疼痛可完全或大部分缓解,随病情的进展,这种疼痛间歇期逐渐缩短,转变成持续性疼痛。③休息痛,一般发生在病变急性进展期,不仅在活动后疼痛加剧,休息时亦不减轻,特别在夜间,更是痛不可挡,彻夜难眠,此与精神因素和环境条件有一定关系。白天精力比较分散,夜间则比较集中,越怕痛越感觉疼痛不可忍耐,有时虽可勉强入睡但体位稍一变动就会痛醒。另外就寝时血压偏低,原本缺血的组织缺血状态更加严重,使疼痛加剧。

2. 跛行

(1)痛性跛行:与疼痛呈平行性存在。早期是一种功能性改变,在严重时需要拖拽来挪动患肢,形成特殊的痛性拖拽样跛行,或借助支具行走。

(2)间歇性跛行:与间歇疼痛一致,可突然发生又突然消失,有的患者在休息后,疼痛状态缓解,跛行亦随之减轻或消失。

(3)短缩性跛行:股骨头病变塌陷以后,虽病情稳定,但由于下肢短缩,出现跛行,塌陷比较轻微时,病变关节面经过软骨再生,关节间隙可相对增大,跛行可望有所改善。

(4)混合性跛行:股骨头病变得不到及时控制,中晚期在痛性跛行基础上又出现股骨头塌陷而引起下肢短缩,呈混合性跛行,患者行走更加困难,多需双拐才能行动。

(5)髋功能障碍:中晚期患者髋关节功能由受限逐渐进展到严重的功能障碍,髋关节伸屈、抬高、内收、外展、旋转等都受到影响,初期与肌肉痉挛及疼痛而诱发的被动性关节制动有关,后期则是关节囊、股骨头及髋臼畸形所致,髋关节支撑能力下降,行走困难不能负重,严重时瞬间支撑能力亦丧失,导致患肢残疾。

(6)肌肉松软无力:早期患肢疼痛出现不久,即伴有患肢无力,肌肉松软,随之皮肤无汗而发冷。由于股骨头缺血性坏死难以忍受的剧痛,患者对上述症状多不引起重视,但在中晚期就诊时已经能明确讲述出皮肤干燥苍白,发凉无汗,怕冷恶寒而喜热,肢体变细,肌肉松软萎缩,活动无力等,表现出进行性肌营养不良症状,说明患肢整体供血不足,引起这些改变根本原因为髋关节制动及肢体运动减少。

(三)恢复期(康复期)

1. 起步痛及起步跛行　治疗后期或停药早期,进入康复阶段时,患者临床症状已经基本消失,行走疼痛不明显,但在由坐位或卧位改变姿势准备起步时及迈出的第1～10步内发生一过性疼痛及跛行。这种起步痛主要发生在中晚期患者康复期,由于股骨头变形及不全脱位,使髋关节正常位置关系发生变移,同时股骨头新关节面凹凸不平,与髋臼在短时间内不能完全吻合,在这些因素影响下,髋关节由一个比较固定位置变化时,不能马上适应新姿态,这种短时间不适应,就产生了起步痛和起步跛行。当髋关节经过短时间运动,逐渐适应这种新姿态时,疼痛就会自然缓解,跛行也随之好转。

2. 疲劳性酸软痛　疲劳性酸软痛是指治疗后期或停药后,患者在行走及活动量大时自感患肢酸软疼痛无力,可伴有腰骶部酸胀痛感,休息后缓解消失,是康复过程中一种必然状态。由于患者在疼痛极期活动减少,患肢肌肉严重萎缩,肌细胞呈营养不良,供血不足,代谢产物容易淤积。当患肢活动开始增强时已经萎缩、营养不良的肌细胞不能完全满足运动量增加所需要能量,更主要是肌无力造成的严重供血不足,酸性代谢产物大量堆积,而产生上述酸软胀痛症状。

3.瞬间跛行　指治疗后期或停药后在行走中髋突发似闪电样的锐痛,使患肢出现瞬间疼痛性跛行,有时与地面不平、抬脚过高、下落时脚掌着地较重震动病髋有关,但大多无明显诱因。本症状发生机制可能与以下因素有关:①股骨头关节面不平,软骨坏死修复不全,神经末梢裸露,当其与髋臼中某一点碰撞时,发生剧痛;②股骨头变形,新压应力点初步形成,但承重能力脆弱,或新压应力点又发生轻微变移;③由于股骨头变形脱位,髋关节失去原解剖形态,关节周围软组织的位置关系也会发生一些相应变化,变化后新位置还不适应髋关节活动状态。

4.髋弹响　一般在病变晚期出现患者运动时,髋关节活动到一定方位时发出一种"咔嗒"的响声,常见于屈曲稍外展位置,一般不疼痛亦无明显不适感,但会给患者带来心理上的压力。这种髋弹响可能与股骨头和髋臼变形、关节软骨及滑膜变移有关,是形成骨性关节炎的一种临床表现,大约持续数月乃至数年余,通过股骨头病变的修复改建会逐渐消失。

5.再发性疼痛　再发性疼痛指在股骨头缺血性坏死患者治疗期间或停药后,疼痛已经基本缓解、消失或明显减轻,而突然发生的持续性疼痛。在疼痛极期,患者疼痛自我保护意识强烈,为了缓解或减轻疼痛,常采取一些防护措施使髋关节免受损伤,但通过治疗疼痛明显缓解,从心理上放松了对外界损伤防护,同时也由于疼痛缓解,患者活动范围加大,一些在疼痛极期不能参与的活动,现在已经能比较顺利完成,机体活动量增大,受到损伤概率也会随之加大,临床常见如跌倒、碰撞、挤压、负重、重力按摩、扭闪等损伤,在正常情况下,这些不足以引起人们重视的外界刺激,都能够引起再发性疼痛,在临床观察中发现这些再发性疼痛几乎全部由于髋关节轻微挤伤所引起。

关于再发性疼痛发生机制目前尚未见报道,从理论上讲可能和以下两点有关:①股骨头急性缺血,由于股骨头形态改变,修复和改建尚未完全成熟,位置相对变异的股骨头血管和增生毛细血管网不健全,在髋关节瞬间位置变异时,使血管毛细血管网发生急剧变化,如动脉扭曲痉挛、静脉瘀血,使血液供应受阻,从而发生急性继发性股骨头供血障碍,由于急性缺血而发生剧烈疼痛。②新压应力点再次变移,中晚期患者由于股骨头形态变移,原压应力点已不存在,残缺的股骨头在修复过程中,逐渐形成新压应力点,这个新压应力点要经过相当长时间逐步锻炼才能适应髋关节自身需要,才能有效承受不同平面作用力。由于新压应力点尚未成熟,在髋关节受到外界力的作用时,极有可能发生再次变移而产生剧烈疼痛。在确定再发性疼痛时一定要除外股骨头或其他组织实质性损伤,必要时要摄片对照,以免误诊。

二、体征

早期髋关节活动可无明显受限,随疾病发展可有内收肌压痛、髋关节活动受限,其中以内旋及外展活动受限最为明显。局部深压痛,内收肌止点压痛,部分患者轴叩痛可呈阳性。早期由于髋关节疼痛,Thomas征、"4"字试验阳性;晚期由于股骨头塌陷、髋关节脱位,Allis征及单腿独立试验征可呈阳性。其他体征还有外展、外旋受限或内旋活动受限,患肢可以缩短,肌肉萎缩,甚至有半脱位体征。伴有髋关节脱位者还可有Nelaton线上移、Bryant三角底边小于5 cm、Shenton线不连续。

诊断与鉴别诊断

一、诊断

1. 病史　有外伤史、服用激素史、嗜酒史、风湿病史、减压作业等病史。

2. 症状体征　有髋部疼痛、活动受限、跛行，腹股沟中点压痛，Thomas 征、"4"字试验阳性，患肢可以缩短，肌肉萎缩，甚至有半脱位体征。

3. 辅助检查　X 射线片提示股骨头缺血性坏死。对高度怀疑股骨头缺血性坏死，X 射线片无坏死改变的，应该行 CT 或 MRI 检查。

二、鉴别诊断

1. 髋关节骨性关节炎　多见于 50 岁以上肥胖患者。常为多关节受损，发展缓慢。早期症状轻，一般疼痛与活动有关，多在活动时发生疼痛，休息后好转。严重时休息亦痛，与骨内压增高有关。髋部疼痛可受气候变化影响而加重，常伴有跛行，疼痛部位可在髋关节的前面或侧方，或大腿内侧，亦可向身体其他部位放射，如坐骨神经走行区或膝关节附近，常伴有晨僵，严重者可有髋关节屈曲、外旋和内收畸形，髋关节前方及内收肌处有压痛，Thomas 征阳性。除全身性原发性骨性关节炎及附加创伤性滑膜炎以外，红细胞沉降率在大多数病例中正常。

X 射线表现为关节间隙狭窄，以外上侧明显。晚期股骨头变扁、肥大，股骨颈变粗、变短，头颈交界处有骨赘形成。关节间隙更狭窄，髋臼顶部可见骨密度增高，外上缘亦有骨赘形成。股骨头及髋臼可见大小不等的囊性变，囊性变周围有骨质硬化现象，严重者可有股骨头向外上方脱位，有时可发现关节内游离体。但组织病理学显示股骨头并无缺血，无广泛的骨髓坏死。显微镜下可见血流瘀滞、髓内纤维化、骨小梁增厚现象，这与血液循环异常有关。这是与股骨头缺血性坏死的重要区别点。本病以无死骨形成为其特点，以组织病理学特点为诊断依据。

2. 类风湿关节炎　类风湿关节炎从髋关节起病少见，出现髋关节炎时，患者上、下肢其他关节常已有明显的类风湿性病变。一般累及双侧髋关节，但临床上类风湿关节炎首发于单侧髋关节者并非罕见。患者可有食欲减退、体重减轻、关节疼痛、低热等前驱症状，常伴有晨僵，随后髋关节肿胀、疼痛，随着关节肿胀逐步明显，疼痛也趋于严重，关节局部积液、温度升高，开始活动时关节疼痛加重。活动一段时间后疼痛及活动障碍明显好转。关节疼痛与气候、气压、气温变化有相连关系，局部有明显的压痛和肌肉痉挛，逐渐发生肌肉萎缩和肌力减弱，常有自发性缓解和恶化趋势交替的病变过程。

类风湿关节炎是全身性疾病，除关节有病理改变外，逐渐涉及心、肺、脾及血管淋巴、浆膜等脏器或组织。患者可有类风湿性皮下结节，常见于尺骨鹰嘴处及手指伸侧，在身体受压部位也可能见到。X 射线表现最早即为一致性的关节间隙狭窄和消失，以关节内侧非负重区最为明显。髋臼突出，股骨头软骨下骨质疏松、细小囊变，头臼可变形，头呈蘑菇头，很少有塌陷，关节强直，除髋关节外四肢对称性的小关节僵硬、疼痛、肿胀和活动受限。化验检查可有轻度贫血、白细胞增高、红细胞沉降率加快、类风湿因子阳性，部分患者抗链球菌溶血素"O"升高，β 球蛋白升高时类风湿病情严重，γ 球蛋白升高则反映临床症状的发展。类风湿关节炎患者血清免疫球蛋白(Ig)升高率为 50% ~ 60%，多为 IgG 和 IgM 升高，滑液凝块试验见凝块呈点状或雪花状。

3. 髋关节结核　此病早期出现关节间隙变窄,关节面模糊,髋臼骨质疏松,股骨头内骨质呈磨砂玻璃样破坏,后期有全关节破坏,骨质呈"虫蚀"样破坏,坏死骨影碎小,红细胞沉降率加快,为全身结核的一部分。与缺血性坏死鉴别点:股骨头缺血性坏死时,为大块的坏死骨,有塌陷,软骨下新月征等。

4. 神经病性关节病　由于脊髓病变引起的神经营养障碍性关节病,多见于膝关节。当病变发生在髋部时,产生无痛性跛行,关节欠稳定。

X 射线片显示股骨头碎裂、硬化,周围有大量的钙化和骨赘,关节内有游离体,股骨头呈脱位或半脱位,康华氏反应有 50% 患者出现阳性。

5. 化脓性关节炎　一般多发于婴幼儿和少年,感染途径多数为血源性播散,少数为感染直接蔓延。起病急,全身不适,疲倦,食欲减退,寒战,高热,髋关节剧痛,活动时加剧,患肢常处于屈曲、外展、外旋的被动体位,久之可发生关节挛缩,甚至有半脱位或脱位。髋关节肿胀,触之饱满并有明显压痛。髋关节屈曲、内外旋、内收、外展均受限,足跟轴向叩击试验阳性,Thomas 征阳性。白细胞及中性粒细胞增多,红细胞沉降率加快,血培养可有致病菌生长,髋关节穿刺发现髋关节液呈血性、浆液性或脓性混浊体,检查可发现大量白细胞、脓细胞,细菌培养可发现致病菌。

X 射线表现早期可见髋关节肿胀积液,关节间隙增宽。感染数天后脓肿可穿破关节囊向软组织蔓延,X 射线可见关节软组织肿胀,主要表现为闭孔外肌及闭孔内肌征。关节软骨破坏后,关节间隙变窄,软骨下骨质疏松、破坏,晚期化脓性病变从关节囊、韧带附着处侵入,形成骨内脓肿,很快出现骨质破坏、关节塌陷、关节间隙消失,最后发生骨性融合。

6. 强直性脊柱炎　常见于男性,20～40 岁多见。最多见于骶髂关节和腰椎,其次为髋、膝、胸椎、颈椎。髋关节受累者大都伴有骶髂关节、腰椎的病变。本病起病缓慢,多表现为不明原因的腰痛及腰部僵硬感,晨起重,活动后减轻。由于骶髂关节炎的反射,部分患者出现坐骨神经痛症状,以后腰腿痛逐渐向上发展,胸椎及胸肋关节出现僵硬,出现呼吸不畅,颈椎受累时,头部活动受限,整个脊柱严重僵硬。由于椎旁肌痉挛,患者站立或卧位时,为了减轻疼痛,脊柱渐呈屈曲位,患者表现为驼背畸形。

早期骶髂关节可有局部压痛,骨盆分离试验、挤压试验阳性,一般于起病后 3～6 个月才出现 X 射线表现。骶髂关节最早出现改变,显示髂骨侧软骨下有磨砂样增生带。病变进一步向上蔓延,侵犯整个关节,关节边缘呈锯齿样,软骨下硬化带增宽,骨线模糊,关节间隙消失,骨性强直。脊椎的改变发生在骶髂关节病变之后。髋关节受累常为双侧,早期可见骨质疏松、关节囊膨隆和闭孔缩小;中期关节间隙狭窄,关节边缘囊性改变或髋臼外缘和股骨头边缘骨质增生(韧带赘);晚期可见髋臼内陷或关节呈骨性强直。化验检查可有轻度贫血、红细胞沉降率加快、血清碱性磷酸酶增高,90% 以上的患者 HLA-B_{27} 为阳性。

7. 反射性交感神经营养不良综合征　亦简称为 RSDS(reflex sympathetic dystrophy syndrome),是一种肢体损伤后,以血管、神经功能紊乱起源的疼痛综合征,过去用过不少名称,如肢体创伤后骨质疏松、急性骨萎缩、Sudeck 骨萎缩、灼性神经痛、反射性神经血管营养不良等。交感神经营养不良的表现范围可能很大,常有一些致病因素,包括损伤,可以是很轻微的,或者是神经性,或心肺疾病,常常突然发生或突然加重,受累关节可水肿。临床特征是伤肢剧烈的灼样痛,皮肤光亮、萎缩,易脱皮,皮肤苍白、发绀、水肿或感觉过敏,皮温升高或降低。患肢关节运动受限,掌腱膜肥厚并可屈曲挛缩。另外有脱发、指甲变脆。

X 射线表现为骨质疏松,甚至出现进行性骨质减少,于近关节区更为明显。这种骨质疏松很像 Ⅱ 期的股骨头缺血性坏死,而后者的骨质疏松更广泛,且有小囊变。在 X 射线未出现征象前,骨扫描显示吸收核素增加。活体组织学活检有时发现水肿,滑膜层细胞紊乱或增殖,毛细血管增生水肿,滑膜下纤维化。骨内血管壁增厚,骨小梁非常薄,骨髓呈局灶性破坏。骨内静脉造影也微表现

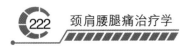
为骨干反流,骨内静脉瘀滞。

总之,RSDS 是一种与骨坏死不同的疾病,它们血管变化的原发因素和细胞发生的病理变化不同,但两者在组织学上所造成的后果却有些相似。

 治 疗

一、手法治疗

(一)方法一

1.治则　疏通筋脉,活血祛瘀。

2.取穴及部位　环跳、居髎、肾俞、髀关、血海、阴廉、急脉、足五里、梁丘、足三里。

3.手法　按压法、点按法、按揉法、弹拨法、擦法。

4.方解　环跳、居髎为主穴。二穴共用疏通筋脉、祛瘀消痛、减轻跛行,是为主穴。髀关、梁丘、足三里共为足阳明胃经腧穴,可疏经通络、益气养血、消解疼痛。阴廉、急脉、足五里为足厥阴脾经位于患部的腧穴,"腧穴所在,主治所及",有通经活络、养筋益脉作用。血海为足太阴脾经位于膝上部的穴位,有活血化瘀、散风除湿之功,七穴共用,疏经活络、益气活血,增加股骨头气血运行,促进骨细胞再生,为辅穴。肾俞为膀胱经之腧穴,可补益肾精、强腰壮肾以治其本,又能疏通腰髋部气血,是为佐使。诸穴共用活血通络、滑利关节、强筋壮骨、消减顽痛,促进股骨头气血运行,恢复髋关节稳定,阻止股骨头进一步损伤。

5.操作

(1)患者俯卧位,术者在骶髂部及下腰部用擦法、按压法交替进行治疗,放松治疗部位痉挛的肌肉,并点按环跳、肾俞等穴。

(2)患者仰卧位,术者用掌根按揉髋部肌群数分钟,再沿腹股沟自上而下轻手法点按、弹拨数分钟。

(3)患者仰卧位,术者用掌根按揉患侧股内外侧数遍,并点按居髎、髀关、血海、阴廉、急脉、足五里、梁丘、足三里等穴。

(4)患者仰卧位,术者用掌根擦患侧股内外侧,以透热为度。

(二)方法二

1.手法　按摩可以分筋、通络、活血、止痛。揉擦手法通化力强,能够舒通筋脉、活血祛瘀。

方法:患者仰卧位,术者立于患者患侧,先用掌根揉法分别按揉髋部肌群约 5 分钟,再沿腹股沟自上而下施行掌擦法,以透热为度。而后用拇指在压痛部位施按压法 1 分钟,并弹拨痛点 1 分钟,最后做髋关节屈曲、内旋、外旋,摇动 15 ~ 30 次,以加大髋关节的活动度。按摩过程中用力适中,防止损伤股骨头。每日 1 次,1 个月为一个疗程。

2.推拿　患者俯卧位,术者站于患侧,用擦法、四指推法作用于背、腰、臀部以及下肢;拇指点揉、弹拨 L_3 横突部,开始时有明显的硬结,痛感强烈,数次之后,硬结逐渐变小,痛感减轻甚至消失;拇指弹拨梨状肌,以患者能忍受为度;三指推或点揉天宗穴、脊柱两侧膀胱经、督脉、环跳穴、秩边穴、承扶穴、风市穴、委中穴等;按压胸椎至腰骶部;按腰扳腿法,使患髋尽量后伸;患者仰卧位,使患侧髋关节做屈伸、外展、内收、内旋及外旋等动作,幅度由小到大,以患者能耐受为度。2 天一次,1 个月为一个疗程。

二、物理疗法

(一)中药伤科黄水离子导入

中药离子导入方法是利用直流电将药物离子通过皮肤或黏膜导入人体以治疗疾病的方法。它是根据直流电场内电荷同性相斥异性相吸的原理,使药物中的有效成分变成离子状态,经皮肤、汗腺导管的开口进入体内而达到治疗目的。我们多采用伤科黄水离子导入,通过离子导入治疗减轻患髋疼痛,促进髋部血液循环,有利于骨坏死区域修复。

1. 使用药物　伤科黄水(成分:黄连、山栀子等)。

2. 操作方法　患髋伤科黄水离子导入,每次30分钟。

3. 注意事项　①患者体内有金属物者,如股骨颈骨折后,空心钉加压内固定者禁用。②高热、恶病质、心力衰竭、湿疹、有出血倾向者,对直流电不能耐受者禁用。

(二)中药健髋汤离子导入

1. 药物组成　透骨草25 g、牛膝30 g、乳香15 g、没药15 g、细辛5 g、附子15 g、水蛭15 g、补骨脂20 g,加水1 000 mL,先武火煎20分钟,再用文火煎30分钟,滤取药液500 mL装瓶备用。

2. 透入方法　采用北京GA-1A低中频治疗机治疗,取纱布垫2块,用药液25 mL浸透后贴敷于患处,将治疗机正负极板分别放在2块药垫上,用沙袋固定妥善后开机治疗。每天治疗1次,每次30分钟,1个月为一个疗程,每2个疗程间隔1周,每名患者治疗1~3个疗程。

三、药物治疗

(一)中药治疗

1. 中药内服

(1)黄芪鳖甲丸:由黄芪、龟甲、巴戟等组成。功可补肾填精、强壮筋骨、活血通络,用于肾精亏虚者。每次15 g,一日3次,口服。

(2)加味补阳还五汤:由熟地黄、赤芍、当归组成。功可益气活血、除痰通络,用于气血瘀滞者。每次10 g,一日3次,口服。

(3)骨宝口服液:由茱萸、仙茅、熟地黄、当归组成。功可补益精髓,用于肝肾亏虚者。每次2支,一日3次,口服。

(4)加味二仙汤:由仙茅、羊藿叶、杜仲等组成。功可温肾阳,补肾精,泻肾火,调理冲任,用于肾虚火旺者。每次10 g,一日3次,口服。

(5)活血健骨汤:由桃仁、红花、川芎、赤芍、三七、当归、蒲黄、续断、淫羊藿、骨碎补组成。血脂高者加白术、茯苓、山楂、泽泻、水蛭等。每日1剂,水煎服,早晚分服,3个月为1个疗程。急性期配合牵引。

(6)复骨散:制川乌、附子、肉桂、红花、乳香、没药、马钱子、锁阳、狗骨,把上述药制剂成胶囊,每粒0.5 g,成人5粒/d,一日口服3次,1年为1个疗程。

(7)复骨健步汤(片):三七20 g、生地20 g、白及30 g、桂枝10 g、丹参20 g、赤芍20 g、蝼蛄20 g、枸杞30 g、黄芪30 g、山茱萸20 g。患处肿胀甚伴脘腹胀闷、纳差等者加苍术、生薏苡仁各20 g,茯苓15 g;患部疼痛剧烈者加延胡索、乳香、没药各10 g;气虚者加党参20 g、焦白术10 g;畏寒、怕冷者加附片10 g。早期采用汤剂加减治疗,每日1剂,每日服2次;待疼痛减轻,病情稳定后,改服片剂(0.3 g/片),每次10片,每日2次,饭后1小时温开水送服,3~6个月为1个疗程,平均服用4~5个

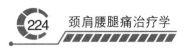

疗程。

（8）健骨生：由当归、三七、地龙、冰片、珍珠、冬虫夏草等药组成，口服，成人每次服用1～2袋（4.5 g/袋），3次/天，小儿酌减。饭前1小时用温开水送服，3个月为1个疗程。

（9）骨蚀灵胶囊：熟地25 g，当归20 g，龟板30 g，黄芪50 g，甘草、牛膝各15 g，红花10 g，水蛭、骨碎补、鹿茸各5 g。餐后30分钟口服，每次5 g（2粒），3次/天，3个月为1个疗程。

（10）健髋汤：熟地黄20 g，鹿角胶（烊化）、川牛膝、地龙、黄芪各10 g，骨碎补、续断各15 g，蜈蚣1条。每日1剂，水煎后早晚分服。阳虚局部欠温，下肢畏寒乏力，久卧久坐疼甚，得适当活动疼痛略减轻者加巴戟肉10 g、桂枝6 g；阴虚五心烦热，盗汗，舌红少苔者加龟板、鳖甲各10 g；气滞血瘀，患髋刺痛，痛处不移，拒按者加赤芍、鸡血藤各10 g；湿阻经络，下肢酸胀沉重，苔腻者加薏苡仁20 g、木瓜10 g。

（11）筋骨康胶囊：药用黄芪、当归各30 g，威灵仙、海桐皮、续断、五加皮各20 g，鹿茸、延胡索、乳香、没药、甘草各10 g。粉碎分细粉，混匀，装胶囊即可。每粒0.3 g，口服1次6粒，一日3次，1个月为1个疗程。治疗期间应避免负重。

2. 中药外洗法　根据中医理论及股骨头缺血性坏死特点，运用中草药药浴法，经过较长时间的全身浸泡，药物即可通过皮毛，由表及里渗透到肌肉、韧带和骨骼，以疏通机理，开放毛窍。药物通过经络的输布，到达病处，达到温经祛邪、通经活络、活血化瘀、调养气血、改善功能和营养状态的作用。

（1）舒筋洗药

成分：威灵仙、透骨草、钩藤、苏木、荆芥等。

功效：舒筋活络、消肿散瘀，用于气血瘀滞型。

用法：每日外洗1～2次，1个月为1个疗程。

（2）温经洗药

成分：山茱萸、桂枝、丁香等。

功效：温经散寒、祛风止痛，用于肝肾亏虚型。

用法：每日外洗1～2次，1个月为1个疗程。

（3）熏洗2号

成分：大黄、侧柏叶等。

功效：清热祛湿、活血通痹，用于湿热痰火型。

用法：每日外洗1～2次，1个月为1个疗程。

（4）通络洗药

成分：当归、木瓜、威灵仙、桂枝、独活等。

功效：活血祛风、温经通络，用于肝火留筋型。

用法：每日外洗1～2次，1个月为1个疗程。

3. 中药敷贴法　外敷药是中医中药重要的治疗方法，局部外敷可以将中药有效成分作用于髋部，使药力发挥作用。应用时先加蜂蜜、酒等与药粉混合，调均为糊状，按肢体部位大小，将药膏摊于油纸上，用棉花围住四周，敷于患处。

根据股骨头缺血性坏死不同分型采用不同外敷药。

（1）伤科散

成分：紫珠草、山栀子等。

功效：解毒消炎、活血散瘀、消肿止痛，用于气血瘀滞型。

用法：1帖，每日1次。

（2）玉龙散

成分：生姜、肉桂等。

功效：温经散寒、活血止痛，用于湿热痰火型。

用法：1贴，每日1次。

（3）驳骨散

成分：山栀子、乳香、没药、大黄等。

功效：续筋驳骨、祛瘀腐、生新骨，用于肝肾亏虚者。

用法：1贴，每日1次。

（4）金黄散

成分：天花粉、红花、大黄等。

功效：清热凉血、化瘀止痛，用于肝火留筋型。

用法：1贴，每日1次。

（5）补蚀散

成分：桃仁、莪术、水蛭、牛膝、鸡血藤、大黄各等量。

功效：活血化瘀、疏通经络、调和气血、扶正祛邪。

用法：研成细末装袋。每袋40 g，每次1袋，涂敷患髋处。3天换药1次，10次为1个疗程。

（二）西药治疗

1. 双氢麦角碱　它是α受体阻滞剂，其作用原理为扩张毛细血管和小动脉，降低骨内压，对产生的骨危象疼痛有明显效果。病情严重时可用静脉注射，能明显缩短骨危象的持续时间。用法：皮下或肌内注射，每日0.15～0.60 mg，每日1次或隔日1次；也可舌下含服，每日0.75～2.00 mg，分数次服。

2. 吲哚美辛　属非甾体解热镇痛药，早期使用于缺血病例有短暂作用；对症状严重而持续者，效果不够理想。用法为每次25 mg，每日2～3次。

（三）名家验方

1. 马氏骨片（补骨片）　每片0.3 g，可补肾强骨、行气通络、活血解毒，成人每次3～5 g，每日3次，温开水送服，以饭后2小时服为宜。2号马氏骨片，每片0.3 g，可活血化瘀、行气通络，成人每次3 g，每日3次，饭后2小时黄酒15 g送服，服药后半小时内不要饮水。

2. 黄克勤根据中医"化腐生新"理论提出股骨头坏死治疗六法

（1）祛瘀生骨法：治法为行气活血，祛瘀生新。内服承载丸（当归、杜仲、黄芪、枸杞子等）、红宝散（生地黄、延胡索、没药、五倍子等）。

（2）健脾生骨法：治法为补气养血，健脾和胃。内服承载丸、珍七散（石斛、续断、土鳖虫、水蛭等）、骨鹿合剂。

（3）滋阴生骨法：治法为滋阴补肾，强筋壮骨。内服承载丸、生骨散（当归、透骨草、红花、延胡索、柴胡等）。

（4）利湿生骨法：治法为清热利湿，强筋壮骨。内服承载丸、龙骨丸、生骨散。

（5）排毒生骨法：治法为扶正固本，祛瘀排毒。内服承载丸、红宝散、解痉散。

（6）壮阳生骨法：治法为温经益肾，壮阳生骨。内服承载丸、珍七散、清骨散。

四、针灸治疗

患者侧卧位，取大椎、肾俞、环跳、环中、冲门、气冲、急脉、阳陵泉、三阴交等穴，交替针刺治疗。用补法得气后，留针30分钟，每日或隔日治疗1次，7次为1个疗程。

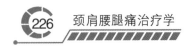

五、手术治疗

目前手术治疗股骨头缺血性坏死的方法很多,保留股骨头的方法主要有钻孔或髓芯减压、髋关节内固定法、植骨手术等,在临床上都取得了较满意的效果。但是在坏死晚期,一般采用人工关节置换术,是治疗晚期股骨头的最后选择,也是最有效的方法。目前主要应用的是全髋关节置换术,其最主要的缺点是后期假体松动。尤其是对于非创伤性骨坏死,常存在着引起骨坏死的因素,伴有骨质的改变,如骨质疏松、骨软化,给人工关节置换增加了难度。尽管近年来由于假体制造工艺不断改进,治疗经验的积累,人工关节置换的效果已大为提高,但对其使用的年限和后期的并发症,仍应给予足够的重视。

六、功能锻炼

(一)日常功能锻炼

功能锻炼是贯彻局部与整体、动与静结合的原则,是促使早日恢复功能的一种有效手段。功能锻炼时应以自动为主,被动为辅,动作要协调,循序渐进,由小到大,由少到多,逐步增加,先进行简单的卧位或坐位功能锻炼(如跖踝屈伸、股肌收缩等),再根据骨头坏死的程度选择合适的站立位功能锻炼(屈髋下蹲等)。

(二)术后功能锻炼

骨科手术是为了重建髋关节运动系统功能,功能恢复训练是继手术之后的主要步骤。

患肢制动超过3周,在肌肉和关节周围疏松的结缔组织变为致密的结缔组织,易致关节挛缩;卧床超过3周,肌力即减一半,肌肉亦出现失用性萎缩,在股四头肌和背伸肌处尤为明显。股骨头坏死患者就医前就因疼痛致髋、膝关节功能受限,活动障碍,入院后因手术需要,卧床牵引时间长,导致患肢长时间制动及废用。

因此,护理人员在医生指导下,向患者说明功能恢复情况,并帮助其进行功能训练,这对保证手术效果,促使患者患肢功能恢复原来正常或接近正常的良好状态是至关重要的。功能锻炼方法如下。

1. 早期 ①跖踝屈伸:患者仰卧或坐位,将患肢的踝关节尽量跖屈和背伸,每次锻炼20~40次,此动作有促进下肢血液循环和防止踝关节粘连强直的作用。②股肌收缩:患者仰卧,作股部的肌肉收缩和放松锻炼。此动作有防止股部肌肉萎缩的作用。

2. 中期 拉腿屈膝:患者取仰卧位,将股部的肌肉用力收缩,接着用大腿带动小腿进行膝关节屈曲,然后放松、伸直下肢,每回20~40次。此动作有增强肌张力、预防股部肌肉萎缩和膝关节粘连强直等作用。

3. 后期 ①伸膝抬腿:患者取仰卧位,将股部的肌肉用力收缩,使整个下肢伸直抬高约45°,然后徐徐放下,每回15~30次。②脚底滚筒:患者取坐位,小腿自然下垂,地面放置一个直径5~10 cm的竹筒,脚踏在竹筒上进行来回推拉滚动,使膝关节屈曲和伸直,每回30~50次。③屈髋下蹲:患者的脚分开约与肩膀的宽度相等,双手扶在双膝上,使髋、膝关节屈曲下蹲,每回15~30次,活动幅度从小逐渐增大。

七、其他治疗

(一)病因治疗

老年特发性股骨头坏死的病因治疗十分重要。随着年龄的变化,往往伴有其他慢性疾病或隐匿性疾病,如心血管疾病、消化系统疾病及各种内分泌疾病等,所以应综合分析,全面考虑,积极治疗。针对各原发病因或可能因素制定治疗方案,应把早期预防、早期诊断与治疗作为提高治疗效果的第一要素。

(二)高压氧治疗

近年来高压氧治疗放射后骨坏死已被临床应用。有文献报道用高压氧治疗颞骨放射后骨坏死,每周5天,每天1次,每次呼吸加压到24.3 kPa的纯氧90分钟(分3次,每次30分钟,间隔10分钟呼吸空气以防氧中毒)。5次高压氧治疗后,伤口停止流液开始长肉芽组织;25次治疗后,伤口有健康肉芽组织,移植分劈皮片成功;44次治疗后,伤口完全愈合,随访6年未见复发。

第十四章　跟痛症

 目标导航 ||||

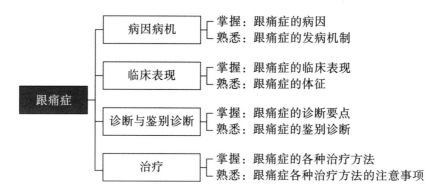

跟痛症是以足跟区疼痛命名的疾病,是指跟骨结节周围由慢性劳损引起的以疼痛和行走困难为主的病症,常伴有跟骨结节部骨刺形成。本病多见于40~60岁的中老年及肥胖之人。

病因病机

一、跟腱止点滑囊炎

主要因穿鞋摩擦所致,尤其是女性经常穿高跟鞋,鞋的后面反复与跟骨结节之间摩擦,导致跟骨结节处滑囊发生慢性无菌性炎症,使滑膜增大,囊壁增厚,发生本病。

二、跟骨下脂肪垫炎

一般患者有外伤史,多因走路时不小心,足跟部被高低不平的路面或小石子硌伤,引起跟骨负重点下方脂肪组织损伤,局部充血、水肿、增生。

三、跖筋膜炎

因职业特点长期站立在硬地面工作,或因扁平足,使跖筋膜长期处在紧张状态,在其起点处因反复牵拉发生充血、渗出,日久则骨质增生,形成骨刺。

四、跟骨骨骺炎

本病只发生在跟骨骨骺出现到闭合这段时间,跟骨第二骨化中心从 6~7 岁开始,13~14 岁逐渐闭合,所以本病多发生在少年生长发育期。

五、肾虚性跟痛症

年老体弱或久病卧床,肾气虚衰,则骨萎筋弛;现代医学认为是久病卧床,足跟部因不经常负重而发生退行性变,皮肤变薄,跟下脂肪垫部分萎缩,骨骺发生脱钙变化而致。

六、跟骨骨刺

其引起的疼痛、压痛均较明显,有时可在局部触到骨性隆起。X 射线检查可见软组织增厚或有骨刺形成。

临床表现

一、跟腱止点滑囊炎

在跟腱附着部肿胀、压痛,走路多时可因鞋的摩擦而产生疼痛。冬天比夏天严重,疼痛与天气变化有关。检查:在跟骨后上方有软骨样隆起,表面皮肤增厚,皮色略红,肿块触之有囊性感及压痛。

二、跟骨下脂肪垫炎

站立或行走时跟骨下方疼痛,有僵硬、肿胀及压痛,但无囊性感。

三、跖筋膜炎

站立或走路时,跟骨下面痛,疼痛沿跟骨内侧向前扩展到足底,尤其在早晨起床后或休息后刚开始走路时疼痛明显,行走一段时间后症状反而减轻。

四、跟骨骨骺炎

多见于 6~14 岁的儿童。主诉足跟下面疼痛,走路可出现跛行,运动后疼痛加剧,跟骨结节后下部疼痛,有轻微肿胀。X 射线片显示跟骨骨骺变扁平,密度呈不均匀性增高,外形不规则,呈波浪状或虫蚀状,骺线增宽。

五、肾虚性跟痛症

站立或行走时双侧足跟部酸痛乏力,但局部无明显的压痛。X 射线片显示除跟骨本身稍有脱钙外无明显的其他异常。

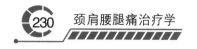
六、跟骨骨刺

足跟底部疼痛,走动后好转,晨起或休息后再开始走动疼痛明显。检查时可见跟骨结节处压痛明显,患足足弓加深,跖长韧带和跖筋膜在患足伸平时像弓弦一样在足弓处可清楚地摸到。

诊断与鉴别诊断

一、诊断要点

(1)起病缓慢,可有数月甚至数年病史,多发生于中年以上、较胖或体质虚弱的男性,故与老年退行性变有一定关系。

(2)主诉足跟跖面疼痛,步行或站立时加重,特别在不平路面行走时更明显。

(3)患部不红不肿,可在跟骨跖面内侧结节处有局限性压痛。被动牵扯跖筋膜时可加重症状,跖筋膜紧张增厚。

(4)如为跟骨内高压所致者,跟痛多为晨起时开始,负重明显,有静息痛,局部无固定压痛点,跟内压在 2.67 kPa 以上。

(5)X 射线检查:一般阴性,但多可在侧位片上见到跟骨底面结节,前缘有大小不等的骨刺,但骨刺本身并非本症特征,因临床表现不一定与 X 射线征象符合。

二、鉴别诊断

本症应与跟骨囊肿、跟骨的应力骨折、跖管综合征、老年人灼性跟痛、高弓足及某些全身疾病(痛风、强直性脊柱炎、全身性狼疮等)相鉴别。

治 疗

一、手法治疗

(一)方法一

1.治则　舒筋活血,通络止痛。

2.取穴及部位　照海、申脉、昆仑、仆参、大钟、阿是穴及足部内外侧缘。

3.手法　点揉法、擦法、弹拨法、点按法、叩击法、擦法

4.方解　申脉为足太阳膀胱经腧穴,在外踝之下,展足则开,为足关节屈伸着力之处,又为阳跷脉之起始,有祛风散寒、舒经通络的作用。照海为足少阴肾经腧穴,为八脉交会穴之一,又为阴跷脉所生之处,有疏筋通络、通痹止痛的作用,二穴互为表里经的腧穴,共用则有调补肝肾、祛风散寒、消骨刺、通经止痛之效,是为主穴。昆仑是膀胱经之经(火)穴,位于外踝部,是主治太阳经循行部位的疾病。《通玄指要赋》:"大抵脚腕痛,昆仑解愈"。取其疏通膀胱经气,宣导气血,舒筋止痛的作

用。阿是穴,是邪气所在之处,由此攻病驱邪外出,而"邪去正自安",二穴共为辅穴。仆参、大钟为足跟部腧穴,足部内外侧缘位居并所,有化瘀止痛、活血通经作用,是为佐使。诸穴共用调肝补肾,通经活络以止痛。

5. 操作

(1)患者俯卧位,踝下垫枕。术者立于其身侧,揉捏患肢腓肠肌下段至跟腱,然后重点拇指按揉足跟疼痛局部。

(2)患者俯卧位,点压仆参、昆仑、申脉、金门、然谷、大钟、照海等穴;再弹拨跖筋膜,重点在其跟骨附着点处。

(3)患者俯卧位,患肢屈膝,足心向上,找准压痛点,术者一手固定踝部,另一手以掌根叩击痛点,由轻至重,治疗数十次。

(4)患者俯卧位,术者以轻快的擦法沿小腿至足跟部治疗约3分钟,以足患部及其周围为重点。

(5)擦法温通,取介质擦热足跟底部,以透热为度。

(二)方法二

温养筋脉,消散筋结为治疗原则。

1. 理筋 以示、中、环指末节指腹着力,自跟骨结节向足尖理至跖趾关节为止,理筋2~3分钟,有活血通络的作用。

2. 指揉 以示、中、环指末节指腹着力,自跟骨结节沿足底腱膜揉至跖趾关节为止,指揉2~3分钟,有和血养筋的作用。

3. 分筋 以拇指末节指腹着力,于跟骨结节附近的筋结或痛点处做分筋1~2分钟,并配合镇定,有行气止痛、消散筋结的作用。

4. 搓跟骨 双手小鱼际掌根着力,置于跟骨两侧做搓法2~3分钟,有温养筋脉的作用。

5. 点穴 依次点按跗阳、昆仑、仆参、金门、复溜、太溪、水泉等穴,有行气止痛之作用。

二、药物治疗

(一)中药内服

1. 辨证论治

(1)肾阳虚:证见足跟疼痛,伴腰膝无力,身体疲倦,遇劳更甚,手足不温。小便清利,舌淡,脉沉细弱。治宜温补肾阳,养血活血。方用右归饮加减:杜仲20 g,牛膝、菟丝子、当归、枸杞子各12 g,熟地、鸡血藤各15 g,田七末(冲服)2 g。水煎服,每日1剂。

(2)肾阴虚:证见足跟痛,兼见心烦不寐,面颊潮红,五心烦热,舌红,脉细数无力。治宜滋阴补肾,佐以活血。方用左归饮加减:女贞子、黄精、茯苓各15 g,旱莲草、生地各20 g,牛膝12 g,怀山药、山萸肉各10 g,田七末(冲服)2 g。水煎服,每日1剂。

(3)损伤瘀滞:多因遭受暴力致病,证见足跟肿痛或痛如针刺。或兼见舌淡红,苔薄黄,脉弦等。治宜活血化瘀,理气止痛。方用桃红四物汤加减:当归、生地、赤芍、桃仁、红花各15 g,枳壳、制乳香、制没药各10 g,木瓜、牛膝各12 g。水煎服,每日1剂。

2. 单方验方

(1)芍药甘草汤:生白芍、炒白芍、生赤芍、炒赤芍、生甘草、炙甘草各30 g。病情重者加玄胡30 g;舌质有瘀者加川牛膝30 g;舌苔白腻有湿者加木瓜30 g;年龄大,体质弱者加生熟地15 g。水煎,每日1剂,分2~4次温服。

(2)加味骨质增生汤:生熟地30 g,鸡血藤、肉苁蓉、骨碎补、淫羊藿各20 g,炒莱菔子、黄柏各10 g,牛膝、丹皮、制乳香、制没药各15 g。兼湿热加苍术、薏苡仁;兼虚热加元参、知母;兼气虚加黄

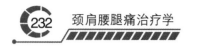

芪、炒白术;兼阳虚加附片、肉桂;疼痛较重加地鳖虫、地龙。水煎,每日 2 次,饭后服。

(二)中药外用

1.补骨脂外用　将补骨脂适量研成粉状,装入 7 cm×7 cm 大小的布垫内,放鞋内足着力处。10 天为 1 个疗程,一般 1~2 个疗程可见效。

药用补骨脂温肾阳,散寒祛湿以疗足痛。

2.乌梅疗法　以乌梅 20 g 加水 2 000 mL 水煎 40 分钟,过滤去渣,加食醋 200 mL,用生铁道块 300 g 左右烧红放入药液,2 分钟后取出。待药液温度适宜,浸泡足跟,每晚 1 次,浸泡半小时左右。下次浸泡将药液加热,可重复使用。

3.跟痛消散治疗　取防风、荆芥、桂枝、透骨草、细辛各 9 g,共研细末,分为 2 份。每次用 1 份,装入与足后跟大小相近的布袋内,垫于鞋内足跟疼痛对应处。每周换药 1 次,2 次为 1 个疗程。一般 1 个疗程可愈,如未愈可再用 1 个疗程。

4.中药熏洗　川芎、川乌、川椒、元胡、乳香、没药、木瓜各 20 g,川牛膝、续断、威灵仙、透骨草、鸡血藤各 30 g,芒硝(另包)50 g,食醋 250 mL。将前 12 味药加冷水 3 000 mL 浸泡 1~2 小时,煮沸 30 分钟后倒入盆中,加入芒硝、食醋。先用热气熏蒸患处,待水温不烫时浸洗患足,水温下降后可再加热。每次熏洗 1 小时,早晚各 1 次。每剂药可用 2 天,每次熏洗均应将药液加热。

5.跟痛足踩方　马钱子、川乌、草乌、穿山甲、细辛各 3 g,地鳖虫、姜黄、威灵仙各 6 g。上药混匀拌醋炒,晾干后,共研细末,装入纱布袋内(纱布袋面积以足跟大小为准),摊平放置鞋内跟部以备踩用。

6.跟痛灵汤　大黄、黄柏、威灵仙、独活、牛膝、透骨草各 30 g,芒硝 50 g,山西陈醋或保宁醋 250 g。将上方前 6 味药用纱布包好,加冷水约 3 000 mL,煎开约半小时后取出药包,把药液倒入盆内,加入芒硝、醋搅匀。熏洗时先以热气熏蒸,并用毛巾蘸药液热敷痛处,待水温降至 50~60 ℃时,将患肢浸入盆内浸洗。若水温下降可加温再洗,每次 1 小时,每日 1~2 次。次日熏洗仍用原药液加热。冬季一剂药可熏洗 5~6 天,春秋季 3~4 天,夏季 2 天。一般熏洗 1~2 次即可见效,6~10 剂可愈。

三、针灸治疗

1.第一方

取穴:昆仑穴透太溪穴。

穴位:昆仑穴在外踝尖与跟腱连线的中点处。

手法:用毫针从昆仑穴刺入,慢提紧按往复 3 次,直至太溪,以补法为主,留针 30 分钟。

2.第二方

取穴:足跟点。

穴位:在大陵穴与劳宫穴连线上,近大陵穴 1/4 处。

手法:用毫针直刺 5 分左右,平补平泻手法,留针 10 分钟,每日 1 次。

3.第三方

取穴:下照海。

穴位:在照海穴直下约 1 寸半的赤白肉际处。

手法:用毫针刺入,针尖向足跟痛点方向进入,平补平泻,留针 15~20 分钟。

4.第四方

取穴:无名穴。

穴位:在合谷穴后约 1 寸。

手法:用毫针直刺约 1 寸半,有酸胀感为度,留针 1 小时左右,以感足跟发热为好。

5.第五方

取穴:大钟穴。

穴位:在太溪穴下半寸稍后,跟腱内侧缘处。

手法:用毫针直刺,提插捻转,留针 20 分钟。

6.第六方　体针刺法。

取穴:肩奇穴(肩峰内开 2 寸,锁骨后缘处的锁骨喙突粗隆处)。

针法:常规消毒,取 1.5 寸 28 号毫针,直刺 0.3～1.0 寸,捻转提插以取效为度,2～4 天针 1 次,3 次为 1 个疗程。

7.第七方　头针刺法。

取穴:患足对侧足运感区。

针法:横刺进针一定深度后,以 150～200 次/分频率持续捻转 2～3 分钟,间歇 10 分钟,如此运针 3 次,隔日 1 次,10 次为 1 个疗程,疗程间隔 1 周。

8.第八方　针刺养老穴。

方法:穴取养老,单侧足跟痛取同侧,双侧足跟痛取双侧。用 30 号 2 寸毫针,局部常规消毒,掌心向胸,针尖朝肘方向斜刺 1 寸左右,行捻转泻法,要求酸胀感向肘部放散;同时令患者踩患足,直至疼痛消失或减轻为止。每 10 分钟行针 1 次,留针 30 分钟后出针。每日 1 次,3 次为 1 个疗程。

9.第九方　针刺后溪穴。

方法:一般取坐位,左侧足跟痛取右侧后溪穴,右侧足跟痛取左侧后溪穴。常规消毒,取 2 寸毫针,快速进针,用强刺激泻法(以患者能耐受为度)并嘱患者不断地尽力狠踩足跟痛处,2 分钟后,患者疼痛立即减轻或者消失,而后留针 30 分钟,每 10 分钟行强刺激泻法 1 次,并嘱患者竭尽所能地不停地踩足跟痛处,以期达到更好的效果。隔日 1 次,3 次为 1 个疗程。

四、封闭治疗

对于本病病情顽固或较重,局部压痛明显者,可使用 2% 利多卡因(或 2% 普鲁卡因)0.5 mL+曲安奈德 4 mg,以皮试针头配 1 mL 针筒在局部压痛明显处浸润注射。

五、综合疗法

针刺配合药物治疗。

1.针刺　主穴为阿是穴,配合承山、昆仑、跗阳、阳陵泉、环跳、委中等穴。行针 5 分钟,留针 30 分钟,10 分钟行针 1 次,患者局部有酸感出针。可选两组穴位,交替使用。

2.药物治疗　干姜、独活、杜仲各 20 g,巴戟天、川芎、牛膝、秦艽、红花各 15 g,肉桂、麻黄各 10 g,桂枝 16 g,水煎 1 剂早晚分服。

本法针药并用,标本兼治,可温经散寒,补肾壮阳,活血化瘀,祛风除湿,强筋壮骨,通痹止痛。用干姜、肉桂、桂枝、独活、麻黄温经散寒、助阳;杜仲、巴戟天补肾壮阳,温煦筋骨,扶正祛邪,抑制骨质增生;红花、川芎活血化瘀,改善微循环,增加血液流量,驱除瘀滞;威灵仙、秦艽、续断祛风除湿强筋骨,通痹止痛。现代药理研究有抗炎止痛、改善微循环、促进组织修复、增强机体抗病能力等作用。针药并用,直接作用于病变部位,可养血、活血,同时也增强了局部针刺作用的持续性,使局部血液循环改善,病变组织软化,压力和牵拉缓解,骨质增生抑制,从而使疼痛消除,行走正常。

此法操作简单,见效快,宜在临床推广运用。

六、其他非手术疗法

(一)刮痧疗法

应用吕教授刮痧法刮拭仆参、申脉、水泉、照海。3~7天1次。

(二)挑刺放血疗法

1. 方法 选用外科大号皮肤缝合三角针,扳直后消毒,用其对选定穴位进行挑刺治疗。

2. 选穴 阿是穴为主,患者取俯卧位,踝前垫一枕,仔细寻找足跟部痛点或敏感点。

3. 操作 局部消毒后,可用利多卡因于术点注射一皮丘,用中号持针钳平行夹住针头,左手绷紧该点皮肤,右手持针,右手顺着肌筋膜方向挑刺约0.5 cm创口(避开浅静脉)。并以此口为入口,进一步挑断创口内筋膜,如重压痛可挑深一些,痛点较宽泛时可将针倾斜挑断创口内周边筋膜,直至挑刺该区无阻力为度,让其流血1~3 mL。术后用弹力创可贴封贴创口,使挑破的皮肤对合。每次挑刺1~4点,5天挑刺1次,挑刺3次后评估疗效。

挑刺放血乃大通祛瘀之法,具有疗效短、见效快、痊愈率高的特点。与小针刀相比,针具简单,易于操作,松解更彻底,术后疼痛轻。因瘀血放出,无针刀后瘀血胀痛之患,疗效更满意。注意血液病患者慎用此法。

(三)神经阻滞疗法

用2%利多卡因3 mL,泼尼松龙25 mg,维生素 B_{12} 500 mg,行胫后神经阻滞术,4~5天1次。

(四)反阿是穴疗法

反阿是穴位于足底部正中心稍偏内、后侧的部位。在这里可以指压找到一个压痛敏感点,即为跟痛症的反阿是穴(图14-1)。

对于一般的跟痛症患者,用反阿是穴点揉或毫针针刺常可一次见效,顽固或严重疼痛者则可能在治疗后不久复发,可按疗程在反阿是穴上施以毫针针刺治疗,亦可在反阿是穴上行毫针埋针术、复方丹参等中药注射液或2%利多卡因(或2%普鲁卡因)2 mL+曲安奈德10 mg穴位治疗。

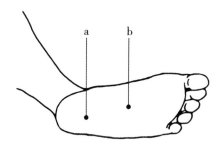

a.跟痛症阿是穴;b.跟痛症反阿是穴。

图14-1 穴位示意

推拿时注意在反阿是穴上治疗的同时,进行足底肌肉和小腿三头肌的放松,必要时选做半腱肌及臀部肌肉群的放松。

本病若病程较长,辨证多属于肝肾亏虚或气血两虚,除取反阿是穴治疗外,还应从人体整体角度辨证取穴。如肝肾亏虚者配以肾门、肝俞、命门、关元等穴;气血两虚者配以脾俞、足三里、三阴交等穴进行治疗。在治疗的同时,也要注意嘱患者改穿鞋底稍厚一点的软底鞋。

（五）三部曲治疗法

1. 生姜擦　选一块质老肉厚的生姜,横切一刀,用切出的姜面蘸酒或植物油擦足跟痛处。姜面磨光滑后,可再切出一个新鲜面,继续擦痛处,直至局部发热。约需时 30 分钟。

2. 局部贴　洗净足跟部,取丝生止痛散(生川乌、生草乌、生南星、生半夏、肉桂、泡姜、白芷、冰片各等份,研末而成)适量,用醋调成稠膏状,敷于患处,面积约一元硬币大小,外以伤湿止痛膏覆盖。隔日换药 1 次,2 次贴药之间休息 12 小时。贴 5 次为 1 个疗程。

3. 内服六味地黄丸　40 岁以上者连服 1 个月,年龄大者服药时间可酌情延长。

内服六味地黄丸实为治本之法;用生姜擦痛处可温经通络,局部贴药可活血化瘀、消肿止痛,为治标之法。

（六）饮食调护

宜多食保肝益肾、温经通络之物,少食肥甘厚腻之品,以免助湿困脾、壅阻经络。下列食疗方可酌情选用。

1. 桑葚鹿筋汤　鲜桑葚子 60 g、鹿筋 6 g,将鲜桑葚子洗净,加清水适量,煮取汁。上汁加鹿筋,文火隔开水炖 2～3 小时,盐油调味。佐餐,每日 1～2 次。功可益肾强筋,适用于跟骨骨刺及足跟痛。

2. 蝉衣地龙瘦肉汤　猪瘦肉 500 g,怀山药 6 g,蝉衣、柴胡、白芍、地龙、桂枝、钩藤、牛膝、甘草各 3 g。将上料洗净,猪瘦肉切块,加清水适量,文火煮约 1 小时。每日食用 2 次。可疏风舒筋、活血通络,适用于跟痛症之跟部滑囊炎。

3. 羊藿羊肉汤　羊肉 90 g、淫羊藿 9 g、枸杞子 15 g。将羊肉洗净、切块,淫羊藿、枸杞子洗净。把全部用料放入瓦锅内,加清水适量,文火煮 2 小时,至羊肉熟烂为度,调味后遂量饮用。可补肾强筋,祛风除湿。适用于跟痛偏寒湿者。

4. 一品山药饼　山药、面粉各 500 g。将山药洗净、去皮、蒸熟,加面粉糅合,做成圆饼状;摆上核桃仁、什锦、黑糖,上笼蒸 20 分钟。将蜂蜜、猪油用文火加热淋上水生粉,再浇在圆饼上即成。适量食用,连用 3～4 周。功可滋阴补肾,适用于跟痛症之肾虚者。

七、手术治疗

保守治疗无效,X 射线片显示有明显骨疣形成者,可行手术治疗,亦可做松解术。

参考文献

[1]邵福元,邵华磊.颈肩腰腿痛应用检查学[M].郑州:河南科学技术出版社,2002.

[2]邵福元,邵华磊.颈肩腰腿痛应用诊疗学[M].郑州:河南科学技术出版社,2009.

[3]邵福元,邵华磊.颈肩腰腿痛应用解剖学[M].郑州:河南科学技术出版社,2020.

[4]吴文豹,徐光耀,饶小康.人体软组织损伤学[M].南宁:广西科学技术出版社,2000.

[5]张炳然.电针运动疗法[M].北京:人民军医出版社,2000.

[6]王华兰.推拿技能实训教程[M].郑州:河南科学技术出版社,2020.

[7]李鸿江.颈肩腰痛保健功法[M].2版.北京:人民卫生出版社,2000.

[8]伊智雄.实用中医脊柱病学[M].北京:人民卫生出版社,2002.

[9]汉章.针刀医学原理[M].北京:人民卫生出版社,2002.

[10]宣蛰人.宣蛰人软组织外科学[M].上海:文汇出版社,2002.

[11]安世林,李亚军,宋玉兰,等.椎动脉型颈椎病的心理治疗[J].卫生职业教育,2016,34(11):156-158.

[12]李朝辉,徐展望,陈德强,等.非手术治疗椎动脉型颈椎病研究进展[J].亚太传统医药,2016,12(4):90-91.

[13]杨军.颈椎病常用内服中药选配规律[J].辽宁中医杂志,2004,31(7):559.

[14]邓春成.足疗结合针灸治疗急性期颈椎病[J].天津中医药,2003,20(5):50.

[15]刘明玲,庄琼霞,赖秋菊,等.超声导入双氯芬酸钠凝胶治疗肱骨外上髁炎的疗效观察[J].中医临床研究,2020,12(27):50-52.

[16]李宏,李宏云,姚伟,等.关节镜下桡侧腕短伸肌腱止点清理术与体外冲击波治疗慢性肱骨外上髁炎的临床疗效对比研究[J].中国运动医学杂志,2023,42(2):123-130.

[17]王景明,于伟田.电针、推拿治疗膝关节创伤性滑膜炎45例[J].中国中医药科技,2006(2):137.

[18]李新平.股骨头缺血性坏死的临床表现与影像学分析[J].基层医学论坛,2011,15(S1):69-70.

[19]刘威,孙绍裘,李益亮.通络健骨丸联合低频脉冲电磁场疗法治疗气滞血瘀型早中期股骨头坏死临床观察[J].山西中医,2020,36(1):24-26.

[20]赵庆和,陈力强,赵胜祥.股骨头缺血性坏死介入治疗的临床价值[J].当代医学,2020,26(22):131-132.

[21]王睿.急性腰扭伤的中西医结合治疗[J].中国中医急症,2012,21(12):2039.

[22]杨晓红,孙文玲,单磊.超短波治疗急性腰扭伤及急性腰肌纤维织炎100例临床观察[J].社区医学杂志,2005(3):82.

[23]池根英,张建方.药物熏蒸联合牵引为主治疗痹证型腰椎间盘突出症30例疗效观察[J].浙江中医杂志,2021,56(1):30-32.

[24]王言.王氏膏药治疗腰椎间盘突出症临床分析[J].养生保健指南,2018(49):45.